"以器官系统为中心"翻译教材

呼吸系统——基础与临床

第 2 版

原　　著　Andrew Davies　Carl Moores

主　　译　张建中　余华荣

副 主 译　李新鸣　景　丽

译　　者　（按姓氏汉语拼音排序）

　　　　　陈　笛（重庆医科大学）

　　　　　贺桂琼（重庆医科大学）

　　　　　景　丽（宁夏医科大学）

　　　　　李桂忠（宁夏医科大学）

　　　　　李新鸣（沈阳医学院）

　　　　　龙汉安（西南医科大学）

　　　　　隋建峰（第三军医大学）

　　　　　孙勤暖（内蒙古医科大学）

　　　　　汪克建（重庆医科大学）

　　　　　余华荣（重庆医科大学）

　　　　　于燕妮（贵州医科大学）

　　　　　张建中（宁夏医科大学）

　　　　　张润岐（西安医学院）

　　　　　郑　倩（川北医学院）

北京大学医学出版社

HUXI XITONG——JICHU YU LINCHUANG（DI 2 BAN）

图书在版编目（CIP）数据

呼吸系统：基础与临床（第2版）/（英）安德鲁·戴维斯（Andrew Davies），（英）卡尔·穆尔斯（Carl Moores）原著；张建中，余华荣主译．—北京：北京大学医学出版社，2019.5

书名原文：Systems of the Body：the Respiratory System

（"以器官系统为中心"翻译教材）

ISBN 978-7-5659-1404-1

Ⅰ．①呼… Ⅱ．①安…②卡…③张…④余… Ⅲ．①呼吸系统疾病–诊疗–高等学校–教材 Ⅳ．① R56

中国版本图书馆CIP数据核字（2018）第171048号

北京市版权局著作权合同登记号：图字：01-2018-7430

ELSEVIER

Elsevier（Singapore）Pte Ltd.
3 Killiney Road, #08-01 Winsland House I, Singapore 239519
Tel：（65）6349-0200；Fax：（65）6733-1817

Systems of the Body：the Respiratory System, 2/E
© 2010 Elsevier Limited. All rights reserved.
ISBN-13：978-0-7020-3370-4

This translation of Systems of the Body：the Respiratory System, 2/E by Andrew Davies, Carl Moores was undertaken by Peking University Medical Press and is published by arrangement with Elsevier（Singapore）Pte Ltd.

Systems of the Body：the Respiratory System, 2/E by Andrew Davies, Carl Moores 由北京大学医学出版社进行翻译，并根据北京大学医学出版社与爱思唯尔（新加坡）私人有限公司的协议约定出版。

《呼吸系统——基础与临床》（第2版）（张建中　余华荣　主译）
ISBN：978-7-5659-1404-1

Copyright © 2018 by Elsevier（Singapore）Pte Ltd. and Peking University Medical Press.

All rights reserved. No part of this publication may be reproduced or transmitted in any form or by any means, electronic or mechanical, including photocopying, recording, or any information storage and retrieval system, without permission in writing from Elsevier（Singapore）Pte Ltd. Details on how to seek permission, further information about the Elsevier's permissions policies and arrangements with organizations such as the Copyright Clearance Center and the Copyright Licensing Agency, can be found at our website：www.elsevier.com/permissions.

This book and the individual contributions contained in it are protected under copyright by Elsevier（Singapore）Pte Ltd. and Peking University Medical Press（other than as may be noted herein）.

注　意

本译本由 Elsevier（Singapore）Pte Ltd. 和北京大学医学出版社完成。相关从业及研究人员必须凭借其自身经验和知识对文中描述的信息数据、方法策略、搭配组合、实验操作进行评估和使用。由于医学科学发展迅速，临床诊断和给药剂量尤其需要经过独立验证。在法律允许的最大范围内，爱思唯尔、译文的原文作者、原文编辑及原文内容提供者均不对译文或因产品责任、疏忽或其他操作造成的人身及/或财产伤害及/或损失承担责任，亦不对由于使用文中提到的方法、产品、说明或思想而导致的人身及/或财产伤害及/或损失承担责任。

Published in China by Peking University Medical Press under special arrangement with Elsevier（Singapore）Pte Ltd. This edition is authorized for sale in the People's Republic of China only, excluding Hong Kong SAR, Macau SAR and Taiwan. Unauthorized export of this edition is a violation of the contract.

呼吸系统——基础与临床（第2版）

主　　译：张建中　余华荣
出版发行：北京大学医学出版社
地　　址：（100191）北京市海淀区学院路38号　北京大学医学部院内
电　　话：发行部 010-82802230；图书邮购 010-82802495
网　　址：http：//www.pumpress.com.cn
E-mail：booksale@bjmu.edu.cn
印　　刷：北京信彩瑞禾印刷厂
经　　销：新华书店
责任编辑：韩忠刚　刘云涛　　责任校对：靳新强　　责任印制：李　啸
开　　本：889 mm×1194 mm　1/16　　印张：10.75　　字数：340千字
版　　次：2019年5月第1版　2019年5月第1次印刷
书　　号：ISBN 978-7-5659-1404-1
定　　价：68.00元
版权所有，违者必究
（凡属质量问题请与本社发行部联系退换）

前 言

　　医学和相关专业学生常难以找到临床基础学科与成为临床执业者这一最终目标的关系，也难以将临床基础整合成正常功能的连贯知识，而这些对于理解疾病的影响却是至关重要的。

　　为了解决这些问题，就像"以器官系统为中心"系列丛书的其他系统一样，本书也采取了以功能为基础的整合。通过对正常功能及其与结构关系的描述，叙述疾病损伤的影响。

　　为了使学生们能够有效地学习，必须明确学习目标，所学的内容也应当划分成能够掌握且相互联系的各部分。在每章的开始安排了学习目标，每一章都是由具有多年教学经验的教师所编写，对于呼吸系统的特殊问题也有必要的叙述。

　　在任何章节中，都不可能有单个疾病可以涵盖学习目标的各个方面，因此，在病例选择时，我们选了能够明确体现本章学习目标重要方面的临床病例，而没选与学习目标关系不密切的一般病例。

　　考虑到使用本书的很多学生可能在课程早期阶段缺乏临床经验，我们将重要术语进行了标记，重要术语在正文中首次出现时都以粗体显示，并在词汇表中进行了简要解释。

致 谢

本书作者要特别感谢来自于爱丁堡皇家医院放射科的 Doris Redhead，Suzanne Guy 和 J.T. Murchison 博士。同样感谢来自于爱丁堡大学的 Pat Warren 博士对于本书的宝贵意见。

目 录

① **概论** …… **1**
  简介 …… 2
  什么是呼吸? …… 2
  呼吸的必备条件 …… 2
  呼吸与循环间的扩散 …… 3
  循环和呼吸的时相 …… 3
  呼吸的基本知识 …… 3
  药物 …… 7
  延伸阅读 …… 9

② **呼吸系统的结构和功能** …… **11**
  简介 …… 12
  上呼吸道 …… 12
  胸腔内气管和支气管 …… 14
  血管 …… 18
  肺动脉高压 …… 18
  淋巴 …… 19
  神经 …… 19
  呼吸系统的总体结构 …… 20
  胸膜炎 …… 21
  膈和胸壁 …… 21
  呼吸的启动 …… 22
  胚胎学 …… 23
  对吸入空气的调节 …… 24
  代谢活性 …… 26
  循环生物活性物质的新陈代谢 …… 27
  非呼吸功能 …… 27
  延伸阅读 …… 28

③ **呼吸系统的弹性** …… **29**
  简介 …… 30
  胸膜腔内压（intrapleural pressure，P_{PI}） …… 30
  静态肺顺应性（static lung compliance，C_L） …… 31
  疾病的影响 …… 32
  肺顺应性的生理基础 …… 32
  延伸阅读 …… 40

④ **呼吸系统的气流** …… **41**
  简介 …… 42
  气流是如何产生的 …… 42
  气流的性质 …… 43
  气流的主要决定因素——半径 …… 43
  气道阻力和阻塞性肺疾病 …… 43
  临床情况 …… 45
  气道阻力的部位 …… 46
  哮喘及气道平滑肌 …… 48
  支气管舒缩张力 …… 49
  哮喘的药物治疗 …… 50
  临床定义 …… 52
  支气管炎和黏液 …… 52
  肺气肿和径向牵引 …… 52
  胸膜腔内压和咳嗽 …… 53
  阻力变化的临床测试 …… 55
  呼吸功 …… 55
  延伸阅读 …… 58

⑤ **呼吸系统肺通气——气体的不均匀分布在呼吸系统疾病中的重要意义** …… **59**
  简介 …… 60
  疾病导致的通气功能异常 …… 62
  肺内气体的不均匀分布 …… 62
  无效腔 …… 62
  疾病情况下的肺泡无效腔 …… 64
  Bohr 方程（Bohr equation） …… 64
  影响生理无效腔的因素 …… 66
  肺泡通气和气体交换 …… 66
  肺泡气方程 …… 67
  吸入气体的分布 …… 67
  影响气体分布的其他因素 …… 70
  延伸阅读 …… 73

目录

6 空气和血液间的气体交换——气体扩散 ... **75**
　　气体进入组织的途径 ... 76
　　肺疾病和气体扩散 ... 77
　　气体扩散的 Fick 定律（Fick's Law）... 77
　　气体转运系数的测量 ... 80
　　扩散障碍的治疗 ... 81
　　CO_2 和其他气体 ... 81
　　延伸阅读 ... 82

7 肺循环——血液流通和气体交换 ... **83**
　　肺循环的功能 ... 84
　　肺循环的解剖结构 ... 84
　　通气与血流匹配 ... 87
　　肺的血流分布 ... 87
　　肺通气的区域性差异 ... 92
　　通气/血流匹配及其对血液中 O_2 和 CO_2 含量的影响 ... 93
　　分流 ... 95
　　延伸阅读 ... 96

8 血气和酸碱平衡 ... **97**
　　简介 ... 98
　　氧的运输 ... 98
　　溶解氧：我们真的需要血红蛋白吗？为什么要将其保存在红细胞中？ ... 106
　　二氧化碳的运输 ... 107
　　酸碱平衡 ... 111
　　延伸阅读 ... 117

9 呼吸的化学调控 ... **119**
　　简介 ... 120
　　缺氧 ... 120

　　二氧化碳过量 ... 125
　　延伸阅读 ... 127

10 呼吸的神经调控 ... **129**
　　简介 ... 130
　　节律发生器 ... 130
　　慢性阻塞性肺疾病的呼吸模式 ... 132
　　呼吸"中枢" ... 133
　　延髓组 ... 133
　　呼吸的意识控制 ... 135
　　呼吸肌的神经支配 ... 136
　　神经肌肉紊乱 ... 136
　　迷走神经反射 ... 138
　　呼吸困难 ... 140
　　其他反射 ... 141
　　延伸阅读 ... 142

11 肺功能检查——测定肺功能下降的程度 ... **143**
　　简介 ... 144
　　肺功能检查（spirometry）... 144
　　气体流量测定 ... 145
　　体积描记测量法 ... 146
　　肺力学（lung mechanics）... 146
　　转移系数（扩散容量）... 147
　　血液气体 ... 148
　　气体灌洗（gas washouts）... 149
　　运动试验 ... 151
　　挑战测试 ... 152
　　延伸阅读 ... 152

附录　基础科学知识 ... **153**

词汇表 ... **159**

概 论

本章学习目标

通过本章的学习你应该能够：
1. 定义呼吸。
2. 解释呼吸在人体内环境稳定中的作用及在特定病理学状态下的内环境失衡中的作用。
3. 解释呼吸与循环之间的相互作用。
4. 描述扩散在呼吸中的关键作用。
5. 举例说明特殊临床条件下特定生理现象的重要性。
6. 阐述对于相应疾病进行特殊检测的肺功能检测所必需的气体定律。
7. 解释呼吸症状的基本原理。

概论

简介

本书的目标是理解呼吸系统的结构、功能、疾病及影响呼吸系统的情况。我们以新医学课程体系为原则，涉及了所有与特殊主题相关的学科。如果将学生们应该知道的解剖学、组织学、生理学、药理学及呼吸系统医学知识全写进一本书里，必将使其成为篇幅冗长令人生畏的巨著。同样不能令人满意的是将所有这些学科都进行肤浅叙述。本书采用的方法是以理解呼吸系统为基础，充分叙述它的生理学和解剖学，在临床科学术语中扩展具有特别临床意义的专题。

为了让学生们更有效地学习，必须掌握的知识需要分解成能够驾驭的互相关联的专题，这就构成了本书的各章，而每个专题都以呼吸系统某一特殊的功能为基础。

学生必须明确学习目标，每章前面都列出了学习目标，告诉大家哪些是学习完本章内容之后应该掌握的。为了让学生体验一下学生生活，我们在每章都设计了**测试题**，题型和难度都在读期间可能遇到的。

什么是呼吸？

呼吸这个词的意思取决于上下文环境。生物化学家用它描述发生在组织、细胞、甚或细胞的一部分之中的产生能量的化学过程。这本书中我们使用了生理学家的定义，即"呼吸是有机体与其周围环境的一种气体交换"。对人类来说活着就意味着"呼吸"（拉丁语 spiro，呼吸；意思为"我在呼吸"'I breathe'）。大多数人称之为呼吸的空气进出肺的运动，生理学家称为**通气（ventilation）**。呼吸发生在机体包括肺（但不限于）的特殊结构中。对这些结构的宏观（解剖学）和微观（组织学）描述有助于理解呼吸系统的工作过程、这些过程的紊乱以及所致疾病的结构（病理学）变化。

上面提到的"气体交换"环境当然是我们周围的空气，我们对周围的空气需要是显而易见的，就连我们最远古的祖先也明白这一点。在非常古老的书籍中就记载了对空气的需要，例如，米利都（Miletus）的阿那克西米尼（Anaximenes, c.570BC）发现空气（air）或元气（pneuma）（希腊语'breath'"呼吸"）是生命中必不可少的。

对于古人来说他们尚不清楚空气的作用是什么。亚里士多德（Aristotle）借鉴公元前5世纪心脏快速重复运动的理论，将肺功能看作一种散热器，并进行了权威性叙述：

> 因为在有害刺激下（通过其快速运动）心脏可能很容易发生高温，肺长在其旁边，与心脏贴附并填满胸腔，这样的空气管道可以散发大量的热。

盖伦（Galen，130—199AD）将其比喻成在葫芦内部燃烧的灯，更加接近真实地描述了呼吸，这是个偶然的比喻，没有任何科学依据：

> 当动物吸气时，肺类似开了孔的葫芦；但是当气管在关键部位被堵住时就不能吸气，这就相当于一个完全封闭的未开孔的葫芦。

如果盖伦（Galen）有现代气体分析设备帮助的话，他会发现呼吸与燃烧之间具有更加紧密的伴随关系，它们都会消耗氧气、产生二氧化碳。

复杂呼吸过程的"底线"是以**氧气进入开始，二氧化碳排出结束**。

这两种气体流动是机体复杂代谢的第一个和最后一个结果，本书描述了促进这种气体流通的呼吸系统。

呼吸的必备条件

按照进化的概念，一种有机体成功存在的含义是，不管外环境发生何种变化（周围变得干燥、寒冷或者温暖等），围绕单个细胞的液体（内环境）成分保持恒定不变，这个过程称为**稳态（homeostasis）**，而且需要能量。组织产生的能量大部分是食物作为底物氧化产生的，这也是我们需要吸入氧气的原因。初学生理学时常强调呼吸系统在提供氧气中的作用，当然连续不断的氧气供给是很重要的,特别是对神经系统来说,但是二氧化碳的及时排出更重要。"氧气"这个词的意思就是"制酸者"(希腊语 oxy 为酸,gen 为产生),氧化物新陈代谢的主要产物是酸性气体二氧化碳。二氧化碳的蓄积会导致体液的酸化。对着一个塑料袋反复呼吸几分钟就可以验证二氧化碳排出的重要性,不愉快的感觉会迫使你停止这项稍有危险的实验,这是因为调控呼吸排出这种气体的反射受到了过度刺激。在第 8 章中会讲到二氧化碳与水反应产生碳酸,从而产生酸性作用。

如果这种空气流通不能扩散入血,通过血液循环带到细胞,肺的通气就不能满足身体细胞的需求。

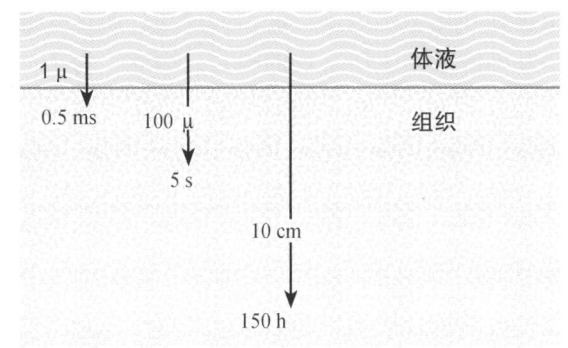

图 1.1 不同扩散距离的时间进程。图示随着扩散距离的增加,扩散所需的时间也在增加。这里显示的绝对时间是对诸如神经递质般足够大的分子而言的

呼吸与循环间的扩散

氧气的进入和二氧化碳的排出是一个非常基本的生理现象:**扩散(diffusion)**,扩散是在液体和气体中,分子从高浓度区向低浓度区域的移动。因为分子很小,阿米巴原虫这种低等微生物,仅靠扩散吸收氧气,并将二氧化碳从单细胞中排出。多细胞生物体积太大不能仅靠扩散,气体扩散距离太长,以至于气体的运动太慢难以维持生命。

虽然在人类也是同样仅靠被动扩散机制吸入和排出这些气体(没有主动的化学转运),复杂的呼吸系统和循环系统使这种扩散现象得到最大化,就像池塘的水提供阿米巴原虫所需的 O_2 排出 CO_2 一样。肺能够促进扩散,因为肺具有薄而巨大的表面积,这使通过肺扩散非常容易。在不到 10 L 的肺容积中存在超过 90 m^2 的表面积。在疾病时,这种发挥作用的 90 m^2 的表面积就会减少,会出现肺膜增厚、肺积水、空气或者血液供应减少等。血液循环在肺扩散位点和组织内毛细血管扩散位点之间形成转运链。对于分子来说,这个转运链距离很遥远,肺和末梢组织间气体转运距离在 1 m 左右,这种扩散就完全无效。通过血液循环这种转运可在几秒钟内完成(图 1.1)。

循环和呼吸的时相

呼吸和心脏搏动的过程都是周期性的事件。一

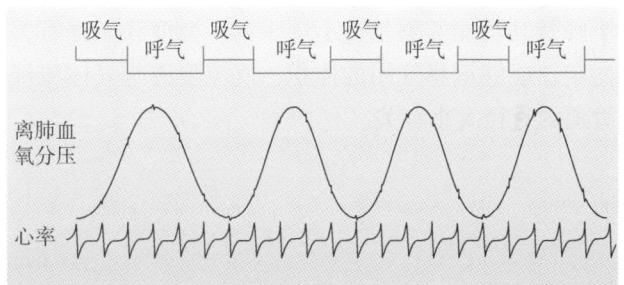

图 1.2 时相。由于心脏搏动比呼吸快很多,因此,在吸气和呼气时有效血液不断流经肺。呼气就像是呼气-屏气-没有新鲜空气补充,流过肺的血液成分也会发生相应变化

个与吸气和呼气有关;另一个与心脏充盈和将血液泵入循环中有关。这两个循环的时相是不一样的:静息状态下人体每分钟呼吸 12 次,心脏搏动 60 次,血液流经肺 5 L(图 1.2)。

由于两种作用的结果,肺内空气成分会发生改变:在吸气过程中,由于肺内气体增加了新鲜空气以及与流经肺的血液进行交换而发生成分改变。呼气过程相当于屏气,因为没有新鲜空气补充,只有肺内气体与血液交换。肺内这些空气成分的变化由流经肺循环的血液来完成,因此,气体成分就表现为与呼吸周期相一致的周期性变化。

呼吸的基本知识

正如呼吸中的所有其他现象,所有这些变化均

可用物理和化学术语进行恰当的描述。而这些通常不是基础医学学生所喜欢的科目。因此，为了同学们能够理解呼吸，在书的最后有一短篇（附录）专门介绍应该掌握的关系最密切的物理和化学知识。这部分只要求同学熟悉不是强制性的内容。附录的目的是帮助而不是困扰，同学在对所掌握的基础科学有疑问时可查阅。如图1.3所示，在概括人类呼吸及指出各种现象发生部位时，这部分基础科学对完整了解正常呼吸和疾病状态下的呼吸不可或缺。

从所列现象的实例可见呼吸系统是有弹性的，并且这种弹性部分地决定了呼吸功能。液体产生的蒸气压，在湿润呼吸气体和气体麻醉中发挥相当重要的作用。气体能产生局部压力，了解这个问题对于肺及其功能监测是必不可少的。温度和压强有关的定律能够解释气团的体积，气流阻力与气体流经管道的直径大小有关。

在理解呼吸系统时基础科学重要性的这些例子，并非意味着需要广泛或高深的知识。附录中包含掌握本书所需要的内容。另外，呼吸系统词汇表对学习本书会有帮助。

病例 1.1 ｜ 概论：1

临床病历框

本书的每章都设计了一个呼吸系统疾病的临床病例。呼吸状态与本章涉及的解剖学和生理学有关，旨在加深对"正常"生理学的理解，以及说明为什么全面的基础科学知识在理解疾病过程中是如此重要。

在本章中，我们不讨论一个特定的呼吸状况，而是讨论患者诉说的呼吸系统症状，如何进行呼吸系统检查，我们还将看到正常胸部X线的特征。

这个观点是不全面的：本书病历框并不告诉你如何采集病史和检查患者，而是为了使你理解后续章中临床病例提供足够的背景知识。

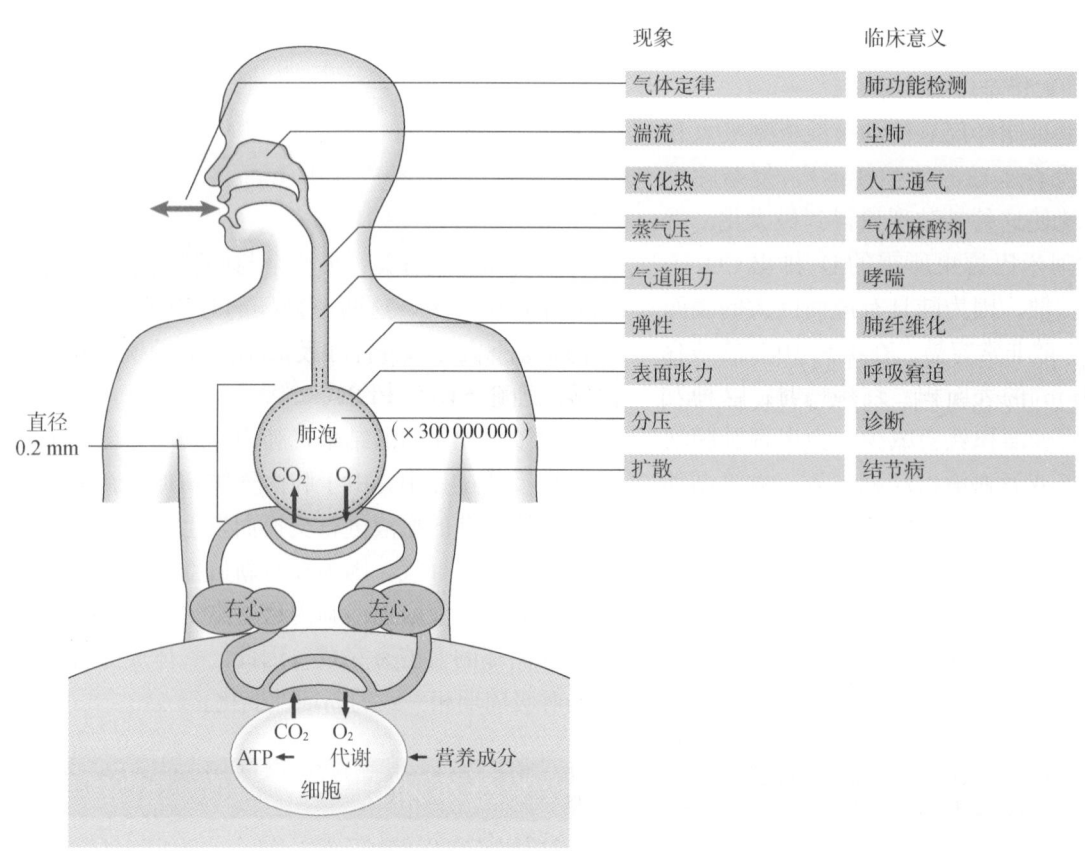

图1.3 呼吸概略图，图示呼吸相关的物理现象以及理解这些重要现象的临床意义

病例 1.1	概论：1（续）

呼吸疾病的症状

呼吸系统疾病的症状可以分为几大类。

1. 咳嗽　咳嗽是呼吸系统疾病最常见的症状，通常由呼吸道受到刺激所引发。咳嗽是慢性支气管炎的最重要特征之一，同时胸部感染和哮喘的患者也会发生，哮喘患者通常夜间发作。

2. 咳痰　痰是从呼吸道咳出的物质。痰的颜色可为判断病因提供线索：例如，呼吸道感染通常是黄色的或绿色的浓痰，而粉红色泡沫痰提示肺水肿。

3. 咯血　咯血是指咳出血。咯血可提示胸部感染，但也可以是诸如肺结核或支气管癌这些更严重的呼吸系统疾病的症状。

4. 呼吸困难　呼吸困难是一个呼吸系统疾病以及心脏衰竭的常见症状。

5. 哮鸣音　哮鸣音是空气通过狭窄的气道形成的特征性乐音。哮鸣音可由患者诉说，也可在胸部听诊时听到。它是肺疾病的表现，例如哮喘、慢性支气管炎和胸部感染，这些疾病均能导致气道变窄。

6. 胸痛　某些呼吸系统疾病如感染、胸膜炎、肺梗死和气胸等的患者可能出现胸痛。

病例 1.1	概论：2

呼吸系统的检查

呼吸系统的临床检查包括检查手、舌、颈部和胸壁，还有胸部叩诊（通过叩击）和听诊（借助于听诊器）。

如下都是呼吸系统临床检查中的重要表现：

1. 杵状指　检查手是呼吸系统检查的重要部分。末梢循环发绀（见下文）是杵状指的重要表现。杵状指的表现有甲床的正常角度消失、指甲的弧度增加、甲床上的指甲移动度增加（指甲高低起伏）（图1.4）。杵状指的病因还不是很肯定，但它出现于许多呼吸系统疾病，包括支气管癌、支气管扩张症和肺纤维化。杵状指也出现在一些非呼吸道疾病。

2. 发绀　发绀指皮肤或黏膜呈蓝色，提示出现脱氧血红蛋白（p.105页）。发绀可以是中央性或外周性。中央性发绀是指口唇和舌的青紫。因为这些器官都被覆黏膜而不是皮肤，因此发绀比面部更明显。血液从心脏到达舌和嘴唇距离不远，所以，如果这些部位发绀，表明血液离开左心室时就是脱氧的，可以是因为肺部疾病，也可以是某些类型的心脏异常的结果。周围性发绀是指四肢的青紫，通常手指甲和脚趾甲最明显。在没有

病例 1.1	概论：2

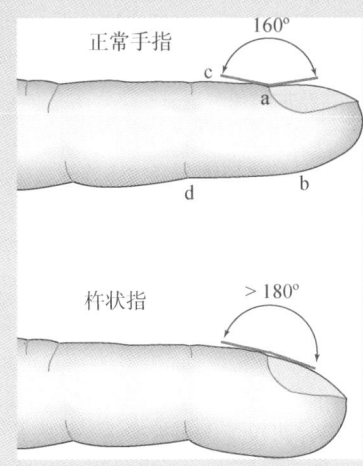

图1.4　杵状指　指头呈棒状，甲床的角度消失、弧度增大

中央性发绀时，通常提示外周循环不良。

3. 气管　气管位于胸骨以上的部分在颈部是可以摸到的，对它进行检查可评估其是否在中线或偏向一侧。气管偏位可发生在包括肺炎和气胸等许多肺疾病。

4. 胸部视诊　胸部检查开始于胸部视诊。胸部的形状有可能异常：例如，哮喘患者的胸部通常扩张呈圆形——又称桶状胸。胸壁上可能存在手术瘢痕或其他皮肤异常。通常要求患者深吸一口气以观查胸廓运动。脊柱或胸壁本身的异常或潜在的肺异常可能导致胸壁的运动受限。

5. 叩诊　叩诊主要是指轻敲患者的胸部并听产生的声音。通常如果胸壁下面的肺充满空气，胸部叩诊音空荡或者洪亮，如果在胸膜内间隙有液体（胸腔积液）或者下面的肺泡内有积液，就会听到沉闷的声音。如果有气胸，叩诊呈鼓音，换句话说叩诊音比正常更空荡。

6. 听诊　听诊就是用听诊器听肺。正常情况下，能够听到空气平稳地进出肺部而没有额外的声音，这样的呼吸音被称为水泡音。如果有胸腔积液或气胸呼吸音可消失或很微弱。也可以存在异常的呼吸音。气体通过狭窄气道的地方会产生乐音，这些乐音称为喘鸣音或干啰音，通常在呼气相听到，哮喘或慢性支气管炎经常能听到，但如果气道狭窄非常严重，没有气体流过就听不到喘鸣音。听诊还可以听到湿啰音或捻发音。湿啰音能在封闭的气道开放时听到，慢性支气管炎、肺纤维化和肺水肿患者中最常听到。

| 病例 1.1 | 概论：3 |

看胸片

在这本书的临床部分，案例描述经常会用胸片。这部分内容将介绍正常的胸片，这样大家就可以分辨一些呼吸系统疾病的异常胸片表现。

通常胸部 X 线是患者胸部前面的照相底片。患者的肘部前倾，肩胛骨移到胸腔旁边，这样 X 线就能够穿过患者。这样的 X 线片被称为后前位（posteroanterior，PA），因为 X 线本身从患者背后（后）穿到前面（前）。胸腔内结构的 X 线影像就投射到底片上，靠近底片的结构（即那些在胸部前面的结构）更清晰，而那些离底片远的结构可能会扭曲或模糊。

如果患者病情太重不能站在底片前，例如，病得不能下床，X 线底片可以放在患者身下，X 线从患者面前发射，这就是前后位胸片；也可以拍侧位胸部 X 线片（参见图 1.6A）。

在首次观看 X 线片时，了解其形成的方法非常重要。X 线片相当于一个黑白照相底片。X 线片较暗的区域是已暴露于 X 线的区域。诸如骨这样的结构阻断 X 线，X 线片上就出现白色区域。诸如肺、血管等结构部分阻挡 X 线，在 X 线片上就呈灰色。

一个健康的人胸部 X 线片可以看到以下结构，如图 1.5。

1．骨 肋骨、胸骨和胸椎通常都可以看到。

2．心脏 心脏的轮廓清晰可见。如果心脏肥大，例如心脏病时，X 线片可以清晰显示。如果心脏周围肺组织有病变，心脏的边界可能不会很明显。

3．主动脉 主动脉的轮廓通常是可以看到的，它源于心脏并在胸腔内形成主动脉弓。

4．气管 由于气管充满空气，X 线能轻易透过，X 线片上显示为中线部位的暗结构。通常可以看到隆突，隆突处气管分为两个主支气管。

5．肺血管 可见从心脏进入到肺部的肺血管。

6．膈 膈的轮廓通常清晰可见。膈的右手侧通常比左侧高。肺萎缩或膈神经损伤可能导致膈上移，而肺气肿等增加肺容量的疾病可能会导致膈下移。如果膈的轮廓不是很锐利，特别是膈影和肋骨相交处（肋膈角），表明在胸膜内间隙与膈相邻处有液体。

7．肺 因为肺部充满空气，X 线很容易通过，胸部 X 线片上显示相对较暗。然而，通常能够辨认出进出肺组织的大血管的阴影。如果肺泡内有液体，例如水肿或感染时，胸部 X 线片中肺野会亮一点，因为穿过肺组织的 X 线更少一些。如果一个区域的肺组织比正常的更暗，表明有比平常更多的空气存在，这可能是肺气肿或气胸所致。

| 病例 1.1 | 概论：3（续） |

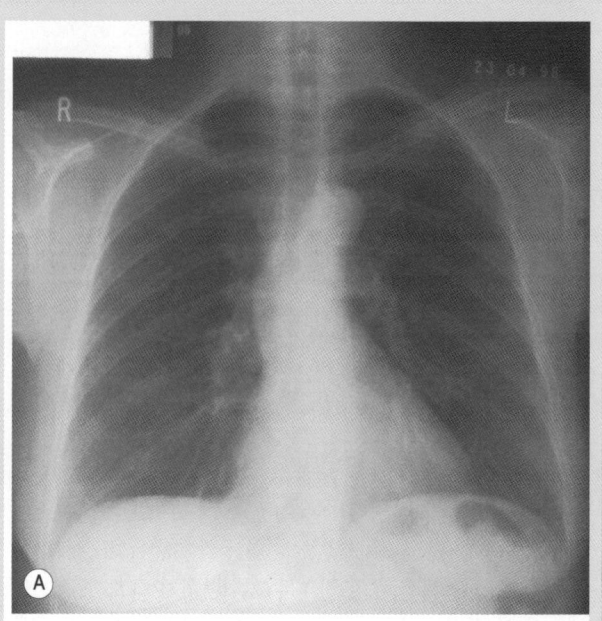

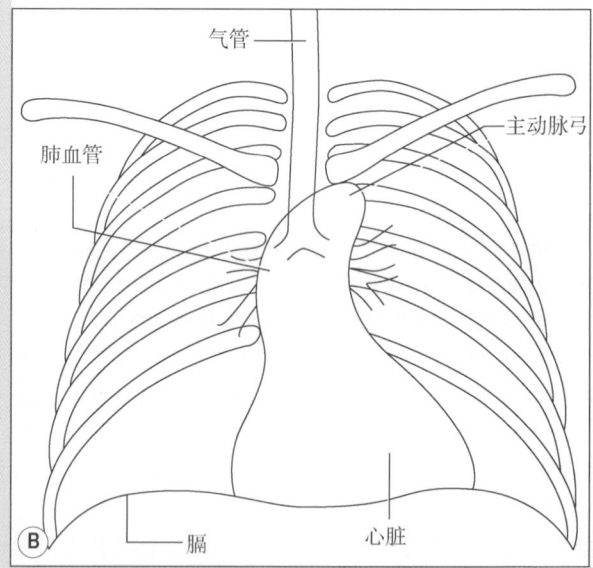

图 1.5 正常前后位胸片

病例 1.1　概论：3（续）

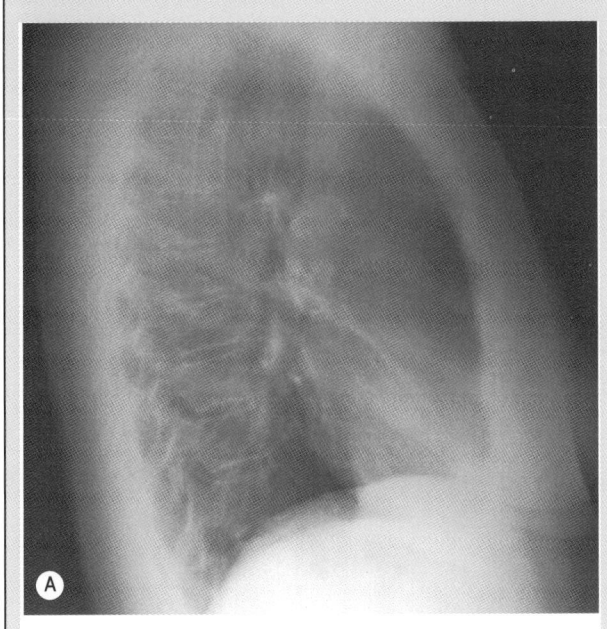

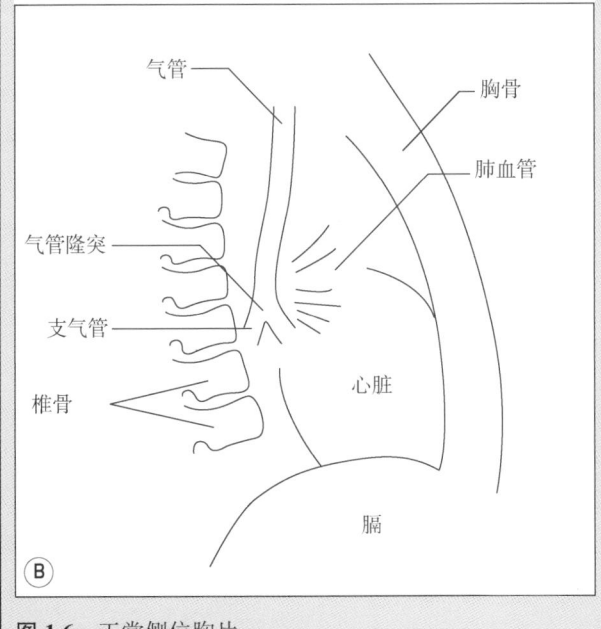

图 1.6　正常侧位胸片

呼吸的符号：呼吸系统的语言

呼吸生理学和医学含有一些生僻的符号，使学生担心会有一些讨厌的数学练习。事实并非如此：在呼吸生理中使用的符号是很有逻辑性的，它们使过程描述和测量辨识比文字描述更简单。

基本单位用大写字母表示（见表 1.1）：

V= 体积，P= 压强、分压，$\dot{V}$= 气体流速 / 气流

在气相中也用大写字母，但比基本单位更小的字母：

A= 肺泡，B= 气压，E= 呼气

血液内的用小写字母表示：

a= 动脉，v= 静脉，c= 毛细血管

主要符号先写，修饰符下标。

药物

药物是改变机体自然功能的化学物质。大多数处方药有治疗作用。如图 1.3 所示，特殊的物理现象在呼吸系统具有重要意义，表 1.2 可见，对于特殊情况的治疗需要特殊类型的药物或者特殊的操作。

CGS 和 SI 单位

自法国革命开始以来在欧洲使用厘米，克，秒（CGS）测量系统，CGS 正在被国际系统（Système International，SI）取代，以千克、米、秒为基础，在北美 CGS 系统仍然大量使用。

SI 单位系统中力的单位是牛顿，体积的单位是立方米（m^3）；因为立方米很大，故立方分米（dm^3）经常使用，它相当于一升。

在 SI 系统中压力的单位是每平方米牛顿 - 帕斯卡（Pa）。这个单位太小，实际使用千帕斯卡（kPa）。 1 kPa=7.5 mmHg 或 10 cm 水柱；同样有效地，气压在海平面接近 100 kPa，这会让计算分压更容易。

在 SI 系统中浓度的单位是摩尔每升，1 摩尔液体有 6.02×10^{23} 分子的溶质。血压的测量仍然广泛使用毫米汞柱，可能是因为通常用水银压力计测量的原因。

表 1.1 主要呼吸系统指标

变量	
P	压强，张力或分压
V	气体容积
$\dot{V}$	单位时间内气体体积（气体流速）
Q	血液容积
$\dot{Q}$	单位时间内血液容积（血流）
F	干气体浓度分数
R	阻力
G	电导

血液所处位置		气体所处位置		其他后缀	
a	动脉	A	肺泡	pl	胸膜腔
c	毛细血管	I	吸气	aw	气道
v	静脉	E	呼气	w	胸壁
$\bar{v}$	混合静脉	T	潮气	el	弹性
		L	肺	res	阻力
		B	气压	tot	总
		D	死腔		
				前缀	
				s	特殊

Examples

V_T	总体积
P_{aO_2}	动脉血氧分压
$\dot{V}_E$	每分钟呼气量
sRaw	特殊气道阻力

注意：有时 S 用于表示饱和，C 用于表示含量，在这里不这样使用是为了避免同化学名相混淆（e.g.SO_2，CO_2）。

表 1.2 药物与呼吸系统的关系

药物名称	种类	治疗条件
羟甲唑啉	α-受体激动剂	鼻塞
阿托品	M 胆碱受体拮抗剂	黏液分泌过量
泼尼松龙	皮质类固醇	过敏性鼻炎
氯苯吡胺（扑尔敏）	抗组胺药	流鼻涕（鼻漏）
琥珀酰胆碱	神经肌肉阻断剂	便于气管插管
右美沙芬	合成麻醉性镇痛药	干咳（抑制）
沙丁胺醇（异丙肾上腺素，美国）	β_2-受体激动剂（支气管扩张）	哮喘
色甘酸钠	炎症细胞稳定剂	哮喘
倍氯米松	抗炎皮质类固醇	哮喘
硫唑嘌呤	细胞毒性免疫抑制剂	弥漫性结缔组织病
氨基青霉素等	抗生素	肺炎等感染
两性霉素 B	抗真菌药	真菌感染

这个名单并非面面俱到，仅仅选了几个例子来证明某些药物可以用来治疗某些特定疾病（如哮喘）。这也同时表明，英联邦国家和美国有时会将同一种药物分别进行命名（如舒喘灵 - 英，异丙肾上腺素 - 美国）。这种二分法延伸到在欧洲和美国所使用的测量单位方面，而这有时会导致某些问题。

延伸阅读

Arnold, M., 2001. Essentials of General, Organic and Biochemistry. Brooks/Cole.

Duncan, G., 1990. Physics in the Life Sciences. Blackwell Science, Oxford.

Williams, L.D., 2003. Chemistry Demystified. McGraw-Hill.

（张建中　宁夏医科大学）

呼吸系统的结构和功能

本章学习目标

通过本章的学习你应该能够：
1. 描述上呼吸道的结构，理解这些结构如何避免环境因素对肺的损伤。
2. 区别传导性和呼吸性气道的结构差异，并与限制性肺疾病和阻塞性肺疾病的病因相联系。
3. 了解支气管树的结构，理解它是如何被疾病破坏的。
4. 掌握肺段的组织学特征及其相关的功能和病理变化。
5. 掌握肺循环和肺动脉高压的特点。
6. 了解支配肺的传入和传出神经。
7. 掌握胸腔和胸腔内脏器的总体结构，参与的呼吸方式及气胸的成因。
8. 掌握呼吸系统的胚胎起源和可能出现的先天畸形。
9. 掌握呼吸系统的代谢和非呼吸功能。

简介

呼吸系统的每个器官都有其特定的功能，每个器官也都有其特定的疾病。这些器官的结构可以因疾病而改变。我们常说，结构离不开功能，这在呼吸系统的器官与疾病中尤其如此。研究呼吸系统的结构可以帮助我们清楚地理解呼吸系统的工作原理。

本章首先学习呼吸道，然后再学习肺的周围组织。

上呼吸道

> 颈部是位于面部和躯干之间的部分，其前面有软骨，可以发声和呼吸，这个器官被称为气管。
>
> ——亚里士多德《动物史》，公元前4世纪

亚里士多德所描述的"软骨"，在防止上呼吸道塌陷上起重要作用，这对于保护肺功能非常重要。尽管气体交换位于肺的内部，但其过程却受位于胸腔以外的上呼吸道的控制，所以上呼吸道具有重要的临床意义。

在头颈部正中矢状切面中，可以清楚地观察上呼吸道的结构（图2.1）。

口腔和鼻——鼻炎、感冒和阻塞性睡眠呼吸暂停

我们可能都有感冒引起鼻塞的经历，主要是由鼻炎或者更为严重的鼻窦炎所引起。鼻窦炎的病原体约50%为鼻病毒，25%为冠状病毒，其余的则由其他病毒所致。鼻炎和鼻窦炎发生时，鼻腔内的黏膜（见下文）出现充血、渗出和水肿。如果继发细菌感染，分泌物因含脓细胞和细菌而变得黏稠，可导致呼吸阻塞。

鼻窦炎也可由过敏性或特发性病因所致（无外部原因，只有内在的原因）。特发性鼻炎的发生是黏膜血管壁内的交感神经和副交感神经活动不平衡的结果。对于这类鼻炎，采用抗胆碱能药物治疗可以减轻症状。

由花粉类的变应原引发的过敏性鼻炎一般呈季节性，因屋内尘螨的排泄物等所致的过敏性鼻炎则四季均可发病。螨虫是一种肉眼不易看见的微型害虫，主要以脱落的皮肤鳞屑为生，特别容易分布于床上用品中。这种生物变应原也能引发哮喘，但它更容易引发鼻炎，说明鼻可以捕获变应原，在上呼

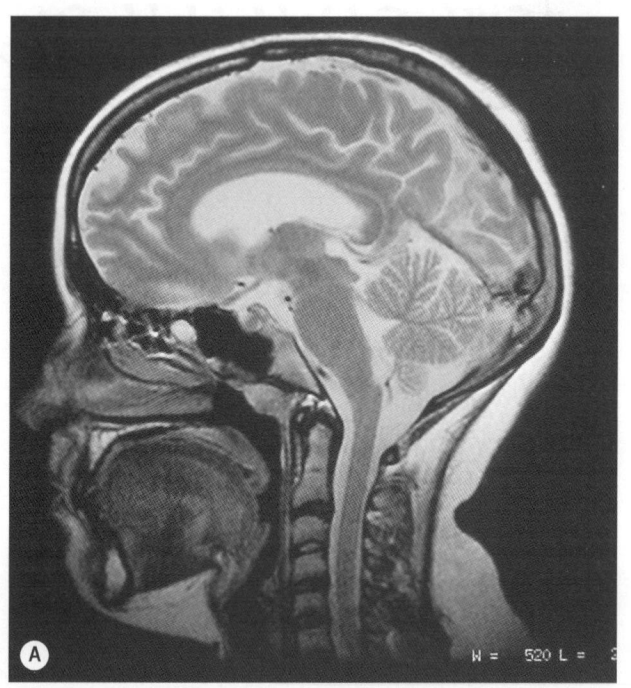

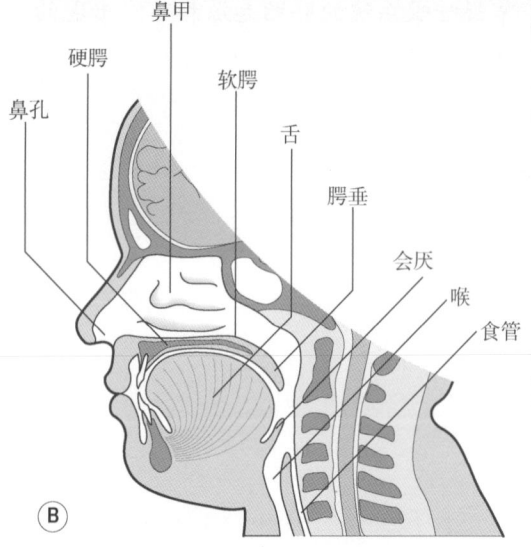

图2.1 （A）头颈部MRI正中矢状面扫描 （B）口腔关闭，通过鼻呼吸

吸道中具有过滤作用。

比鼻炎更险恶，甚至可以威胁生命的疾病是阻塞性睡眠呼吸暂停综合征（Obstructive Sleep Apnoea，OSA，又叫睡眠呼吸中止症或睡眠窒息症）。该病应与中枢性睡眠呼吸暂停相区别，后者是由于控制呼吸的大脑中枢障碍引起，而OSA是由于上呼吸道的解剖生理特点导致气道阻塞所致。

图2.1显示通过鼻呼吸，因为嘴唇闭合，舌抵上腭。当你通过口腔呼吸（例如，当你吹灭蜡烛或用吸管吸气时），软腭向上拱起，在咽的顶部形成一个相对密闭的空间，这种形式的气道阻塞是一种正常的功能。在正常清醒情况下，舌的颏舌肌具有很强的静息张力，可以使舌向前伸展，防止舌阻塞气道。在睡眠过程中，受OSA困扰，舌后坠至咽后壁阻断呼吸。咽本身的肌肉张力减小，特别是在快速眼球运动睡眠中，以及OSA吸气呈负压状态下，咽部塌陷从而阻碍呼吸。舌阻塞气道也常常发生在一般的麻醉过程中，因此麻醉师需要特别注意。

除非经过特殊训练，大多数健康者都是用鼻呼吸。其呼吸阻力大约是用嘴呼吸的两倍，几乎占到整个呼吸道总阻力的一半。但是，鼻腔还具有温暖、湿润和过滤空气等优点，可以大大抵消它阻力大的缺点。新生儿用嘴呼吸有很大的困难，一般都用鼻呼吸。如果出现鼻塞，他们会很不舒服。新生儿首选用鼻呼吸主要是因为呼吸的同时可以吸乳。许多动物（如兔）在喉的两侧有横向食管可以绕过呼吸道（见下文），因此进食和呼吸可以同时进行。海洋哺乳类动物（如鲸鱼）也有完全独立的气道和食管，气道开口于脑后。

人类的鼻腔从鼻前孔延伸到鼻后孔，与鼻咽相通。两侧鼻前庭向后变窄形成鼻阈，此处横截面积较小（约为3 mm²），是整个呼吸系统最狭窄的地方。吸气时，空气经过鼻阈会遇到较高的阻力（见第5章），然后空气进入较宽阔（横截面积约为140 mm²）的鼻腔形成**湍流（turbinates）**。鼻腔外侧壁的骨性解剖结构形成鼻甲，其表面积较大（约为150 cm²），由血管黏膜组织所覆盖，对吸入空气有加热、加湿的作用。患鼻炎（如上所述）时，鼻甲黏膜组织肿胀非常明显。因此，采用鼻黏膜减充血

病例 2.1　呼吸系统的结构和功能：1

阻塞性睡眠呼吸暂停

辛克莱（Sinclair）先生，50岁。身高168 cm，体重102 kg，明显超重。有过量饮酒和吸烟。

2年来，辛克莱因睡觉时严重打鼾和妻子分房而睡。近年来，辛克莱在白天时常感到疲惫。有一段时间，他下班一回到家就想睡觉。一个月前，他发现自己难以集中精力工作，最近一次，他在办公桌上睡觉被他经理发现，差点被纪律处分。辛克莱夫人最终说服了他去看医生。

辛克莱的医生建议他去看睡眠科医生。医生告诉辛克莱他患有阻塞性睡眠呼吸暂停。在深睡眠期间，他的上呼吸道受阻。阻塞发作时，睡眠变浅，直至克服呼吸道阻塞。因此，上呼吸道受阻和睡眠中断导致辛克莱白天嗜睡。医生进而建议辛克莱采用经鼻持续气道正压通气治疗装置进行治疗。

问题与思考：

1. 什么原因可导致阻塞性睡眠呼吸暂停？
2. 阻塞性睡眠呼吸暂停有哪些体征和症状，应当如何治疗？

剂，如羟甲唑啉（α肾上腺素能受体激动剂），可使血管平滑肌收缩，从而减轻鼻塞。

黏膜肿胀以及一段时间内鼻腔通气受阻，使一侧鼻道比另一侧狭窄。两侧鼻道不对称堵塞，一侧鼻塞，过一段时间后换另一侧，如此交替，有助于维持鼻的功能。

上呼吸道的主要功能类似"空调"吸气。这一功能并非必须由鼻完成，口腔也可以很好地对吸入的空气进行加热、加湿。然而，这并不是口腔的主要功能，因此感冒鼻塞者不得不用口腔呼吸时会出现不适感。

喉——气管插管

气道意外阻塞的常见原因是将食物吸入气管。正常情况下，为了避免该情况发生，吞咽时位于气管上方的喉在肌肉的作用下上抬，通过**会厌**折叠向后，在喉口处形成一个非常灵活的"活盖"。因为"活盖"只能向外开启，咽部压力增加，使会厌向喉部关闭得更紧，它可以最大承受100 kPa的外来

压力。

这是防止固体颗粒进入呼吸道的装置,当它出现故障时,食物进入喉和气管,刺激管壁的神经,可引起剧烈的呛咳反射。

喉是由软骨板构成的一个复杂的空腔(图2.1)。它可以被喉腔两侧的声带关闭。咳嗽的产生与两侧声带的关闭和快速开启有关。两侧声带拉紧,声门裂变窄,从气管和肺冲出的气流不断冲击声带,引起振动而发声;在喉肌的作用下,可以有规律性地控制声门裂的大小,影响音量的大小;控制声带的长短和松紧,可以影响音调的高低。喉部肌肉反射性地痉挛收缩,使声带内收,声门部分或完全关闭,患者可出现不同程度的呼吸困难,甚至完全性的呼吸道阻塞。这种危险的情况称为**喉痉挛**,在麻醉师进行气管插管时可能出现。如图2.2所示,这是麻醉师进行气管插管时看到的喉部结构。

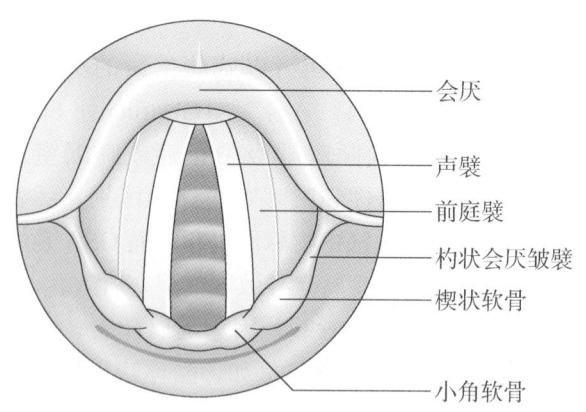

图 2.2 麻醉师进行气管插管时所见的声带

支气管镜检查

支气管镜检查是下呼吸道检查的一种常用方法。包括检查位于胸腔外的部分气管以及胸腔内的支气管。用于该项目检查的仪器被称为支气管镜。一种为硬支气管镜,是通过呼吸道进行检查的硬质开放管;另一种为软支气管镜,通过其光纤系统可以看清气道内部情况,也可以进行活检采样和外科手术(图2.3)。不同类型的纤维支气管镜检查各有优点,但目前95%的支气管镜检查采用软支气管镜。即使是很小的胸腔内支气管,都可以将活检钳、探针、球囊导管及激光纤维等通过灵活的支气管镜插入其中进行操作。

胸腔内气管和支气管

气管是连接头颈部与胸腔内的肺部的通道。它的一端固定在喉,是肺的第一段**传导性气道**(conducting airways)。传导性气道,顾名思义,是将空气传送给**呼吸性气道区**(respiratory airways),进行气体交换。与呼吸部位的支气管不同,传导性气道的管壁相对较厚,主要由软骨和平滑肌构成。

气管软骨为马蹄形不封口的环形软骨,缺口向后,环后方缺口处由平滑肌(气管肌)联结,保持了持续张开状态。在气管的后方是食管。

肺的气道通常被称为**支气管树**(bronchial tree)。如果在气道内填充塑化材料,然后溶解掉其他组织,看起来就像冬季的落叶乔木。这种树状分支可以用图表形式表示为一个家族树的"级"(图2.4)。一些支气管炎患者的分泌物有时会引起小气道堵塞、实变,甚至可能咳出一小段"支气管树状管型"。

支气管大约有23级,气管是其中的第一级,也是最粗大的一段。每一级支气管由前一级支气管不规则地一分为二。每条"亲代"支气管产生了两条"子代"支气管,虽然"子代"支气管直径小于"亲代"支气管,但两条"子代"支气管的大小并不一定相等。各级支气管命名见图2.4,支气管的数量(N)在每一级(Z)(计数单一气管为0级)中计数为:$N = Z^2$。

气道这种一分为二的分级方式对**总横截面积**(total cross-sectional area)的影响(即在该级别所有的气道横截面积的总和)非常显著,如图2.5所示。注意,总横截面积是用对数来衡量的,远远超过在图中显示的大小。

支气管总横截面积增加具有重要的意义,因为它将使肺中空气的流动速度迅速下降,在第5章将对此详细介绍。各级支气管的大小见表2.1。

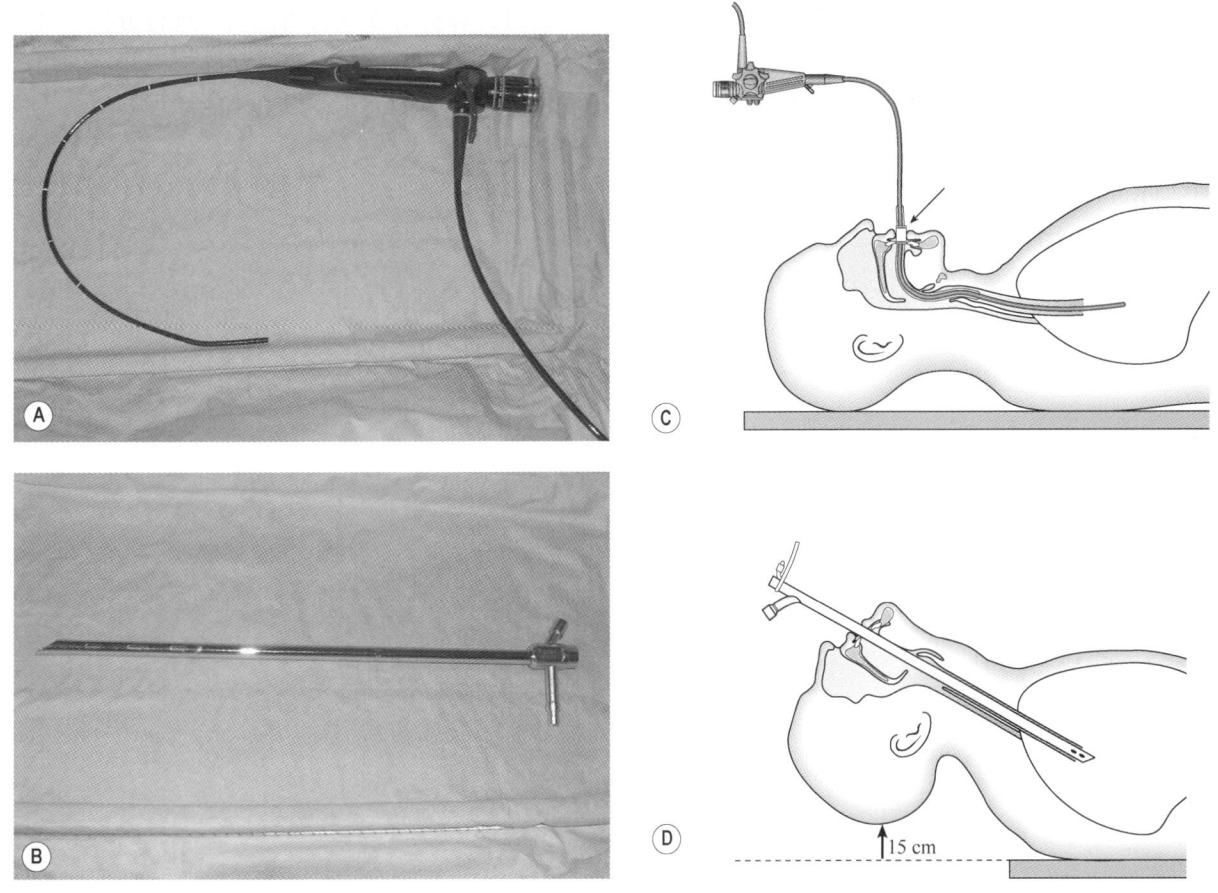

图2.3 示支气管镜　A 和 C 示软支气管镜，B 和 D 示硬支气管镜。目前较常用的是软支气管镜。插入硬支气管镜时，必须抬高并旋转患者的头部

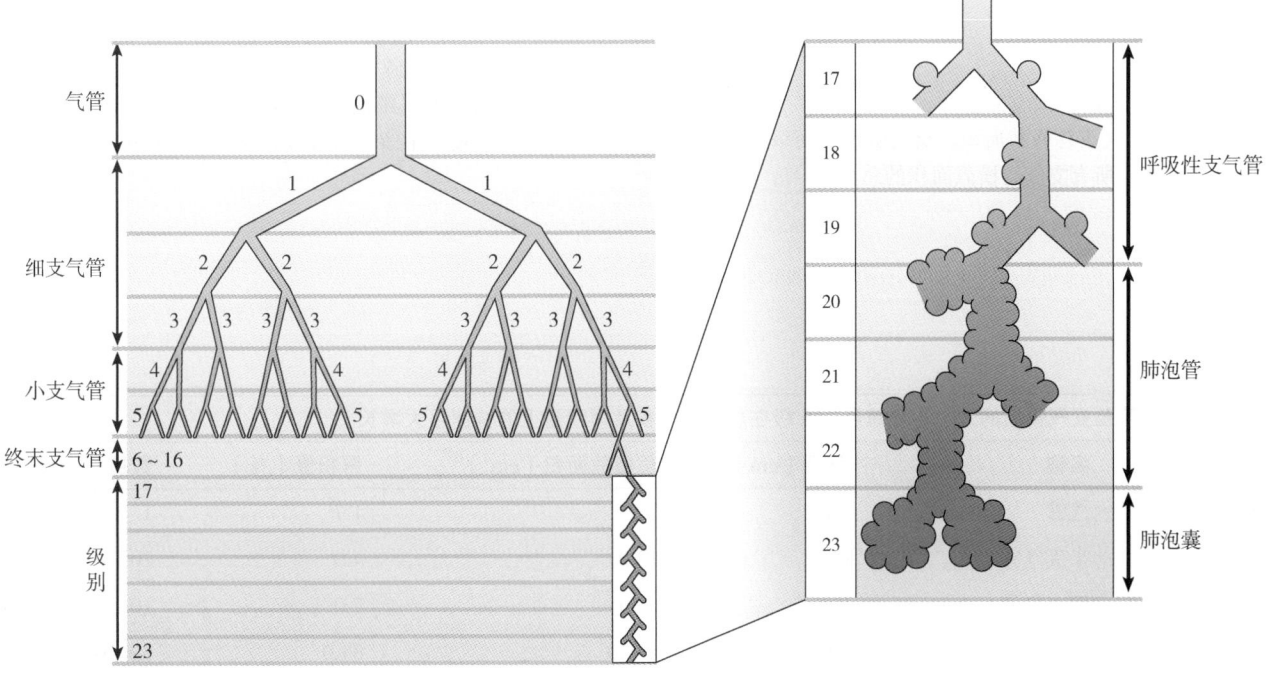

图2.4 气道的命名，显示从一级支气管到另一级的渐进变化（Weibel，1963年）

随着向肺内深入，气道逐渐移行为过渡区和呼吸区，它们上面有越来越多的**肺泡**（alveoli），**肺泡囊**（alveolar sacs）则完全由肺泡构成。肺泡不像在许多教科书描述的像一串葡萄或一束气球，而更像有小孔（Kohn 孔，图 2.7c 中 K）的泡泡纱样空腔，这些 Kohn 孔位于许多相邻肺泡之间。肺泡表面有巨噬细胞，随时准备吞噬和消化外来颗粒（图 2.6，2.7）。

通过计算机对支气管树的结构进行分析，可以显示人体进化的奇妙。支气管在肺内以一定的角度分支，改变直径的大小，以最小的体积获得最大的肺泡表面积。

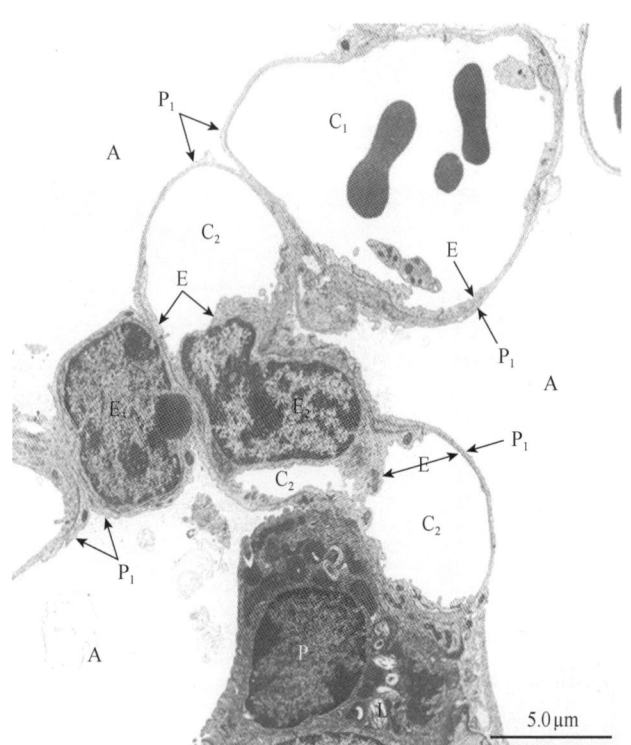

图 2.6　扫描电子显微镜检查肺泡。A：肺泡；C_1，C_2，C_3：毛细血管；E：内皮细胞；P_1：I 型肺泡细胞；P_2：II 型肺泡细胞；L：板层小体。引自《Young and Heath》，2000 年

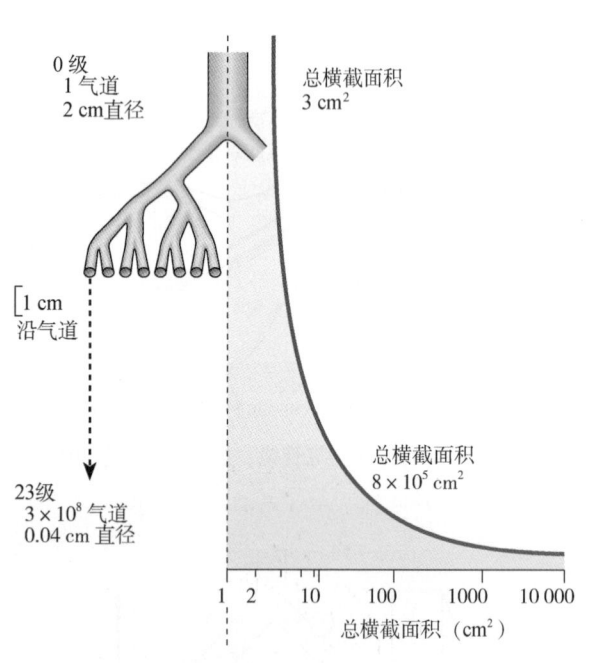

图 2.5　人类气道总横截面积。支气管树任何级别的总横截面积是该级别所有支气管横截面积的总和

表 2.1 气管及支气管树的大小（注意最后几级在总横截面积及累积量上的快速巨大增长）					
级别	名称	直径（cm）	总横截面积（cm^2）	累积量（%）	数目
0	气管	1.80	2.5	1.7	1
10	小支气管	0.13	13.0	4.0	10^3
14	细支气管	0.08	45.0	7.0	10^4
18	呼吸性细支气管	0.05	540.0	31.0	3×10^5
24	肺泡	0.04	8×10^5	100.0	3×10^8

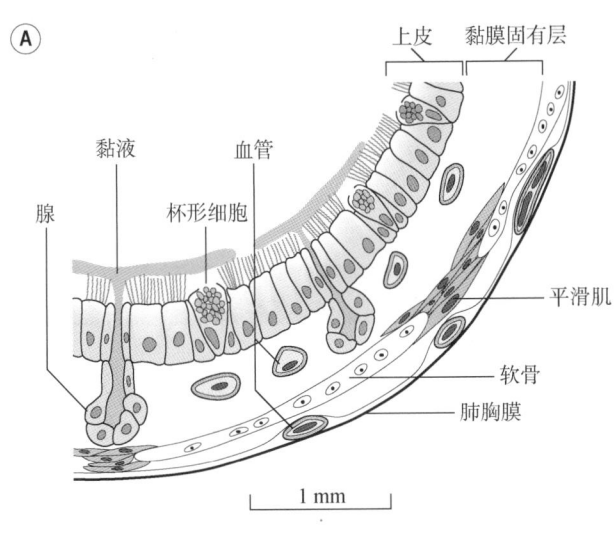
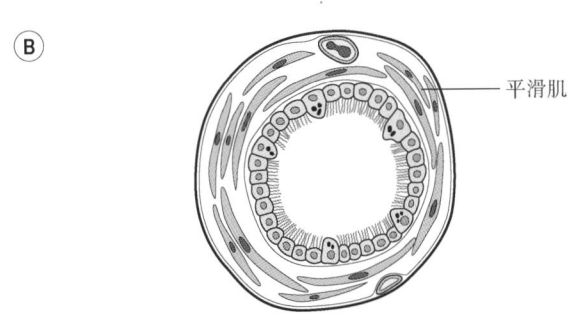
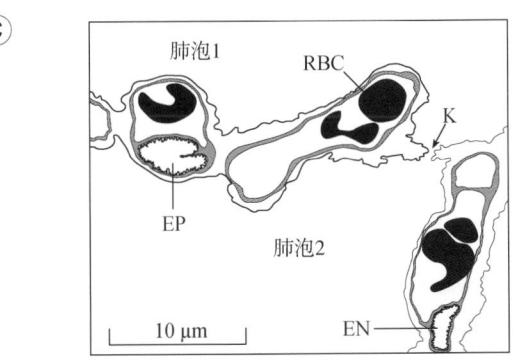

图 2.7 呼吸道管壁的结构。呼吸道的分类取决于它的结构特点。(A) 支气管；(B) 细支气管；(C) 肺泡。RBC，红细胞；K，肺泡孔（Kohn 孔）；EP，上皮细胞核；EN，内皮细胞核

- 下呼吸道形成 23 级支气管树。
- 支气管数量增加的速度远远超过其直径减小的速度，这意味着支气管总横截面积迅速增加。
- 空气进入肺部，速度迅速减慢直至停止。

呼吸道的组织结构

深入到肺部，可以观察到呼吸道管壁的微观结构变化。呼吸道管壁的结构如图 2.7 所示，随着各级支气管分支，呼吸道管壁的结构也逐渐发生变化。传导性气道由 3 层结构构成，它们根据呼吸道类型有所不同：

- 黏膜内表面由纤毛上皮和底层分泌黏液的杯状细胞构成。纤毛的活性和杯状细胞的分泌物构成**黏液纤毛定向摆动**（见下述空气调节），它可以清除肺部吸入的颗粒。
- 黏膜层外面是呈连续纤维束的**平滑肌层**。平滑肌的数量从最大的气管一直到肺泡入口逐渐减少。
- 最外层是结缔组织，在大的气管和支气管内还包括起支撑作用的软骨。从呼吸道至肺，其组织结构的主要变化是：软骨支架消失，平滑肌增多，纤毛上皮细胞变成鳞状上皮细胞，最终形成了呼吸部肺的结构。

支气管炎和里德指数

图 2.7 代表支气管结构，上述结构在慢性支气管炎中发生改变，为该病的病理组织学定量诊断提供了依据。**里德指数（Reid Index）**是衡量支气管腺体占支气管壁总厚度的比例（图 2.8）。正常肺黏液腺厚度低于支气管管壁总厚度的 40%。在慢性支气管炎中由于腺体增生，这一比例明显改变。慢性支气管炎的特征就是腺体增生，腺体分泌增加。

呼吸区

肺的呼吸区适应性很强。虽然经受着大气污染和机械性的拉伸，但在整个生命过程中，肺仍然以大约 12 次/分的频率持续地呼吸。

小结 1

- 呼吸道以喉为界分为上呼吸道和下呼吸道。
- 鼻的主要功能是调节空气的温度和湿度。
- 喉可避免异物进入下呼吸道。
- 下呼吸道可分为传导区和呼吸区。

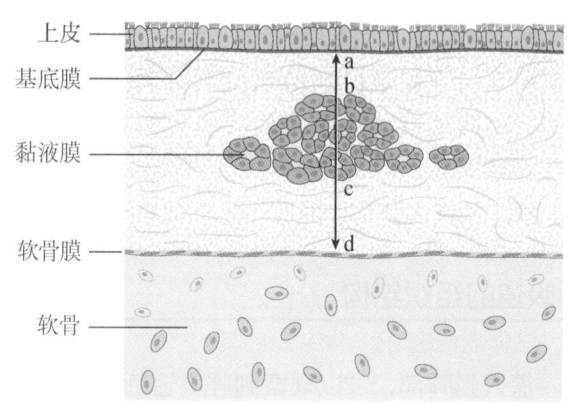

图 2.8 里德（Reid）指数。支气管腺体组织厚度占支气管壁厚度的百分比称为里德指数，作为慢性支气管炎严重程度的衡量指标

对于任何一个动物而言，最显著特征是呼吸道上皮很薄，这样可以减小外部介质（空气或水）与血液之间的距离。肺是我们身体中的毛细血管与外界空气直接接触的唯一部位，I 型肺泡上皮细胞（约占呼吸区内壁细胞的95%，图2.6）与肺泡毛细血管内皮细胞融合形成肺泡隔，一侧肺泡隔很薄，有利于气体扩散；而另一侧则较厚，有利于固定和支撑毛细血管（图2.9）。

毛细血管的内皮细胞之间的连接处有间隙，允许血浆和组织间隙之间的水和小分子溶质通过。然而，上皮细胞之间则连接很紧密，可以防止大分子物质如蛋白质进入肺泡，避免发生肺水肿。巨噬细胞很容易通过上皮连接到达肺泡内，有利于执行清理工作。

圆形的 II 型肺泡细胞数量明显少于 I 型肺泡细胞，主要分布在肺泡与肺泡的交界处，是由 II 型上皮细胞的干细胞分化而成，可以产生重要的肺表面活性剂（第3章）。

血管

肺循环血流阻力仅为整个体循环的1/6。因此，它是一个**低压力**（low-pressure）系统，动脉管壁很薄反映了这一点。这些动脉沿着气道穿过肺部结缔组织鞘。肺小动脉因为血管壁平滑肌较少而与体循环小动脉不同。当然，许多科学家把这种缺少平滑肌的小动脉连同毛细血管和小静脉，共同看作一个肺微循环整体，而不是毛细血管的特殊形式。毛细血管沿着肺泡壁蜿蜒而行，最终汇入小静脉，小静脉汇合形成肺静脉。与动脉不同，小静脉不与支气管分支伴行，而是行于肺小叶间结缔组织内。终末细支气管通过**支气管循环**（bronchial circulation）获得营养。支气管循环是体循环的一部分，而不属于**肺循环**（pulmonary circulation）。大部分支气管循环以正常的方式回流到体循环的静脉系统中，而其余支气管循环则进入肺静脉，以其去氧血"污染"肺静脉的氧合血，这种情况被称为"**分流**（shunt）"（第7章 p.95）。

肺动脉高压

高血压在肺循环和体循环中均可发生。肺循环平均动脉压一般在 **15 mmHg**。因此，尽管肺循环血管壁平滑肌较少，仍然足以控制血流。可能导致肺动脉高压的肺外原因有二尖瓣狭窄或左心衰竭，这两者妨碍左心泵血，从而肺部血液回心减少。此外，先天性心脏病可使血液从左心（高压）流向肺循环，也会产生肺动脉高压。

迄今为止，肺动脉高压最常见的原因是肺血管本身的变化。血栓、循环脂肪、羊水或癌细胞可以阻塞肺血管。肺气肿导致的毛细血管床结构破坏、高海拔环境或诸如支气管炎及肺气肿等疾病引起的氧张力降低诱发的血管壁平滑肌收缩，均可以引起

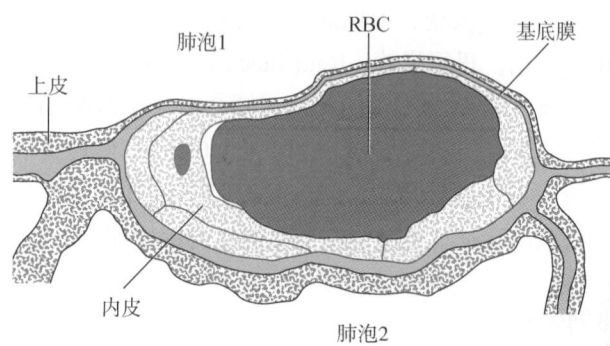

图 2.9 肺泡-毛细血管膜。电子显微镜检查显示：肺泡隔由肺泡上皮细胞和毛细血管内皮细胞融合形成。肺泡隔的一侧非常薄，有利于气体扩散；另一侧较厚，起到固定和支撑毛细血管的作用

肺动脉高压。

肺动脉高压的临床特征主要为血压升高，形成肺水肿，右心泵血负荷过大。患者主诉胸痛、呼吸困难和疲劳。心音改变，心电图显示右心室肥厚。

淋巴

肺泡壁的血管周围有淋巴管引流。肺的淋巴系统的起始端为肺泡上方细小的盲端。这些毛细淋巴管逐渐汇合形成淋巴管，与相应的血管和支气管伴行。它们具有控制肺内体液平衡的重要功能。尤其当肺水肿时，大量淋巴液形成，胸部X线透视检查可见特征性的"蝴蝶影"（图2.10）。

同在其他组织中一样，淋巴系统在肺的免疫防御方面也发挥着关键的作用。这些反应在免疫学教科书中将详细介绍，大致分为以下几方面：

- 速发型超敏反应
- 抗体依赖性细胞毒性
- 免疫复合物反应
- 细胞介导的免疫反应

许多免疫性疾病可以出现哮喘的症状，而间质性肺病的特征表现是限制性呼吸模式（第4章）。

神经

肺内支气管的神经支配与呼吸运动是分离的（见下文），分为传入和传出神经。传出（运动）神经最重要的作用是使支气管平滑肌紧张。其中，**副交感神经**最为重要，其节前纤维通过迷走神经的颈静脉神经节以及结状神经节到达支气管平滑肌。副交感神经自中枢发出长的节前纤维，在支气管内的神经节换元后发出短的节后纤维支配支气管平滑肌，释放乙酰胆碱使支气管收缩（图2.11）。目前尚未发现**交感神经**在支气管有何重要功能。NANC（非肾上腺素能非胆碱能）系统分布于迷走神经中，可以分泌多种物质，视情况收缩和舒张支气管平滑肌。

传入神经的感受器分布在肺泡周围（J受体）、支气管平滑肌（牵张受体）以及呼吸道上皮细胞游离神经末梢（快速适应、刺激、受体），将肺内的刺激传入脑，从而影响呼吸模式（第11章）和支气管收缩。

肺循环由交感神经和副交感神经支配。与呼吸道不同，肺循环的交感神经支配比副交感神经更为重要，使肺在特定条件下做好"战斗或逃跑"的准备。

肺的神经支配独立于呼吸运动，尽管在肺移植术后失去神经支配，肺仍然可以发挥呼吸功能。

小结 2

- 传导性气道由黏膜、平滑肌和软骨构成较厚的管壁。
- 黏膜纤毛形成一个"定向摆动"，可将灰尘从肺部转运到口腔。
- 呼吸道形成典型的呼吸面：菲薄、湿润并富含血管。
- 血管、神经和淋巴管与支气管伴行。
- 支气管循环滋养肺组织。
- 肺循环参与气体交换。
- 肺循环是一个低压系统。
- 副交感神经在功能上尤为重要，可引起支气管平滑肌收缩。

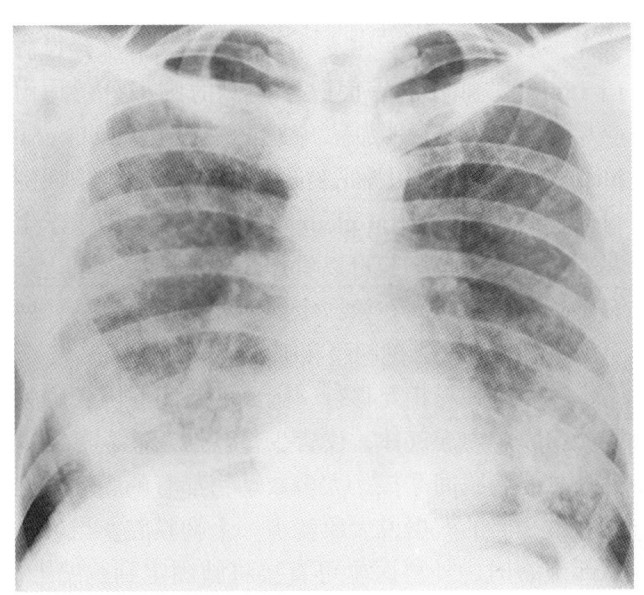

图2.10 胸部X线检查显示"蝴蝶影"，提示肺水肿

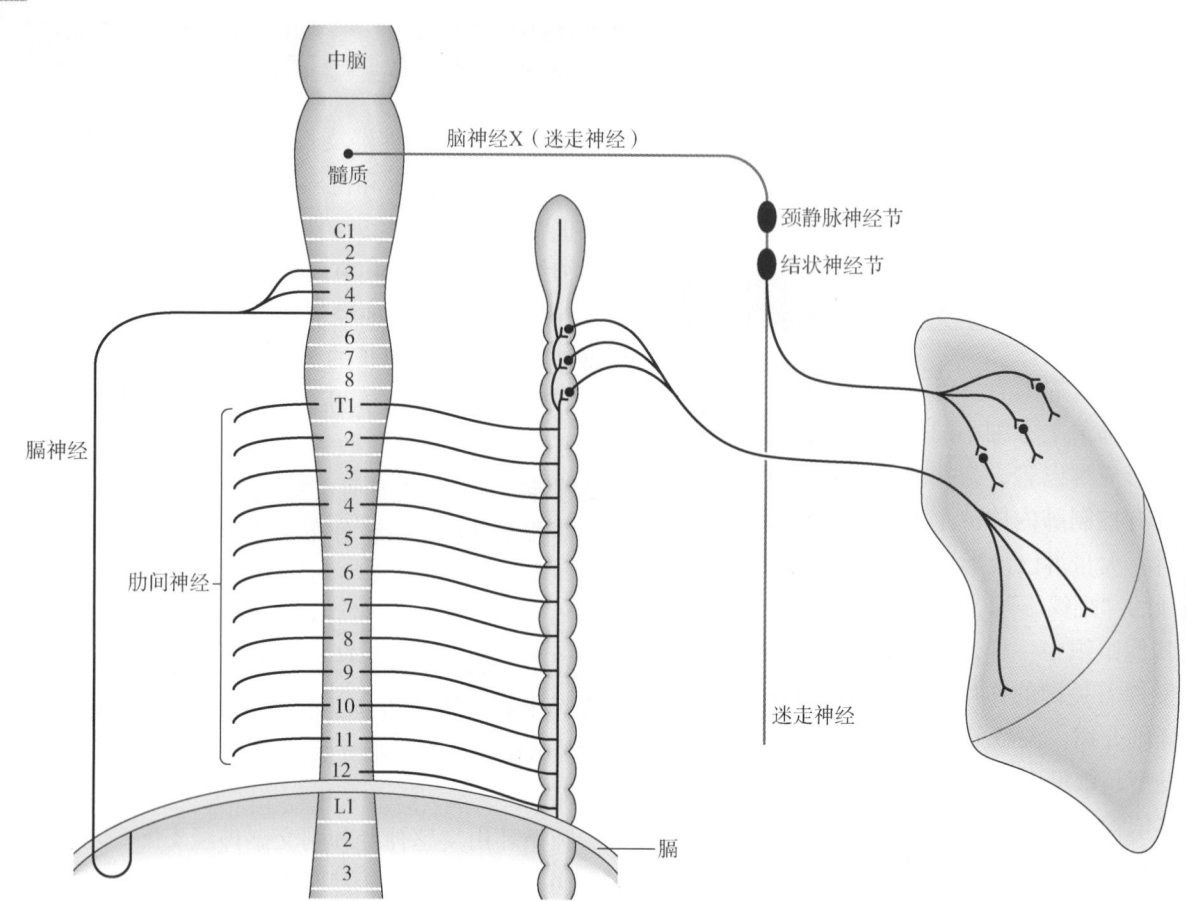

图 2.11 膈、肋间肌和肺的神经支配。传出（运动）神经如图所示。传入（感觉）神经主要为迷走神经

呼吸系统的总体结构

像其他器官一样，肺的功能性组织被称为**肺实质**（parenchyma）。打开胸腔，我们可以看到肺的大部分体积实际上是由肺泡组织包绕的气体（表2.1），因此肺呈海绵状，很轻。肺是人体唯一置于水中可以漂浮的器官，因此，在中世纪英语中，肺又被称为：lights（轻）。

在解剖学上每个肺可以分为2~3个**肺叶**（lobes），由它分成若干**肺段**（segments），肺段再进一步分为**肺小叶**（lobules）（图2.12）。

肺位于纵隔（含有气管、心脏、大血管、神经和食管）两侧。气管在**气管隆嵴**（carina）处（接近主动脉弓以及肺动脉分为左、右肺动脉平面）分为左、右主支气管。主支气管及肺动、静脉穿过**肺门**（hila）。肺叶的表面除了内侧的肺根外，均由一层薄的浆膜组织覆盖，被称为**脏胸膜**（visceral pleura）。在纵隔的侧面，膈的上面以及胸壁内面则衬以**壁胸膜**（parietal pleura）。图2.13有助于学生建立形象思维：胸膜可以看作一个塑料袋，里边还套了一个塑料袋，在第二个塑料袋里面充满肺，两个塑料袋分别代表壁胸膜和脏胸膜。

脏、壁胸膜相互移行，围成的封闭腔隙为胸膜腔。胸膜腔内无气体，仅含少量黏性浆液，可减少呼吸时的胸膜间摩擦。大多数动物都有胸膜腔，但并不是必需的。据说大象就少一个胸膜腔。当患者肺部破裂时，外科医生可直接将肺固定到胸壁上，胸膜腔即消失。

现剧烈的局部疼痛。肺炎或肺癌偶尔伴有干性胸膜炎。任何因素造成胸膜腔内液体渗出增加和（或）再吸收减少，可形成胸腔积液。如果胸腔积液的量比较多甚至可以造成肺部塌陷。如果胸腔积液的蛋白质含量较少，称为漏出液；如果含有较多蛋白质，则称为渗出液。

膈和胸壁

胸腔是一个呈扁圆柱形的容器，其底部是一块穹窿形扁薄的阔肌，称为**膈**（diaphragm）。膈的周围为肌性部，各部肌束向中央集中移行于中心腱（图 2.14）。

膈可位于胸腔很高位置，其中心腱可高达第 8 胸椎水平，附着于中心腱的肌肉向下斜行达剑突、胸廓下缘及腰椎上部。膈由左、右**膈神经**支配，各负责一半膈肌。膈神经（phrenic nerve）发自第 3～5 对颈神经（C3～C5），主要由 C4 神经前支构成。膈神经在纵隔胸膜与心包之间下行，于膈中心腱附近穿入膈，并且支配膈的下表面（图 2.11）。

胸腔壁的骨性支架是胸廓（图 2.15）。它由前方的 1 块**胸骨**、两侧的 12 对肋骨以及后方的 12 个胸椎借关节、软骨连结而成。肋左右对称，后端与

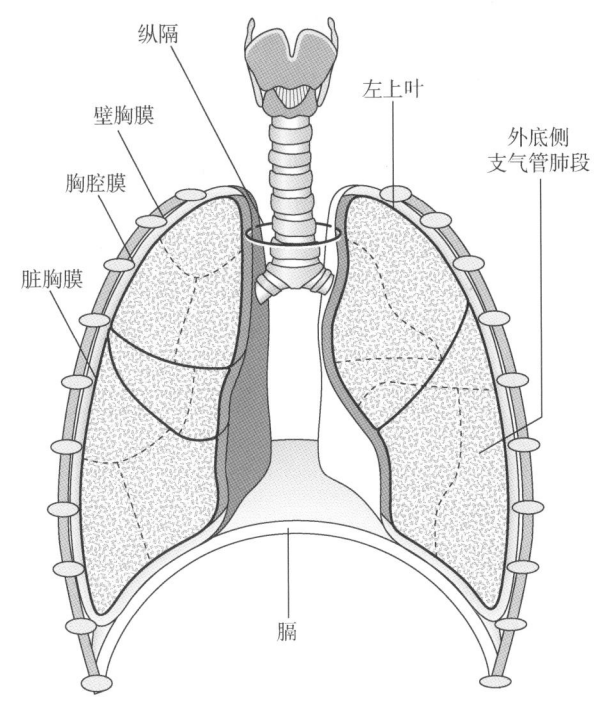

图 2.12 肺的大体解剖。每个肺被划分成肺叶，再由纤维组织分成肺段

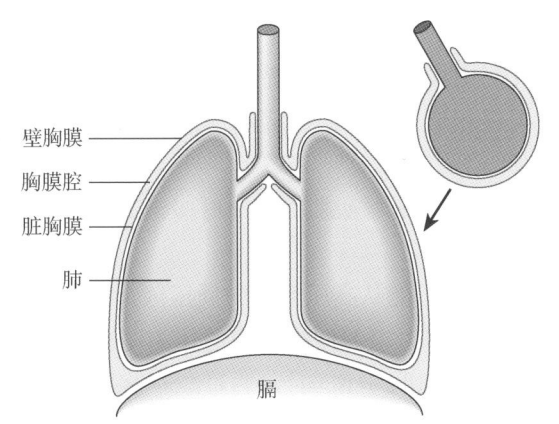

图 2.13 胸膜示意图。两层胸膜之间并无真正的腔隙，而是数毫升滑液

胸膜炎

胸膜的炎症称为胸膜炎。如果没有明显的渗出液或积液，称为干性胸膜炎；也可伴有渗出，渗出液构成成分复杂。干性胸膜炎可出现疼痛，是炎性胸膜间彼此摩擦引起的，患者主诉吸气或咳嗽时出

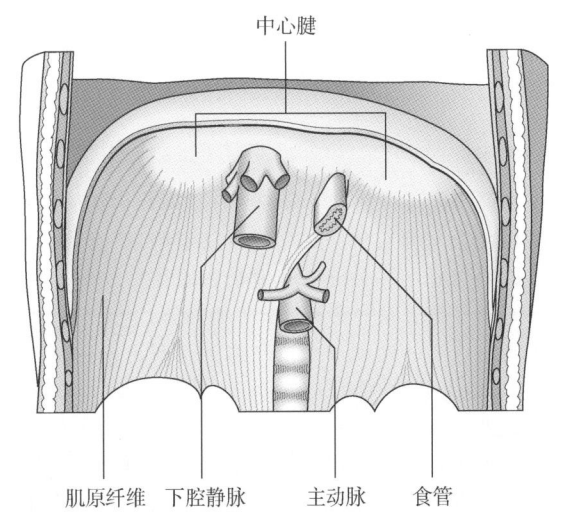

图 2.14 膈的冠状切面观显示膈向上膨隆凸向胸腔。当双侧膈神经刺激使其肌纤维缩短时，膈的运动如同一个注射器中的活塞

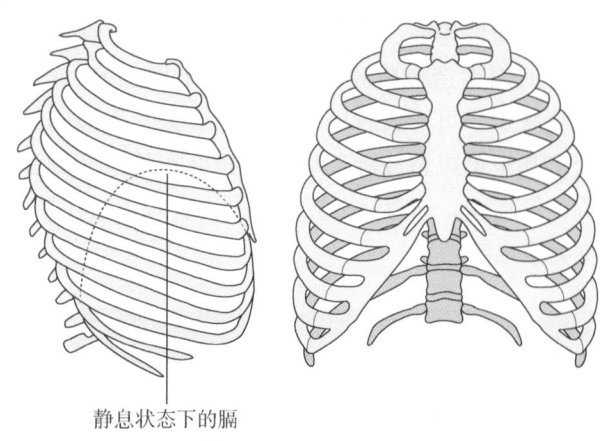

图 2.15　胸腔。它比制备的标本或模型更加灵活。肋间肌作用于肋有助于呼吸

病例 2.1	呼吸系统的结构和功能：2

阻塞性睡眠呼吸暂停综合征（OSA）的原因

为了使空气顺利地从口腔进入肺泡，呼吸道需要开放并且畅通。气管和较大的支气管管壁内的软骨环使通道保持部分开放。较小的支气管和肺泡则通过肺周围组织中的张力保持开放。

喉部以上，通过气道扩张肌（包括颏舌肌和腭咽肌）收缩使气道开放。如果没有这些肌肉的作用，上呼吸道就会塌陷，特别是在仰卧位时。在睡眠过程中，全身骨骼肌松弛，当然也包括上呼吸道的呼吸肌。因此，睡眠过程中上呼吸道变窄是正常的。

OSA 患者的气道狭窄，比正常人更明显，严重时引起气道阻塞。导致这种情况的原因很多，但最重要的是肥胖。肥胖患者颈部脂肪的压力往往会引起气道塌陷。睡眠过程中，颏舌肌和腭咽肌的张力降低，可进一步导致气道阻塞。

气道阻塞可能仅出现几秒钟，或者在患者下一次呼吸之前可能持续超过一分钟。这段时间内因为缺氧，患者可能会努力吸气，试图对抗气道阻塞，睡眠因此变浅，以至觉醒。最终，气道扩张肌张力恢复，气道阻塞解除（此过程中患者通常不能唤醒）。此后，患者通气得到改善，睡眠加深，气道扩张肌再松弛，如此反复。

虽然 OSA 最重要的原因是肥胖，但也有其他诱发因素。包括解剖变异诱发气道狭窄，如扁桃体增大、气道肿瘤和下颌骨畸形。镇静药物，包括酒精，也可能通过影响睡眠类型和降低肌张力而诱发睡眠呼吸暂停。少数 OSA 病例可能是由肌肉神经功能异常引起的。

1～2 块胸椎形成肋椎关节。第 1～6 肋前端借肋软骨与胸骨以 45° 相连接；第 7～10 肋借肋软骨与上一肋的软骨相连；第 11、12 肋前端游离。

覆盖肋间隙的 3 层**肋间肌**由外到内分别为：

1．肋间外肌，起于肋骨下缘，肌束斜向前下，止于下一肋骨的上缘。

2．肋间内肌，与肋间外肌呈直角，位于肋间外肌深面，肌束方向与肋间外肌相反。

3．肋间最内肌，位于肋间内肌深面，肌束方向与肋间内肌相同。

这些肌肉由脊髓节段 T1～T11 的脊神经前支发出肋间神经支配。

大多数起于胸壁的肌肉并没有在呼吸中起到主要作用，只是帮助移动头部、颈部和上肢以协助呼吸，被称为**呼吸辅助肌**。这些肌肉大多协助吸气，只有脊柱的屈肌和前腹壁肌肉协助呼气。不过，由于辅助呼气肌比辅助吸气肌更具力学优势，我们通常呼气比吸气更容易。

呼吸的启动

我们用注射器可以清楚地演示呼吸过程，这两个过程很相似。在理解呼吸过程之前我们需要清楚两点：

1．肺部没有呼吸肌，只有呼吸道有少量肌肉控制气道开放。

2．空气只能从高压区流向低压区。吸气时，由于胸腔体积增大，弹性肺泡中的压力降低，因而空气被吸入到肺部；呼气时，通过减小胸腔体积，使肺部压力增加，从而压缩肺中的空气。

肺内压降低主要是由于膈神经兴奋，使膈顶部变平，在胸腔内下降，如同注射器活塞下降一样，这样便可将空气吸入胸腔。平静呼吸时，只有吸气过程是**主动的**，呼气在很大程度上是被动的，是肺**弹性回缩**以及膈回到松弛位置的结果——就像气球的颈部被放开而泄气一样。

膈的中心腱在平静呼吸时可移动 1～2 cm，但在深呼吸时可以移动约 10 cm。膈移动增加的胸腔体积通常约占总呼吸量的 75%，但膈并不是呼吸的必需器官。如果膈肌瘫痪，其他呼吸肌可以在很大程度上代偿。平静呼吸时，每次吸气只有部分膈肌纤维参与，且每次吸气的膈纤维不同。这就是为什么我们很少出现膈疲劳的原因。

如果我们把膈比作注射器活塞的话，肋就如同针管。由于肋（主要是在第 2 到第 10 肋）向前下倾斜，能够被肋间肌升高和降低。在肋间肌的作用下，胸腔的前后径和左右径改变，可以将空气吸入和排出肺部（图 2.14）。

肋间外肌可以引起两种类型的吸气运动：

1. "水泵手柄"运动，每块肋的前端升高，像老式水泵的作用一样。
2. "桶柄"运动，胸腔直径增加时，在肋两侧像提水桶一样提高每块肋的水平位置。

这两种类型的动作增加胸腔直径，从而通过减少胸腔内压力将空气吸入肺部。肋间外肌不仅可以减少胸腔内压力有助于吸气，在吸气时，它们还有加固胸壁防止胸壁内陷的作用（就像你可以将你的脸颊吸入一样）。肋间肌对通气的作用约占最大通气量的 25%。肋和肋间肌对于呼吸的重要性可以在肋骨骨折患者身上体现出来。由于局部胸壁失去肋骨支撑而软化，出现反常呼吸即吸气时软化区胸壁内陷，呼气时外凸，被称为连枷胸。

平静呼吸时，呼气很大程度上是被动的，是由肺弹性回缩所致。在深呼吸或气道阻塞时，呼气肌可以主动收缩，此时**腹肌**是主要的呼吸肌。通过挤压腹部内容物，将膈挤向胸腔，从而将空气从肺部排出。这些腹部肌肉在咳嗽或打喷嚏时特别活跃，如果咳嗽时将你的手指按在腹部，会有明显的感觉。和肋间外肌一样，肋间内肌和肋间最内肌分布于肋间隙，并且由节段神经支配。它们使肋骨下降，减小胸腔直径，有助于呼气。同时，他们也加强胸壁，防止呼气时胸部向外凸出。膈、肋间肌以及呼吸辅助肌肉共同作用使胸腔大小和形状发生变化，并且传到肺外表面。由于肺对表面压力的变化非常敏感，可迅速传递到肺泡内。这并不意味着脏层胸膜和壁层胸膜之间的压力与肺泡内压力相同（第 5 章），认识这一点对临床学生非常重要。

胚胎学

了解解剖结构的胚胎起源知识，可以更深刻地理解其生理功能，解释临床疾病。例如，牵涉痛的现象，可用共同的胚胎起源来解释。根据胎儿和新生儿肺的发育，可以解释未发育成熟的肺和成年人的肺很多不同的功能。

早产儿，特别是出生体重低于 2500 g 的婴儿，因产生表面活性物质的 II 型肺泡细胞不成熟，可能出现呼吸窘迫。这种**呼吸窘迫综合征**又称为肺透明膜病，出生后几分钟或数小时内发病，其特征表现为高呼吸频率；由于肺的顺应性降低，需要很大的力量呼吸。当胎儿面临早产威胁时，可以通过测定羊水内卵磷脂和鞘磷脂的比例来评估 II 型肺泡细胞分泌表面活性物质的功能。如果有必要，可以通过使用糖皮质激素来增强 II 型肺泡细胞的活性，并且在出生后用外源性表面活性物质雾化治疗。然而，呼吸窘迫综合征病死率仍然高达 40%。即便是足月婴儿，呼吸系统的发育也才刚刚完成。

人类胚胎第 4 周，呼吸系统在原始消化管内胚层的腹侧面开始出现**喉气管芽**（laryngotracheal bud）（图 2.16）。随着芽的伸长，近端部分形成气管，远端分叉，形成最初的两个主支气管，然后更远端部分形成支气管树，最终形成了数量有限的肺泡。整个呼吸道由**内胚层**所衍生的上皮所覆盖。由喉气管芽附近的胚胎**中胚层**发育而来的软骨、肌肉和结缔组织构成了肺的大部分结构。

肺的胚胎发育经过 5 个阶段：
①假腺期　②小管期　③囊状期
④原始肺泡期　⑤微血管成熟期

从胚胎第 5 周到第 17 周为**假腺期**（pseudoglandular phase），肺就像一个原始的复杂腺体。左右肺芽不断分支，直至终末细支气管，形成肺的导气部。第 16～26 周是**小管期**（canalicular stage），形成未来的呼吸区气道。同时，支气管穿过周围的间充质。间充质的毛细血管发育较快，密度增大，并凸向终末囊泡腔，从形态上开始建立毛细血管与肺泡间进行气体交换的结构基础。从第 25 周开始直至分娩，大量终末囊泡进一步发育成原始肺泡。肺

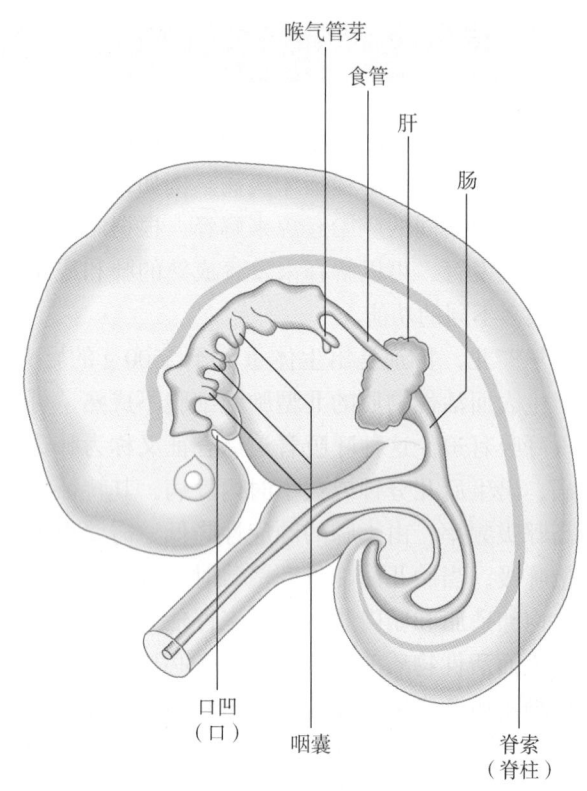

图 2.16 第 4 周的人类胚胎侧面观。喉气管芽开始分裂，形成两个肺

泡管和肺泡囊是由形状不规则的扁平膜囊的呼吸性细支气管末端产生的。虽然早在 36 周的妊娠时，肺泡已经开始形成，但出生时只有 5000 万肺泡，而成人的肺泡可达到 3 亿个。肺泡期可持续到出生后 2 年。肺微血管的成熟与肺泡的形成在 2 岁以内分别完成。从那时起，肺随着个体体重成比例地生长。

小结 3

- 肺内没有肌肉协助呼吸。
- 吸气主要由膈下降完成，像一个注射器的活塞。
- 呼气很大程度上是由肺弹性回缩引起的被动运动，像气球放气。
- 主动呼气（如运动时），腹部肌肉参与呼气。

对吸入空气的调节

所有的呼吸道表面特征，如壁薄、有血管、湿润等，均不会使它们更加坚固。人的呼吸系统具有一些特殊的结构，可以防止呼吸时空气或空气中的物质损伤肺部。即使在最适宜的条件下，我们周围的空气与肺部的呼吸道表面相比，都是寒冷、干燥的。

加热加湿

由于人体吸入外界空气的温度和湿度与鼻腔和上呼吸道黏膜的温度和湿度差别很大，因此鼻腔和上呼吸道担负着调节空气的主要作用。当然，下呼吸道也具有此功能。平静呼吸时，空气通过鼻腔的时间低于 0.1 s。在这段时间内，如果房间内空气舒适，空气从鼻前孔到达鼻后孔时，温度可以从 20 ℃ 升高到 31 ℃，当空气到达气管中段时可以达到 35 ℃。加湿过程同样迅速，当空气到达咽部时，吸入空气湿度已接近饱和。水的汽化潜热高，因此对吸入空气的加湿过程需要更大的热能。加湿空气至饱和态需要的热量是加热空气的 5 倍。呼出的空气可以温暖和滋润鼻腔黏膜，因此，尽管空气调节是一个消耗热量的过程，但其中 40% 的能量可以从呼气中回收。沙漠中的动物如骆驼和沙鼠，其高度发达的鼻甲系统可以帮助它们回收更多的热量和水分。

在寒冷的条件下，鼻黏膜的温度比从深肺中呼出的空气温度更低，热量和水分在我们的鼻腔内**逆流交换**（countercurrent exchange），大量的水蒸气凝结就会形成鼻涕。这是一个纯粹的自然物理现象，而不是"感冒"或其他病理状态。

在平静呼吸时，大多数人用鼻呼吸，尽管也有 15% 的人习惯用口呼吸。当剧烈运动时，我们都会张口呼吸。口腔对吸入空气也有很好的调节作用。而且不管是经鼻还是经口呼吸，空气到达声门时其状态都差不多。用口呼吸的缺点是：呼气时很少的热量和水分可以被回收。这就是在我们感冒鼻塞时，经常会伴有口干的原因。

颗粒物和化学气体

呼吸系统常常受到空气中许多颗粒物和化学气体的威胁。上呼吸道和传导性气道对吸入空气中的颗粒物和气体具有过滤作用，从而起到保护呼吸道表面的作用。

相对较小的颗粒可以进入较深的呼吸道，停留的部位由这些颗粒的大小和形状决定，不同停留部位的结果也不一样。

气雾剂（aerosol）是一团颗粒物或小液滴，在空气中保持稳定并悬浮一段时间。因为液滴的体积（乃至质量）与直径的立方有关，其表面积与直径的平方相关，所以大液滴比小液滴落得更快。雨滴很快落到地面上，但雾可以在空气中悬停一段时间（斯托克 Stoke 定律表明：一个下落物体的沉降速度与它半径的平方成正比）。科学家们对感兴趣的肺部气溶胶运动研究时，经常转换颗粒的重量和形状，变成空气动力学上等效球体的大小。颗粒物中小于某一直径的各种粒度颗粒的总质量，占全部颗粒物质量的 50% 时，则此直径称为气溶胶的质量中值直径。质量中值空气动力学直径（mass median aerodynamic diameter，MMAD）为质量中值直径和粒子密度的平方根的乘积。根据这个公式，95% 的 MMAD 大于 5 μm 的颗粒撞击在鼻咽部壁上，并被黏液包裹。**碰撞**是由于在快速变向时，湍流以及颗粒物的动量将它们甩出气流。鼻腔内的黏液可以粘住尘粒形成痰，被纤毛扫到咽部，然后被吞下。狗的纤毛向外摆动，有助于狗的鼻子保持湿润。如果较小的颗粒（直径为 1 ~ 5 μm）在上呼吸道逃脱了湍流的清理，在小支气管内也会通过**沉降作用**而被清除。沉降是颗粒在重力作用下慢慢沉积。这种缓慢的过程只能在小支气管内发挥作用，因为它们的直径非常小，颗粒沉降距离短。尽管颗粒很小，但是其重量却足以使其不受周围气体分子运动的影响。到达小支气管壁的颗粒被那里的黏液粘住形成痰，并通过**黏液纤毛定向摆动**机制（mucociliary escalator）以约 2 μm/s 的速度向咽部自动清扫，再被吞下。捕获颗粒物的黏液层厚 5 ~ 10 μm，分为两层。外层黏性较低，纤毛以约 20 Hz 的频率向口腔方向清扫。

最小的颗粒（直径 < 0.1 μm）通过气体分子产生的布朗运动**扩散**沉积。颗粒在"推挤"的过程中可能撞到小支气管壁或肺泡壁，被管壁表面张力吸附，因为这个区域没有黏液分泌，也超过黏液纤毛定向摆动的范围。肺泡区的**巨噬细胞**吞噬颗粒（图 2.17），有的经呼吸道黏液流动和纤毛运动而被咳出，有的将颗粒带入血液或进入肺淋巴管随淋巴进入肺淋巴结内。如果粉尘过多，可在呼吸细支气管内沉积。病理学家在煤矿地区的患者肺部看到的黑点就是这样形成的。细菌特别容易被巨噬细胞发现，巨噬细胞可以分泌酶和氧自由基，杀死细菌或者将细菌转运出肺（参见代谢活性）。这些巨噬细胞的吞噬活动可以有效地保证肺的肺泡区是无菌的。

由巨噬细胞产生的处理异物的自由基和蛋白酶也具有损伤肺自身的潜力。我们将在下文（代谢活性章节 p.26）进一步说明这些危险物质是如何被抵消的。

不同直径颗粒的碰撞、沉降和扩散受不同的空气动力学影响，如图 2.18 所示。多数直径为 0.5 μm 的颗粒不会沉积：它们随吸气进入肺中，再随着呼气出肺。图 2.18 表示平静呼吸时的情况。采用气雾剂治疗疾病时需要缓慢的深呼吸，以确保深层渗透，并有足够的时间扩散。运动时通气量增加导致颗粒的碰撞增加，因此增加了烟尘环境中重体力劳动的危害。

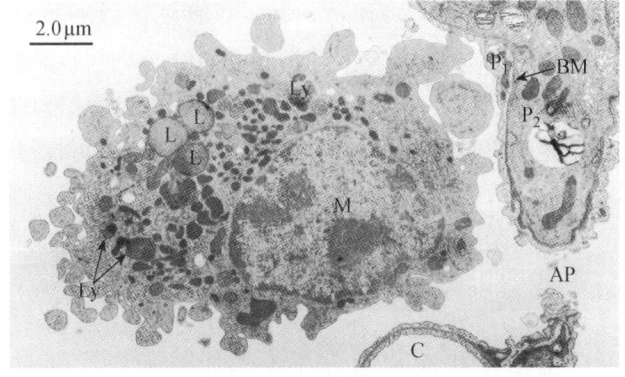

图 2.17 肺泡巨噬细胞。由骨髓中的单核细胞分化而来，这些吞噬细胞含有破坏微生物的酶。这些酶可以导致缺乏保护性蛋白质 α_1-抗胰蛋白酶的患者产生肺气肿。M，巨噬细胞；C，膈膜毛细血管；P_1，I 型肺泡细胞；AP，肺泡孔；BM，基底膜；Ly，溶酶体；L，脂滴（引自《Young and Heath》，2000 年）

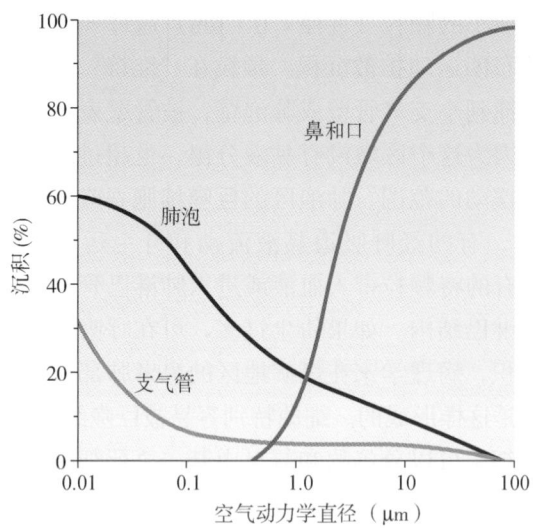

图 2.18 肺部的颗粒沉积。颗粒空气动力学直径为对数值，直径为 0.5 μm 的颗粒沉积率最小

颗粒物仅占我们呼吸污染物的一小部分（图 2.19）。

许多气体和蒸气也是严重的威胁，吸烟更增加了这种危害。硫氧化物、氮氧化物、碳氢化合物以及上述物质在阳光作用下产生的化合物，对呼吸道有刺激作用。研究表明，吸烟的烟雾中有 1000 多种对人体有害的成分。

英格兰国王詹姆斯一世（即苏格兰六世，1603-1625 年）对吸烟的定义一直被认为最权威的代表，他说，"吸烟是一种伤目、刺鼻、害脑、戕肺的恶习"。难怪他被称为"欧洲最聪明的傻瓜"。许多有害物质是由内燃机产生的，但催化式排气净化器的使用显著降低了一氧化碳的产生，一氧化碳可以严重干扰血液运输氧的能力（第 8 章）。

代谢活性

肺组织代谢率略高于全身平均水平。肺是细胞色素 P450 系统进行混合功能氧化的主要肝外器官，但其代谢活性比肝小得多，涉及的组织也较少。细胞色素 P450 酶系统是肺部生物转化的主要角色，其主要作用是对吸入异物进行**解毒**（detoxification）。血源性毒性物质常常在肺中解毒，

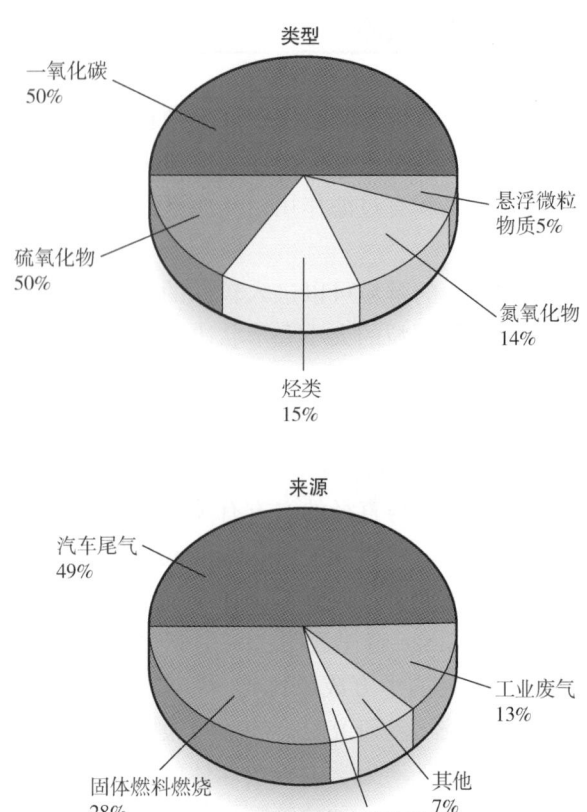

图 2.19 空气污染物及其来源。注意汽车尾气污染所占的比例

对碱性物质敏感。这部分肺的保护活动在一定程度上可以导致致命的局部损伤。例如，除草剂百草枯可以使氧**自由基**（适当浓度时可以杀菌）的累积量增加，当百草枯的剂量达到 1.5 g 时可能致命，因为它可由肺选择性吸收。百草枯早期中毒的临床特征为口腔和食管溃疡、腹泻和呕吐等，过量产生的氧自由基可引起弥漫性肺纤维化，从而导致死亡。吞噬细胞发挥正常防御作用的同时可以释放**蛋白酶**，尤其是弹性蛋白酶和胰蛋白酶，如果当它们完成任务后不能被及时中和或清除，则会攻击肺组织自身。通常，这些物质可被黏膜纤毛活动吸附从肺排出。此外，通过与血浆中的 α_1 抗胰蛋白酶结合，可终止它们的活性。了解这一机制非常重要，因为抗胰蛋白酶遗传缺陷的人群，通常肺气肿的发病率和严重程度明显升高。

循环生物活性物质的新陈代谢

由于肺循环与全身体循环同时进行，肺接收全部心输出量，它能够迅速地控制血液循环中的物质水平。通过利用血管内皮细胞的巨大表面积（$100\ m^2$），可以除去或降解需要快速终止作用的物质：

- 去甲肾上腺素
- ATP、ADP、AMP
- 缓激肽
- 5HT
- 白三烯
- PGE_1、PGE_2、$PGF_{2\alpha}$

具有普遍活性并通过稳定的肺循环可以维持其作用的物质，包括：

- 肾上腺素
- 血管紧张素Ⅱ
- 多巴胺
- 组胺
- 沙丁胺醇
- PGI_2、PGA_2

作为被肺激活的唯一一个血管源性物质，血浆中的血管紧张素Ⅰ在**血管紧张素转换酶（ACE）**的作用下可转化成为具有强大的缩血管功能的血管紧张素Ⅱ。血浆和内皮细胞中含有ACE。虽然它不仅仅存在于肺，但肺血管系统仍是ACE最主要的来源，因此80%的血管紧张素Ⅰ首次通过肺部就已完成了转换。ACE还负责除去肺中的缓激肽。ACE还与缓激酶的清除有关。肺血管内皮细胞也负责NO的产生。

在特定条件下释放入血而作用于血管和支气管平滑肌的**白三烯（leukotrienes）**和**前列腺素（prostaglandins）**，由肺毛细血管内皮细胞产生的花生四烯酸（因晶体看起来像多毛的蜘蛛而得名）代谢产生。

肺还产生**黏多糖（mucopolysaccharides）**，作为支气管黏液的组成部分，分泌免疫球蛋白（Ig）进入呼吸道抗感染防御。

Ⅱ型肺泡细胞能产生**表面活性剂（surfactant）**，见 p.36。

非呼吸功能

过滤

肺的血液具有过滤功能，有利于保护脆弱的脑和冠状动脉循环。然而，肺循环的毛细血管直径（约为 $7\ \mu m$）并不能作为过滤器孔隙的尺寸依据。许多研究表明，直径高达 $400\ \mu m$ 的颗粒依然能够通过肺循环。有效过滤直径大小部分取决于受试者正在进行的运动水平，并且受经常关闭的小动脉开放、"分流"血液通过肺部的影响。肺中过滤的颗粒包括凝集的白细胞、红细胞、脂肪滴以及在怀孕期间的羊水滴。肿瘤细胞可在肺部停留并生长，但体循环血栓是主要的过滤对象，会干扰血液的流动性。

血液流动性

肺内血栓影响着血液的流动性。肺可以产生大量的因子，调节促凝血（血栓形成物）或抑凝血（肝素）的平衡，这种平衡可维持血液流动性。已形成的血栓可由蛋白水解酶——纤溶酶水解，该酶的无活性前体，可以被大量分布于肺血管内皮细胞内的某些因子所激活。

血液容量

平卧时，肺血容量约为 500 ml。当胸腔内压力增加时，比如关闭喉腔用力呼气，此容积可以减半；而当用力吸气时，此容积则可以增加一倍。因此，肺循环可以作为血液储存库，例如锻炼时左心室输出量迅速增加。交感神经兴奋，血管壁平滑肌收缩，可以影响肺循环的容量。

降温

水的**汽化热**较高，当水分从呼吸道表面蒸发时，可以使温度下降，这对于有毛皮的小动物而言非常有用。但这种机制在人类不太明显，可能是因为我们的皮肤缺少毛发覆盖，可以大量蒸发的缘故。但是，如果长时间地泡热水澡或者发热，你会反射性地开始用嘴呼吸，就是这种机制的作用。

行为

呼吸在人体主要机能中非常独特，受意识和非意识的双重控制。例如，心泵血和肾过滤时我们都不能觉察，也不能有意识地控制它们的工作速度。大部分呼吸都是无意识的（除了那些患奥丁Ondin诅咒的人，即睡眠时失去自主呼吸能力而发生中枢性呼吸中止，p.135），但有时我们也可以控制呼吸，例如说话。

呼吸肌可以帮助身体其他系统完成非呼吸功能。例如，当举起重物时，呼吸停止，胸部肌肉收缩可以协助手臂肌肉完成该动作。

膈肌和腹肌同时收缩，提高腹内压，有助于呕吐、排便和分娩。相反，当你吞咽食物或饮料时，呼吸停止，以防止食物吸入气管内（难道你没有注意到每次吞咽后都会伴随一次呼气吗？）。调节呼吸方式，还可以表达情感或情绪，因此我们可以运用呼吸原理更好地演讲和发声。

小结 4

- 较大的颗粒通过碰撞在鼻腔沉积。
- 较小的颗粒通过沉降作用在呼吸道沉积。
- 沉淀颗粒被黏液纤毛自动清扫去除。
- 巨噬细胞吞噬到达肺泡的颗粒。
- 肺循环是血液特别是血栓的重要过滤器。

延伸阅读

Horsfield, K., 1986. Morphometry of the lungs. In: Macklem, P.T., Mead, J. (Eds.) Handbook of Physiology. Section 3, The Respiratory System. Vol III Mechanics of Breathing, Part I. American Physiological Society, Bethesda, MD, p. 75.

Murray, J.F., 1986. The Normal Lung, second ed. WB Saunders, Philadelphia.

Silverman, E.S., Gerritsen, M.E., Collins, T., 1997. Metabolic function of the pulmonary endothelium. In: Crystal, R.G., West, J.B., Barnes, P.J., Weibel, E.R. (Eds.) The Lung: Scientific Foundations, second ed. Raven Press, New York.

Weibel, E.R., 1963. Morphometry of the Human Lung. Academic Press, New York.

Weibel, E.R., 1997. Design and morphometry of the pulmonary gas exchanger. In: Crystal, R.G., West, J.B., Barnes, P.J., Weibel, E.R. (Eds.) The Lung: Scientific Foundations, second ed. Raven Press, New York.

Young, B., Heath, J.W., 2000. Wheater's Functional Histology: A Text and Colour Atlas. Churchill Livingstone, Edinburgh.

（贺桂琼　龙志敏　重庆医科大学）

3

呼吸系统的弹性

本章学习目标

通过本章的学习你应该能够：
1. 掌握顺应性和滞后现象的定义。
2. 解释为什么在限制性肺疾病中顺应性会发生改变。
3. 解释为什么用水灌注肺可增加肺顺应性。
4. 理解肺泡直径和压力的关系。
5. 解释因肺泡大小不同可能导致的问题和肺不张的形成。
6. 解释肺内液体内衬层的重要性及其在早产时的异常。
7. 描述肺和胸壁的相互作用是如何形成胸膜腔内负压的。
8. 描述如何测量顺应性。

3 呼吸系统的弹性

简介

呼吸系统的弹性是呼吸系统特性之一，它决定呼吸时肺扩张和缩小的难易程度，常因疾病而发生改变。

肺及其周围的胸壁为**弹性**结构（elastic structures），去除使之变形的外力后，它们可以恢复原状。肺缺乏可改变其形状的肌肉，但胸壁具有肋间内肌和肋间外肌可改变其形状，并且通过最重要的吸气肌——膈，与腹部相隔。尽管肺紧靠胸壁，但是并未完全贴附于胸壁上，它们之间存在一个数毫米宽的腔隙称为胸膜腔，内含少量滑液。这一腔隙便于我们分别讨论肺和胸壁的特性，但它们实际上是共同发挥作用的。

我们可用一个简单的模型来揭示跨肺压的改变是如何导致肺容积改变的。最常用的肺充气模型是玩具气球，下述的很多原理可以用该模型加以演示。例如，给气球充气后，用手指堵住气球颈以避免漏气（图 3.1A），其**弹性回缩**（elastic recoil）与**弹回性**（elastance）（1/顺应性，见后）成比例，并产生**回缩压**（recoil pressure）。若无气流进出气球，该压力在气球内部则分布均匀。这些现象揭示了肺功能的重要原理。

我们还可以制备一种更接近生理状态的呼吸系统模型：将气球悬挂于瓶中，瓶底为活塞，类似一巨大的注射器（图 3.1B）。在这种情况下，气球、瓶子和活塞分别代表肺、胸壁和膈。活塞下移时可降低气球周围的压力（**胸膜腔内压**），进而使气球充气。

胸膜腔内压（intrapleural pressure, P_{Pl}）

被牵拉或有某种程度变形的物体一定受到了外力作用，对三维物体而言，这个力量为压强。在简易呼吸模型（图 3.1A）中，吸气为气球充气，呼气为气球放气。图 3.1A 中，气球内外存在压强梯度，施加于气球内部的压强引起气球扩张。还有一种更为复杂的方法，即利用瓶子和活塞降低气球外的压力，也可以给气球充气（图 3.1B）。此时，在气球内外同样形成了压强梯度，人体正是通过这种方式实现了肺充气。

即使我们完全放松，在无呼吸肌收缩的呼气末，肺和胸壁之间仍然具有张力。此时，肺的弹性牵引其回缩，而胸廓的弹性牵引其外弹。这两个结构通过胸膜腔内的胸膜腔内液"锁定"在一起。液态的胸膜腔内液不可压缩或扩张，胸膜腔又是一密闭腔隙，因此，肺被牢牢地压在胸壁上，宛如吸盘吸附于窗户上。

外科手术时可以很清楚地观察到趋于回缩的肺和趋于外弹的胸壁之间的这种张力。例如，当外科医生切开胸骨以便直视心脏时，出现肺塌陷和肋骨外弹。

可以设想一下向相反方向拉动两端均为活塞的注射器（图 3.2），这有助于我们理解在肺与胸壁之间的间隙中发生的情况。

由该模型可知，**胸膜腔内压**相对于大气压而言

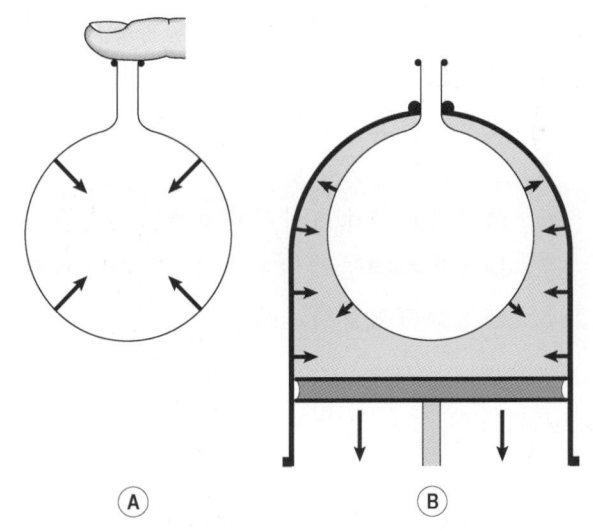

图 3.1 （A）演示弹性回缩的气球。（B）呼吸系统的生理学模型

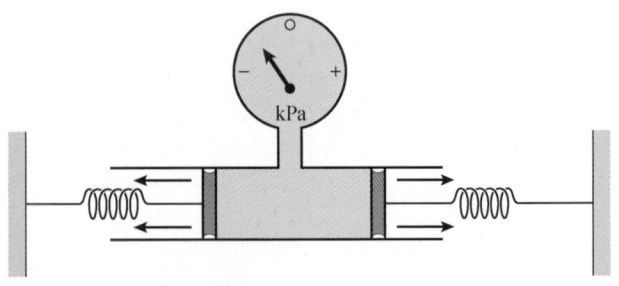

图 3.2 胸膜腔负压是如何产生的

为负值。而肺泡通过支气管树（图 3.3）这一开放管道系统与大气相通，因此胸膜腔内压相对于肺泡内压也应该是负值。这意味着，如果在大气或肺泡与胸膜腔之间形成裂口，会导致肺周压力升高和肺萎缩，这种情况非常危险，被称为气胸。

在某种程度上，肺是悬挂于气管，并支撑于膈之上的。因此，它的活动类似于孩子们的玩具——"机灵鬼"（一种非常柔软的弹簧），即一端被握住，并从下方支撑。自身重力的作用会导致这种弹簧或肺下坠（图 3.4）。这使得胸部好像充满了密度与肺的平均密度相等的液体。

在任何液体中下沉时，重力会导致压强增加，其增加的程度取决于液体密度。因此，从肺尖到肺底的胸膜腔内压也会增加（其负值减小）。在呼气末，肺顶部的胸膜腔内压约为 –0.8 kPa，肺底部约为 –0.2 kPa。如果受试者处于倒立位时进行测量，则该压强梯度相反。这一现象很好地证明了该梯度的形成与胸腔内容物的重力作用有关。

在任何情况下，肺周的负压都是促使肺扩张到某一特定容积的因素。如果该压强不变，则肺容积也不会改变，呼吸停止。膈肌收缩可以改变肺周负压，引起肺呼吸，如拉动注射器的针芯一样将空气吸入胸腔。

将中空针头由肋间隙刺入胸膜腔内可以测量胸膜腔内压，但很难找到愿意完成这种测量的志愿者。而且，通常我们更感兴趣的是胸膜腔内压的改变，而非其绝对值，因此我们往往用食管内压改变来反映胸膜腔内压的变化。食管是位于胸腔内的一段柔性管道，食管内压随胸膜腔内压的变化而改变。

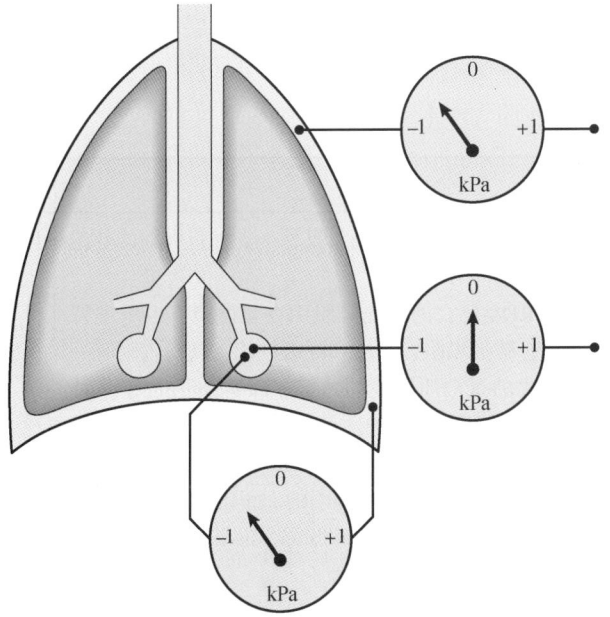

图 3.3 呼气末时相对于大气压（绝对值为 100 kPa）的肺泡压和胸膜腔内压。这些肺内的压力，在吸气时负值增大，肺尖比肺底负值更大

静态肺顺应性（static lung compliance, C_L）

肺为弹性结构，即去除使之变形的外力后，肺可以恢复其初始形状和大小。这种引起肺变形的力量通常为胸膜腔内压，其负值增大时引起吸气，负值减小时会因肺的弹性回缩产生平静呼气。弹性

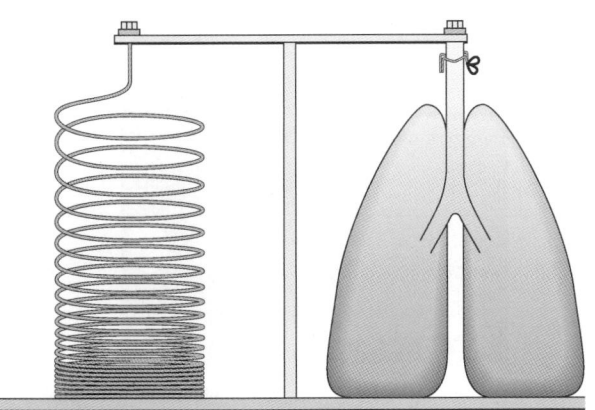

图 3.4 肺的活动类似"机灵鬼"

病例 3.1 呼吸系统的弹性：1

新生儿呼吸窘迫综合征

12 个星期以来，奥尔德里奇（Aldridge）太太一直期盼着自己第一个孩子的降生。当她分娩诞下一男婴后，儿科医生检查发现这个孩子呼吸非常急促，看上去有些呼吸困难：每次呼吸时胸廓出现吸气性凹陷，并发出呼气性呻吟。医生诊断为新生儿呼吸窘迫综合征（respiratory distress syndrome，RDS）。

本章中我们需思考：
1. 新生儿呼吸窘迫综合征的原因。
2. 新生儿呼吸窘迫综合征的治疗和预防。

可以反映肺扩张的难易程度，常规用弹性率的倒数——**顺应性**来表示。肺的这种"延展性"可以在静态条件下测量，即在停止呼吸运动时测量压强和容量，也可以在呼吸时测定**动态顺应性**（见下文）。

疾病的影响

大多数肺部疾病可以改变肺的顺应性，对肺功能将产生不利影响，增加呼吸功。健康肺组织具有最理想的顺应性，其增加或减少都会产生不良后果。例如，肺纤维化时，胶原蛋白和纤维蛋白束的增加使肺组织硬化，致使顺应性降低。肺气肿时，肺实质破坏，弹性回缩力减小，顺应性增加。在婴儿发生呼吸窘迫综合征时，肺泡内表面液体层的某些缺陷（见下文）也可以降低肺顺应性。肺的弹性及其顺应性与两种物理系统有关，一种源于肺组织自身的弹性，另一种则依赖于肺泡液体内衬层的特性。这样，就可以解释上述疾病状态下顺应性的变化了。

肺顺应性的生理基础

肺的弹性特性及其顺应性既依赖于组织自身的弹性特性，也依赖于肺内液体内衬层的弹性特性。

病例 3.1　呼吸系统的弹性：2

新生儿 RDS 的原因

尽管新生儿 RDS 与早产儿的呼吸系统普遍不成熟有一定关系，但其主要原因是与早产有关的肺表面活性物质的缺乏。越早出生的婴儿越有可能发生 RDS。

产生表面活性物质的 II 型肺泡细胞在孕 24 周左右开始发育，但大多数胎儿要到 34 周（平均出生时间为 40 周）左右才开始大量产生肺表面活性物质。早产儿的肺和肺泡也比足月产儿的小。以下为 Laplace 定律：

$$P = \frac{2T}{R}$$

式中 P 为肺泡内压强，T 为表面张力，R 为半径。因缺乏表面活性物质，早产儿肺泡内的 T 大于正常；且因早产儿的肺泡较小，故 R 小于正常。鉴于上述两个原因，为了保持肺泡开放需要较高的压强（Pressure，P）。这意味着呼气时趋于塌陷，而吸气时也更加困难。此外，缺乏肺表面活性物质意味着血液中的液体会被抽吸入肺泡，进而产生肺水肿。以上原因均可导致肺的动态顺应性显著降低。

早产儿的胸壁尚未充分发育，故顺应性较高，这意味着需用力呼吸，从而导致胸壁的吸入性凹陷。婴儿的呼气性呻吟被认为是在用力呼气过程中气道压强进一步增加的结果，这种气道压强的增加会减少气道塌陷。血液仍然能够流经塌陷的肺组织，但是保持去氧状态。若不采取治疗措施，由于用力呼吸使患儿逐渐力竭，呼吸减弱而缺氧，呼吸窘迫症状加重，最终出现呼吸衰竭。

大量肺泡塌陷可产生特征性的胸部 X 线表现。小奥尔德里奇的胸部 X 线片如图 3.5 所示。塌陷的肺泡使胸片呈现"毛玻璃样"改变。在此背景下可见气管充气征，即气管内有气体阴影。上述现象仅见于支气管周围的肺组织异常致密的胸部 X 线片。

因 RDS 死亡的患儿肺组织在显微镜下也呈现特征性的表现。肺泡塌陷，肺泡和呼吸性细支气管内附有一层由气道渗出的蛋白质构成的薄膜。除 RDS 外，很多种类的肺损伤都可以导致这种薄膜的产生。因为一般只有通过组织学染色才能看到这种膜，故被形容为"玻璃样的（hyaline）"，也就是几乎透明的。正因为如此，RDS 又被称为透明膜病（hyaline membrane disease）。

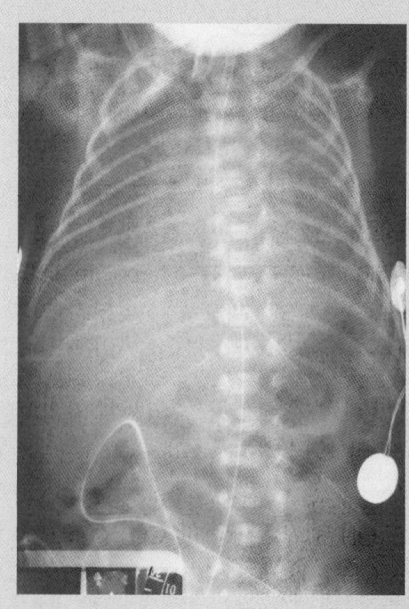

图 3.5　RDS 患儿的 X 线片。肺的"毛玻璃样"改变清晰可见，同时伴有气管充气征（来自：Haddad et al., 2000.）

小结 1

- 当去除使之变形的外力后，弹性结构恢复其初始形状。
- 肺与胸壁之间通过一薄层液体相隔。
- 因为肺和胸壁的回缩方向相反，故上述液体相对于大气而言通常为负压。
- 肺的弹性回缩约有一半因素是肺的弹性纤维所致，其余的弹性回缩力则来自肺的液体内衬层。

肺组织的弹性

因为大多数器官的弹性（elasticity）与黄色**弹力蛋白**（elastin）纤维有关，所以我们自然会想到肺的弹性特性也来自肺实质中的弹力蛋白纤维。事实上，只有约一半的肺弹性回缩来自于肺泡壁、细支气管和毛细血管的弹力蛋白纤维。肺内还有延展性差的胶原纤维，可限制肺的过度膨胀。弹力蛋白产生弹性的机制非常复杂。这些纤维弯曲，相互缠绕，在吸气时展开并重新排列，类似于尼龙袜的纤维在穿上身时拉直的情形（图 3.6）。

肺气肿时，弹力纤维降解，因而不能有力地回缩。肺易于扩张，顺应性升高。

肺纤维化时，间质组织中的弹力蛋白和胶原蛋白增加，肺回缩更加有力，顺应性降低。

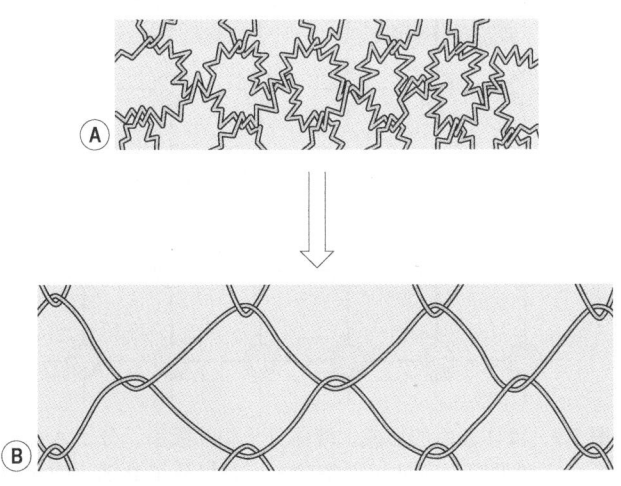

图 3.6 尼龙袜的拉伸

病例 3.1　呼吸系统的弹性：3

新生儿 RDS 的治疗和预防

首先，儿科医生给小奥尔德里奇吸氧。然后，做气管插管，通过呼吸机给予人工通气。将合成的表面活性物质注入气管导管，以解决先天性肺表面活性物质的不足。人工通气持续一周，在此期间，小奥尔德里奇的状态持续好转。拔除气管插管后，可以自主呼吸。

RDS 患儿通常需要进行机械通气，但必须谨慎实施。因为患儿的肺顺应性低，要达到足够的潮气量和每分通气量需要相对较高的气道压强。而高气道压强可导致未成熟肺和气道的损伤，还可以引起气胸。此外，吸入高浓度的氧（大于 50%）同样可造成肺损伤。这种损伤是由氧自由基造成的。氧自由基是一类毒性分子，包括羟自由基和超氧离子，它们都有未配对电子，因此非常活跃。高浓度氧有利于这些分子的产生。高气道压强和高浓度氧所致肺损伤可以引起一种慢性肺部疾病——肺支气管发育不良。

除了肺的人工通气外，还需要使用肺表面活性物质治疗 RDS。事实上，给早产儿常规使用肺泡表面活性物质可以防止 RDS 的发生。从动物组织中提取的天然肺表面活性物质和含有二棕榈酰卵磷脂的人工合成肺表面活性物质均可使用。使用外源性的肺表面活性物质的作用原理与内源性肺表面活性物质的原理相同，可以降低肺泡表面张力，稳定肺泡，并增加肺的顺应性。

当预计到会提前分娩时，如胎儿宫内发育迟缓，需要提前终止妊娠，可以采取措施预防 RDS。给母亲使用类固醇可加快胎肺的成熟，降低新生儿 RDS 的发病率。

随着现代治疗措施的发展，RDS 患儿的存活率已经较为理想，尤其是胎龄较大的早产儿。

肺的液体内衬层

肺的弹性回缩约有一半来自肺组织自身的弹性特性，就像充气橡皮球的回缩一样。剩下的一半则源于数百万计的细小肺泡的独特结构。这些肺泡内表面衬有一层液体，通过一系列管道（支气管树）与大气相通。von Neergaard 于 1929 年证实了这种结构的重要性。他发现注水使离体肺扩张比注空气使肺扩张更加容易（约两倍）。这是因为在肺组织包绕的无数球形气泡中衬有气-液界面，用水充满这些气体腔隙导致气-液界面消失，只在气管中形成一个小的气-液界面（图 3.7）。

为了便于理解，我们可以想象一个颈部非常狭窄的巨大瓶子。瓶中充满空气时，暴露于空气的内表面积很大；给瓶中装水至瓶颈时，这一表面积大大减小。更复杂的是，肺泡内表面为弧形，这非常重要，我们将在后面进一步讨论。

用液体灌注肺，不仅使肺更容易扩张，而且可以消除正常肺组织所具有的**滞后现象**。滞后现象（hysteresis，来自希腊语 hysterion，意为落后、滞后）是指肺充气与肺放气时的压强/容量关系不同（图 3.8）。在肺充气时达到某一特定肺容积所需压强大于肺放气时保持相同容积所需压强。在肺放气的时候，有某些机制可以使肺泡保持开放状态。这些特殊的改变与气泡的特性和构成肺内表面的液体层的液体属性有关。为了理解肺的静态和动态顺应性，我们需要考虑液体表面的特性、气泡的特性，以及肺泡液体内衬的特殊属性。

液体表面

液体和位于液体之上的空气之间形成了清晰的边界。在我们日常接触的液体就可以清楚地观察到由张力或压力产生的这一界线：用茶匙轻轻接触一杯咖啡的表面时，咖啡表面似乎会越上茶匙。这就是**表面张力**（surface tension）的作用（图 3.9）。

液体具有"皮肤"或表面是因为作用于液体表层分子的引力是不均衡的，如附录（p.153）所示。

物理和化学体系总是趋于能量最小的状态（最大熵，maximum entropy），因此液体表面也趋于最小能量和最小面积的状态（水滴为球形，因为在相同质量的情况下这种形状的表面积最小）。这种减小表面积的趋势在液体表面形成了表面张力，后者可以通过表面平衡法加以测定（图 3.10）。将一金属条浸入液体中，它被暴露于某种力量中，这种力量与作用在液体表面分子或咖啡匙上的力量是相同的。这些力量可用灵敏的换能器加以测定。总的力

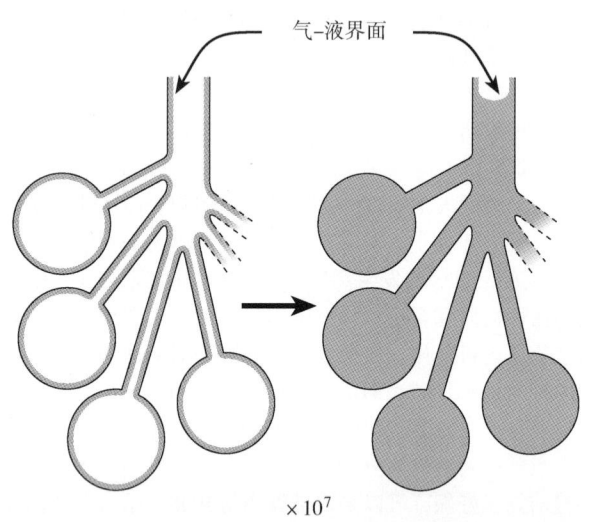

图 3.7 用水灌注肺导致气-肺界面面积的改变

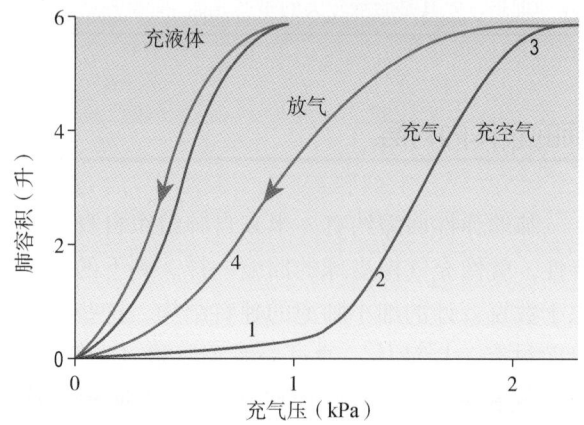

图 3.8 用水灌注肺的效应，气-液界面破坏。静态条件下测定压强和容积。在充气或放气时，充空气的肺为了保持一定容积需要不同的压强（滞后现象）。灌注液体时，上述效应几乎消失。灌注液体的肺也更容易扩张。充空气的肺只有在达到"临界开放压"（约 1 kPa）以后才开始充气。在该压强下，肺泡突然开放

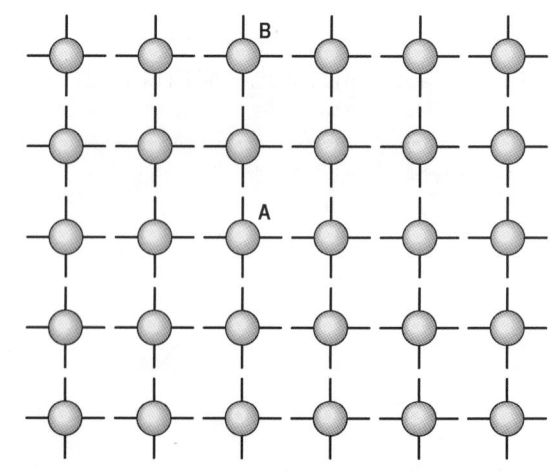

图 3.9 液体表面的形成。液体分子相互吸引。分子 A 受到各个方向的吸引而处于平衡状态。表层分子 B 的上方没有分子，只与另一侧的分子相互吸引

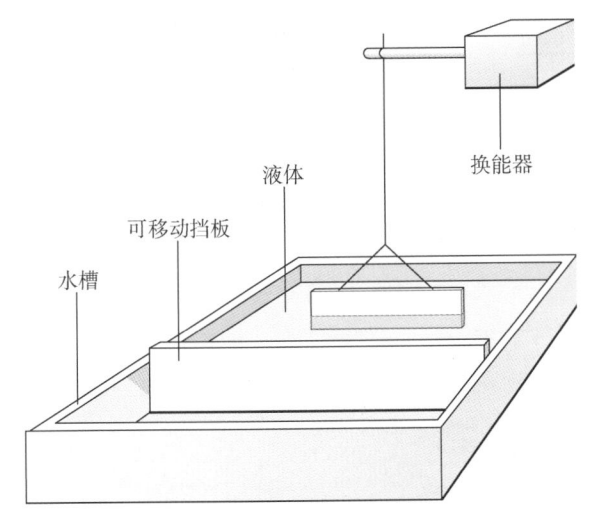

图 3.10 当液体表面积改变时测定液体表面张力的 Wilhelmi 平衡。可移动挡板压缩或扩张表面液膜。通过悬挂于液体中的垂直金属板上的拉力来测定表面张力

量取决于表面张力和金属条的长度，因此表面张力的单位是 N/m。有人对表面平衡法加以改良，巧妙地增加了一个可以移动的挡板，用以压缩平衡水槽内的液面，这种方法被称为 Wilhelmi 平衡法（Wilhelmi Balance）。在这种情况下，当挡板移动时，液体的深度会随之变化，不过关系不大，因为气 - 液界面更为重要。若将纯水置于 Wilhelmi 平衡中，来回移动挡板使液面扩大或缩小，不会对测得的表面张力产生影响。但是，如果把肺泡内的磷脂加入液面，它可以铺散在水的表面。当挡板向前推进时促使磷脂分子相互靠拢，而挡板后退时磷脂分子彼此分散，表面张力亦随之改变。当所有磷脂分子在液面上恰好形成一单分子层时，张力最小。表面积进一步减小时，磷脂分子相互堆积，张力升高。我们可以通过表面张力最小时的液面面积测出磷脂分子的大小。

气泡的特性

任何一个喜欢用孩子的吸管或线圈吹肥皂泡的人，都可以见证由肺液态内衬层所产生的弹性回缩力的基本物理学原理。

他们可能会注意到，一旦形成一个完整的球形，肥皂泡就会很稳定。但如果通过吸管或线圈在肥皂泡上保持一个洞口，当你停止吹气后，肥皂泡会很快塌陷，回到覆盖在管口或线圈上的薄层皂液的状态。在附录（p.156）中解释了该效应的分子基础。

这种引起肥皂泡塌陷的力量，在肺泡的液态内衬里也发挥着作用。尽管"气泡"外表面与肺组织接触，但仍然不会改变空气通过肺泡与支气管树相通的"洞口"而外逸以致气泡塌陷的趋势。

用线圈吹出的稳定、完整的球形肥皂泡具有过剩的内部压强，因此可以保持充气状态。该过剩压强、肥皂泡的液体表面张力和肥皂泡的半径三者间的关系可以用 Laplace 关系（Laplace relationship）表示：

$$P = \frac{4T}{R}$$

式中 P 表示过剩压强（Pa），T 表示构成肥皂泡的液体的表面张力（N/m），R 是肥皂泡的半径（m）。式中出现的常数 4 是因为肥皂泡有内外两个表面暴露于空气。而肺泡的外表面与肺组织接触，故上述公式变为：

$$P = \frac{2T}{R}$$

人体肺泡的直径约为 0.1 mm。如果它们内表面所衬液体为**细胞间液**（interstitial fluid），使其保持开放状态所需压强（内部的过剩压强高于周围的胸膜腔内压）为 3 kPa。这比正常个体中实测所得高两倍。因此，肺内所衬液体肯定不同于细胞间液，它的表面张力明显低于细胞间液。

肺泡液体内衬层的特性

出乎意料的是，从 Laplace 关系可以看出，小气泡中的压强比大气泡中的高。由于肺泡大小各异，位于肺顶部的大于肺底部的（第 5 章），我们可以由此预见到肺内会出现一种不稳定的状况，即小肺泡（压强较高）内气体流向大肺泡（压强较低）而被清空（图 3.11A）。肺液体内衬层的特性巧妙地解

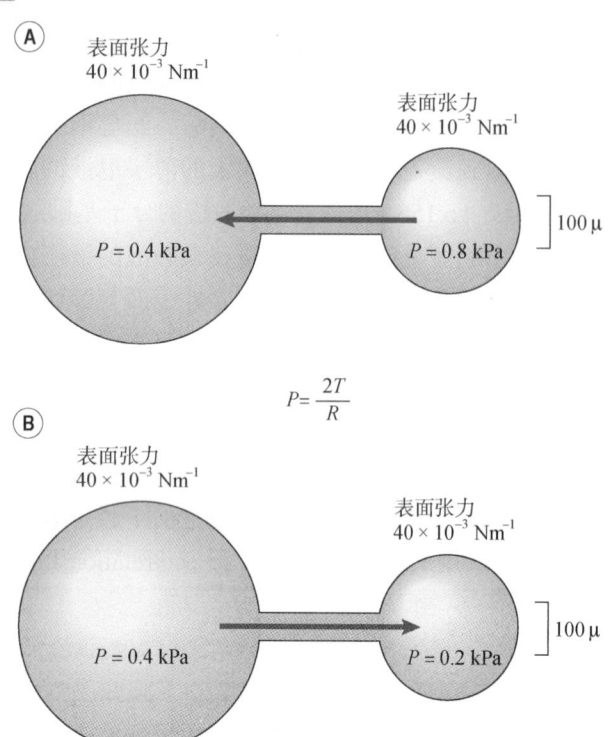

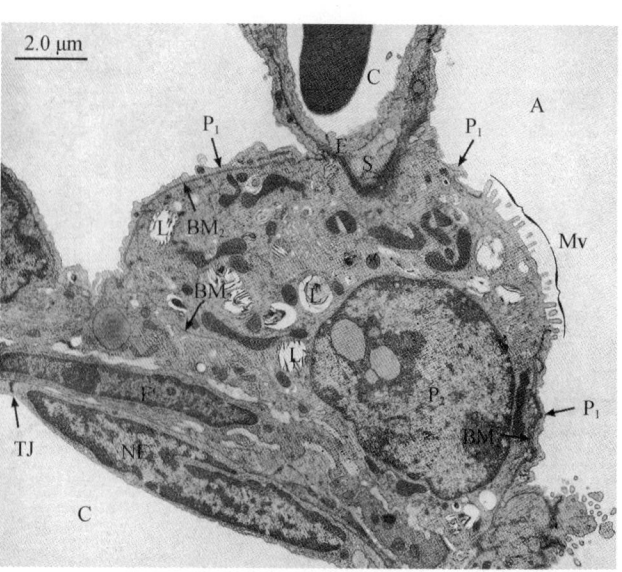

图 3.12 Ⅱ型肺泡细胞（P_2）的电镜照片。该细胞的大部分由基膜（BM_2）包绕，来自薄层小体（L）的表面活性物质可能只有通过微绒毛（Mv）分泌到肺泡腔（A）中。P_1，Ⅰ型肺泡细胞；C，毛细血管；TJ，紧密连接

图 3.11 肺表面活性物质的特殊属性如何解决因肺泡直径不同所致压强差异引起的问题。（A）两个大小不同，但表面张力相同的气泡（肺泡）相互连通，小气泡的气体向大气泡清空。（B）肺充气或放气时，其液体内衬层表面张力的改变。张力的改变可代偿半径的改变，甚至过度代偿，造成大肺泡的空气向小肺泡清空

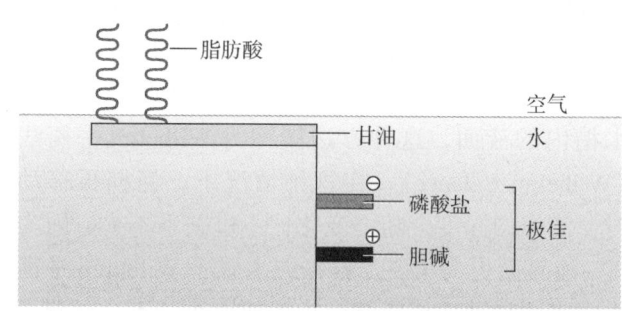

图 3.13 卵磷脂的分子结构及其在气-液界面上的排列方式

决了这一问题。

可以用生理盐水灌洗的方法（支气管灌洗）提取肺的液态内衬层。然后将灌洗液置于 Wilhelmi 平衡中进行研究，这些液体在 Wilhelmi 平衡中会表现出某些有趣且有用的特性。把提取物加入水中，可以使表面张力从 70×10^{-3} N/m 降至 40×10^{-3} N/m。当液面被压缩时，表面张力会进一步降低至最低值，低于 10×10^{-3} N/m。这一现象要归功于肺泡上皮Ⅱ型细胞所分泌的**肺表面活性物质**（图 3.12）。

肺表面活性物质（surfactant）遍布肺泡内表面，并进入细支气管。主要成分为二棕榈酰卵磷脂，其结构和在气-液界面的排列方式如图 3.13 所示。

相对于其他形状而言，这类分子的直线结构使之能够在呼气时压紧而排列得更加紧密。吸气和呼气使肺表面活性物质呈现压紧或松散的状态，从而导致表面张力降低或升高，这就造成了肺特征性的滞后现象。表面张力的改变还可以解决先前提出的问题，即大小不同的肺泡具有不同的压强，小肺泡的气体有向大肺泡流动而被清空的趋势（图 3.11A）。如果大肺泡内的表面张力大于小肺泡的，则 Laplace 关系 $P = \dfrac{2T}{R}$ 中，较大半径的作用可以被张力（T）改变所抵消，甚至超越。

肺内的情况正是如此。表面张力的改变可抵消

半径的差异，以至于所有肺泡内的气压几乎相等，小肺泡不会将泡内气体向大肺泡清空（图 3.11B）。

肺泡内的气压不仅可抵抗表面张力，防止肺泡塌陷，还可以防止肺毛细血管内的液体渗出至肺泡腔内。当肺泡内的气压一定时，若表面张力降低，有利于对抗渗出，防止肺水肿。

显而易见，肺表面活性物质对保持正常肺功能十分重要。它可以：
- 降低表面张力，进而降低肺的弹性回缩，有助于吸气。
- 防止肺水肿的发生。
- 平衡大小肺泡内的压强。
- 产生维持肺泡开放状态的滞后现象。

这种重要的物质在人类胚胎发育过程中产生得很晚，约在孕 30 周时才出现。如果超过该胎龄的胚胎没有产生肺表面活性物质，可以服用皮质类固醇以刺激其产生。

肺泡的开放和关闭

由于前述的表面张力和肺弹性组织的相互作用，即使在离体肺中压力和容量的关系也非常复杂。其中最重要的一点是：尽管在肺表面活性物质的帮助下可以保持肺泡的开放状态，但在低肺容量时肺会趋于关闭。

在图 3.8 的第 1 段中，尽管充气压增加，但肺泡仍然关闭。第 2 段始于 1 kPa 左右，此时肺泡突然开放，很小的气压增加就可以引起肺充气。在第 3 段时，组织弹性尤其是胶原纤维产生的弹性，使肺组织绷紧。第 4 段为肺放气，表面活性物质的滞后现象维持肺泡的开放状态。

位于肺下部的肺泡，由于受到覆盖其上的组织的挤压，总是小于顶部的肺泡（处于肺总量时），因此更容易塌陷。肺下部气道开始关闭时的肺容积（第 1 段）被称为**闭合容积**（closing volume）。该指标意义重大，因为这部分肺组织与大气隔绝，没有功能性的作用。年轻人的闭合容积比功能余气量（functional residual capacity，FRC）小，因此一切安好。但平均年龄 66 岁以后，闭合容积等于 FRC，这是气道闭合增加和肺下部通气减少的结果。

静态顺应性

在呼吸生理学中，顺应性是指观察对象（包括肺、肺和胸壁或很少单独测量的胸壁等）的跨壁压变化所引起的容积变化。

$$顺应性 = \frac{容积变化}{压强变化}$$

在生活状态下，单独测量肺顺应性时，正确的压强测量是从肺泡到胸膜腔。用肺活量计可以轻松测出容积的变化。我们更感兴趣的是压强变化，而受试者或患者的胸膜腔内压又很难直接测定，所以可以用胸段食管内的压强改变反映胸膜腔内压变化。将一个与压力换能器相连的小气囊，通过导管经鼻腔导入食管，即可测定食管内压。在胸腔不同部位的胸膜腔内压有所差异，通常将气囊从鼻尖开始向内推送 30～35 cm，作为标准测量部位。

总顺应性（肺和胸廓）的测量较为简单，因为此时正确的压强测量是从肺泡（或静态条件下的口腔内压）到大气。

无论压强还是容积都与时间无关，因此可以在静态条件下进行测量。受试者微微吸气，呼吸肌放松，用换能器测定其口腔内压；然后吸入一定量的气体，再放松作用于换能器。绘出的压强 - 容积曲线的斜率即为总静态顺应性（图 3.14）。

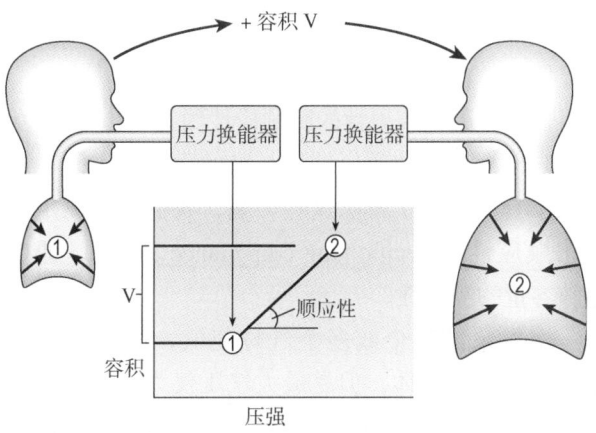

图 3.14 使用肺活量计和压力换能器测定总静态顺应性。受试者将压力换能器含于口中，微微吸气，放松其呼吸系统。继续吸入一定量的气体，屏气，再次放松作用于换能器上。该方法可以测量肺容积增加一定量时肺回缩压的增加

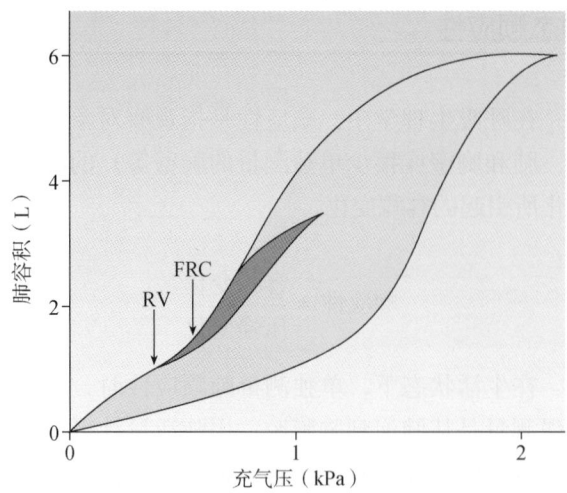

图 3.15 离体肺的压强 - 容积关系（大环）与整体状态下平静呼吸的压强 - 容积关系（阴影小环）的比较。整体情况下，肺从 FRC 处的部分扩张状态开始充气，滞后现象弱。此曲线为静态条件下测定

图 3.15 中环状曲线的斜率代表了离体肺的顺应性。该环状曲线反映了肺从完全塌陷到最大容积的情况。

正常呼吸时，在呼气末约有 3.0 L 的气体留在肺内（FRC），而且我们很少能吸气至肺总量（total lung capacity，TLC）。大多数平静呼吸发生在图 3.15 的阴影区，其滞后现象小于肺在完全塌陷和总肺容量之间变化时。不过，当接近余气量（residual volume，RV）时，由于气道塌陷，仍然会出现顺应性降低。

普通健康青年男性的肺顺应性约为 2 L/kPa，女性稍高于男性。肺顺应性还与肺的大小，进而与身材大小有关。为了排除这些影响，我们可以测定肺的**比顺应性**（specific lung compliance，sC_L），即单位肺容量的顺应性。

用气泵给一个或多个气球充气，气泵可按需要提供足量的气体，但是最大气压仅为高于大气压 1 kPa。利用这个装置可以帮助我们理解比顺应性的特点。

如果泵上只连接单个气球，充气 2 L，气球的顺应性（容积增加 / 压强）是 2 L/kPa（图 3.16A）。

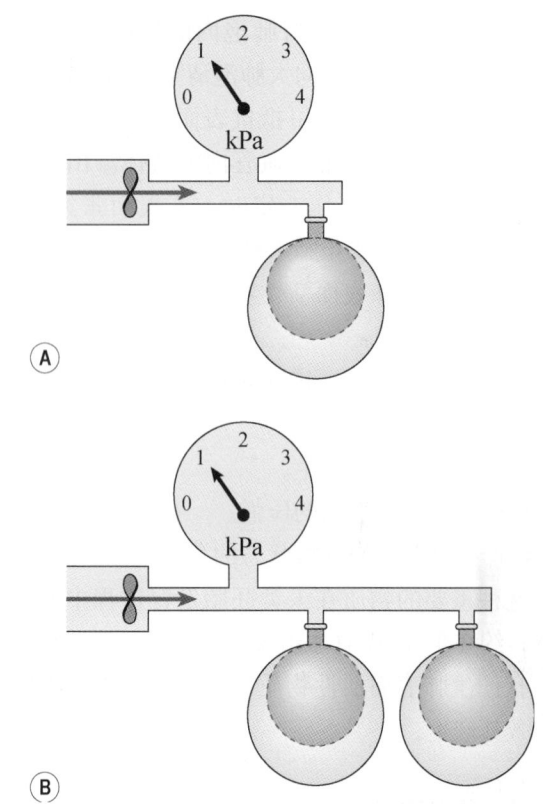

图 3.16 比顺应性的特性。用可以无限制供气但气压固定的气泵给单个（A）或任意数量（B）完全相同的气球充气至相同容积。这两个体系的顺应性（容积变化 / 压强变化）相差很远

如果泵上连接两个气球，它们都受到 1 kPa 压强的作用，每个气球容积增加 2 L（总共 4 L），这个体系的顺应性（容积增加 / 压强）是 4 L/kPa（图 3.16B）。

动态顺应性

以上皆为"静态条件"，在图 3.14 中测量压强时，肺既未吸气也未呼气。在正常呼吸时，这些非流动状态只出现在两个时间点：吸气峰和呼气谷（图 3.17）。

通过同时测定胸膜腔内压和肺容积，可以测量受试者呼吸时的顺应性——**动态顺应性**（dynamic compliance）（图 3.17A）。另外，这两个变量也可以绘制成一个环形曲线（图 3.17B），环的长轴角度

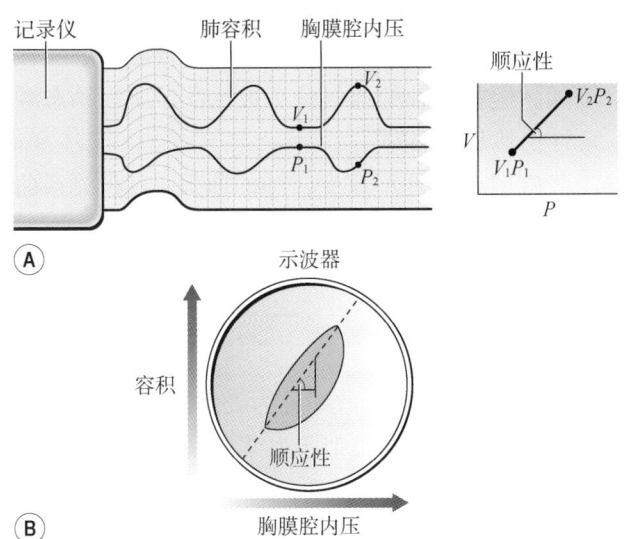

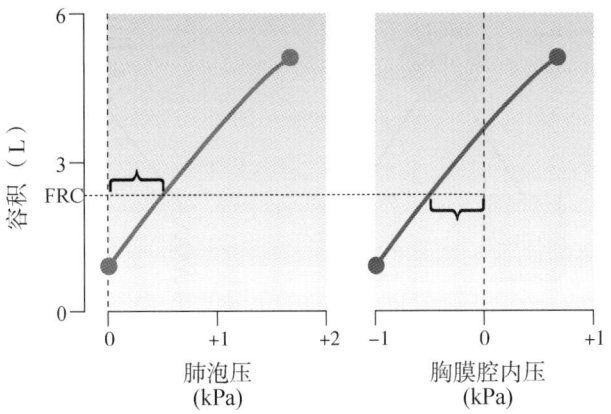

图 3.18 离体肺（A）和胸部（B）的压强-容积关系。在 FRC（功能余气量）处，两者的回缩压大小相同、方向相反。两条曲线的斜率也基本相同，表明肺和胸壁的顺应性也几乎相等。

图 3.17 动态顺应性。正如静态顺应性一样，我们也需要测定肺扩张压和肺容积。肺扩张压即胸膜腔内压，当它与肺容积一起被描记在记录图上时，零流量可以在吸气峰或呼气末时测得（A）。这两种状态时的顺应性可以计算出来，计算方法和静态顺应性相同。另外，胸膜腔内压（可用直接法或者通过食管气囊间接测得）和对应的肺容积可描记在长余辉示波器上，形成一环状曲线，其斜率与顺应性成比例（B）（容积/压强）代表了动态顺应性。此时的环形曲线面积代表**呼吸功**（work of breathing）。

健康肺的动态顺应性（dynamic compliance）和静态顺应性之比，在任何呼吸频率下都相当恒定。发生阻塞性肺疾病（如哮喘）时，肺部阻塞部位不能及时充盈或排空，在高频呼吸时加重，这导致动态和静态顺应性之比随呼吸频率增加而降低。

胸廓

我们常用胸壁顺应性（chest wall compliance, C_W）来代表胸廓顺应性，因为膈以及挤压膈的腹腔内容物是呼吸力学的重要成分之一。它和肺不同，与表面张力无关。

肺在呼气末不会完全塌陷，因为胸廓会向外牵拉肺，使之处于轻微扩张的状态。这意味着胸廓被轻轻向内牵拉。因此，胸廓的弹性最初是促进吸气的。当胸廓达到其自然位置（约肺活量的 2/3）后，其弹性阻力的方向利于呼气（图 3.18）。

胸廓和肺的结构相差甚远，但它们的顺应性却几乎相同（2 L/kPa），这可能有些出人意料。要进行精确的弹性测量是十分困难的，因为只有在呼吸肌完全放松的状态下才能准确测量，但对于意识清醒的受试者来说是很难做到的，这通常只有麻醉患者才能做到。

胸廓顺应性也像肺顺应性一样会受疾病的影响，甚至还可能受姿势和位置的影响。肋软骨骨化和胸壁烧伤所致瘢痕可降低顺应性。膈肌可以被动地传递肥胖、静脉淤血和妊娠产生的腹内压，当姿势改变或从仰卧位变为俯卧位时，可以通过上述机制使总呼吸系统顺应性降低 60%。

总顺应性（Total compliance, C_{tot}）

肺位于胸腔内，像轮胎内的内胎。当肺和胸壁的属性相加时，应该被视为**并联**排列，而不是串联排列（图 3.19）。

我们已知，肺和胸壁的压强梯度方向是从胸膜腔到大气（或接近大气压——肺泡内压强）。因此，从压强梯度的角度来说，它们是相互并联的。将肺和胸壁顺应性相加可以计算出总顺应性，但必须使用以下适用于并联结构的公式：

$$\frac{1}{C_{tot}} = \frac{1}{C_L} + \frac{1}{C_W}$$

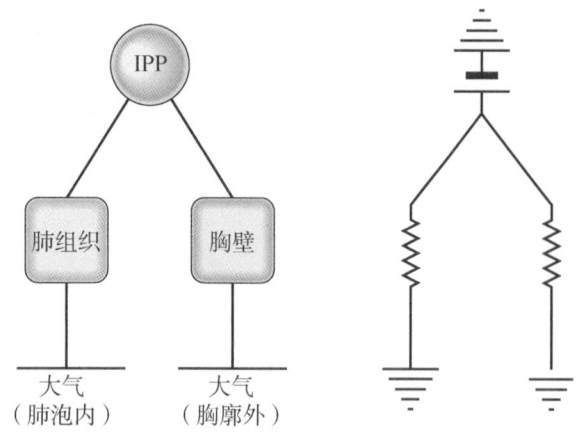

图3.19 肺和胸壁的活动叠加时，其规律类似并联电路。IPP=胸膜腔内压

肺和胸壁的顺应性几乎相等（2 L/kPa），因此，给瘫痪患者进行人工通气时，需要施加两倍于正常胸膜腔内压变化的压强才能产生正常的容积改变。

影响肺顺应性的因素

- 肺的大小：由比顺应性的计算公式（见前）可知：人的肺顺应性之所以大于小鼠，是因为被充盈的肺的容量不同。肺容积也对顺应性产生一定的影响，但这种影响与肺容量的影响是不同的。
- 近期的呼吸方式：顺应性受屏气和近期呼吸方式的影响，这可能是因为肺内气体重新分布、肺泡开闭、应力松弛和循环改变所致。
- 年龄：因为肺顺应性主要与表面张力有关，表面张力不会随年龄发生改变，故衰老对顺应性的影响较小。
- 姿势：姿势引起肺顺应性改变可能与姿势对肺容积的影响有关。
- 疾病：大多数的肺部疾病，如充血、纤维化、实变、呼吸窘迫综合征，可以降低肺顺应性。肺气肿比较特殊，由于肺组织破坏而导致静态顺应性增加。但肺气肿的通气分布被扰乱，所以动态顺应性仍然是增加的。

哮喘时顺应性不改变，肺的压强-容积关系曲线整体上移，斜率不变。

小结 2

- 气-液界面趋于收缩称为表面张力。
- 肺内衬有一层类似于血浆的液体，但表面张力不同，这非常重要。
- 由于存在液体内衬，肺实际上是由数以百万计的气泡构成。
- 因为大小"气泡"的半径不同，小气泡趋于向大气泡塌陷。
- Ⅱ型肺泡细胞产生表面活性物质，使肺易于扩张，防止肺塌陷。
- 胸廓没有表面张力的作用，它的弹性回缩（向外）与其弹性组织有关。

延伸阅读

Bangham, A.D., 1987. Lung surfactant: how it does and does not work. Lung 165, 17.
Cotes, J.E., 1993. Lung Function: Assessment and Application in Medicine, fifth ed. Blackwell Science, Oxford.
De Troyer, A., 1997. The respiratory muscles. In: Crystal, R.G., West, J.B., Barnes, P.J., Weibel, E.R. (Eds.) The Lung: Scientific Foundations, second ed. Raven Press, New York.
Haddad, D.F., Greene, S.A., Olver, R.E., 2000. Core Paediatrics and Child Health. Churchill Livingstone, Edinburgh.
Macklem, P.T., 1978. Respiratory mechanics. Ann. Rev. Physiol. 40, 157.
Rahn, H., Otis, A.B., Chadwick, L.E., Fenn, W.O., 1946. The pressure/volume diagram of the thorax and lung. Am. J. Physiol. 146, 161–178.

（陈 笛 重庆医科大学）

呼吸系统的气流

本章学习目标

通过本章的学习你应该能够：

1. 定义气道阻力。
2. 陈述气道半径与气道阻力之间的关系。
3. 描述整个呼吸道的气道阻力的分布。
4. 解释气道阻力具有动态特性的原因。
5. 概述决定气道阻力的生理因素。
6. 列出影响支气管平滑肌张力的因素及其在哮喘中的意义。
7. 阐述气道塌陷的等压点概念，特别是在肺气肿时。
8. 解释呼吸模式与呼吸功有何关系。
9. 区分可逆性与不可逆性阻塞性疾病。
10. 解释呼吸系统疾病之间差异的临床检查基础。

简介

哺乳动物的肺已经进化成为由我们机体所保护的脆弱的呼吸道表面的结构，呼吸系统是仅有一个入口或出口（即气管）的盲端结构。

这就意味着气体必须进入肺内，在完成气血交换后，排出体外。有些重要疾病可以影响到气体通过气道的传输，如**慢性阻塞性肺疾病（chronic obstructive pulmonary diseases，COPD）**。这类疾病有很多，是工业化社会发病率和死亡率的主要原因之一。

虽然许多患者存在一种以上的混合疾病，导致诊断困难，气道阻塞（除了异物或肿瘤）通常归于以下因素：

1．分泌物阻塞气道，如支气管炎。
2．管壁平滑肌收缩或炎症引起管壁肿胀致气道直径减小，如哮喘或支气管炎。
3．由于支撑实质的纤维破坏而引起气道塌陷，如肺气肿或咳嗽时胸腔压力改变。

正如以前的章节内容阐述，胸膜腔内负压保证肺紧贴胸壁而"牵张"。牵张（stretche）的程度以及肺的容积取决于肺的顺应性（compliance）和胸膜腔内压（intrapleural pressure）。如果胸膜腔内压保持不变，肺将会保持容积不变，那就不能进行呼吸。改变胸膜腔内压而呼吸，胸膜腔负压增加形成吸气，负压减少，以利于呼气。

在呼吸形成的整个动力学过程中，胸膜腔内压实际上由两部分组成，一部分维持肺的扩张（静止的组成部分），另一部分使气体在肺内进出。后者在流动时克服了**气道阻力**（airways resistance）。克服组织黏性的压力仅占总体的一小部分（少于20%），系统的惯性不需要考虑，除非系统运动得非常剧烈，如在打喷嚏或咳嗽时。

气流是如何产生的

前面章节中叙述的模型将呼吸系统比作一个气球放入到像注射器一样的容器中，以此来代表胸膜腔内压的两部分，如图4.1。注射器的活塞代表膈，注射器的壁代表胸壁，气球代表肺泡，狭窄的管道代表肺的气道。

很显然，要保证气球膨胀，需要一定的外力；吸引气体进入气球（吸气）需要更多的外力。

另有三种情况不是特别明显，但能通过这个极形象的呼吸模型推导出来，并且它们都有临床相关性：

1．**胸膜腔内压**（intrapleural pressure）的变化既可以引起呼吸在一个小的肺容积（lung volume）内叠加（气球仅是轻微的膨胀），也可以引起在一个大的肺容积内叠加（气球极度膨胀）。可以理解，为了保证气球具有一个大的容量需要更多的外力，（就像哮喘发作时那样，患者用力呼吸增加肺容量，以保持气道通畅）。

2．气流只沿着气道从高压区到低压区。因此，在每一个呼吸周期的两个时间段（当吸气正好停止随即变为呼气时或当呼气正好停止随即变为吸气时）都没有气流形成，从嘴唇到肺泡的所有气道中压力是相同的。这一事实能够用于测定

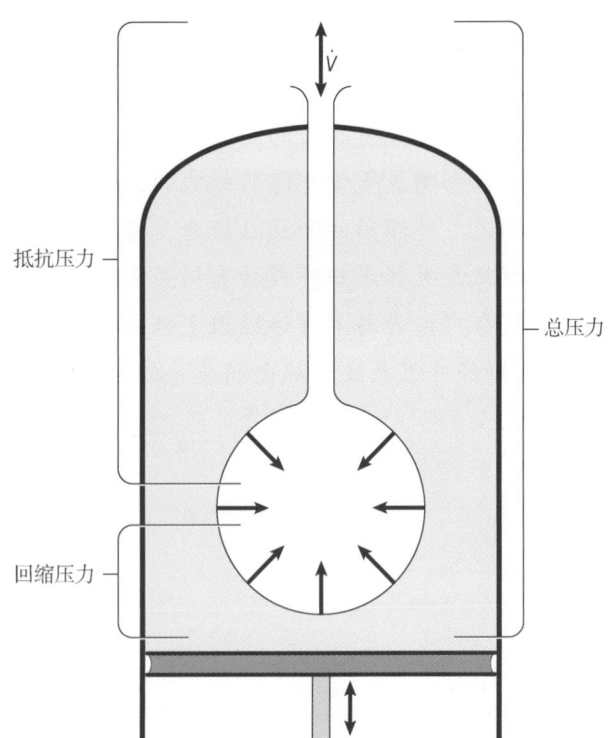

图4.1 在注射器内的气球模型是模拟人体肺和胸壁的一个很好的模型。为了保持肺的固有状态，需要注射器内有一定的负压；为了保持肺容积的扩张需要更多的负压。胸膜腔内压的这些变化可产生呼吸，胸膜腔内压的变化是由膈的运动产生的

动态肺顺应性（图 3.17）。还应指出的是，在正常呼吸的情况下，气道压力比胸膜腔内压更接近于大气压。

3．肺的弹性回缩力（recoil）产生的压力抑制吸气，但有助于呼气。这类似于将一辆汽车推上斜坡：汽车的自重代表肺的弹性回缩力抵抗汽车上行（吸气）。然而，汽车的自重却有助于汽车的下行（呼气）。这种有助于呼气和抑制吸气的效果在呼吸循环中用于测试肺功能。

气流的性质

气流是从高压区向低压区流动的。这种流动可能是**层流**（laminar）即气体做有序的、线性的运动，或者是**湍流**（turbulent）即气体做杂乱无章的运动。

在大部分但并不是所有情况下，气体在呼吸系统中的运动可以近似为层流。这种例外情况主要包括鼻腔，这里的湍流可以清除随气流一起吸进的颗粒；还有就是喉部，这里的湍流可用于发音。

气体在直而光滑的长管道内形成湍流的条件是雷诺数（Reynolds' Number）即 $2rvd/\eta > 2000$（$r=$ 管道的半径，$v=$ 气体的流速，$d=$ 气体的密度，$\eta=$ 气体的黏滞度）。在湍流的情况下，气流随着气压的平方根改变，因此，在湍流的情况下很难形成相同的气流（图 4.2）。

因此在设计呼吸装置时，避免出现湍流至关重要，这将会增大呼吸功。

气流的主要决定因素——半径

科学家们已经对层流进行了深入研究，一位名叫 Poiseuille 的科学家阐明了流体压力（ΔP）与流速（$\dot V$）之间的关系：

$$\dot V = (\Delta P)\pi r^4 / 8\eta L$$

其中 r 是管道**半径**，η 是气体黏滞度，L 是管道长度。这种数量关系适用于稳定状态下的气流在直而光滑的长管内流动——几乎不适用于肺部。然而，近似可以用于呼吸，同时，你也可能注意到在这个公式中影响气流最重要的因素是管道半径，流速与半径的四次方（r^4）成正比。这就意味着当管道半径减半，其他因素保持不变时，气流速度将减小至 1/16。

气体的层流可以看作一系列圆柱形流体在管道内移动，其中管道中心气体移动最快。管道最外边是静止的，如图 4.3 所示，当新鲜气体向前移动时，管道最外层的气体是静止的，事实上是原来气体留下的。

这些看起来深奥的论述对呼吸医学有重要意义。比如说，通过足够的高频率呼吸，用小得出乎意料的潮气量就能够提供足够的肺泡通气量。这种现象可见于临床某些情况，比如说，由于车祸胸部受挤压的患者，**高频人工通气**（high-frequecy artificial ventilation）可避免胸壁运动。人工通气保证潮气量小于患者的解剖无效腔，且频率高达 50 Hz。在气道中央的"一丝"新鲜空气可以比预期更深入地渗透肺部，以提供足够的通气。

气道阻力和阻塞性肺疾病

我们已经明白，扩张肺比维持肺在一个稳定的扩张状态需要更大的压力。这种额外的压力用于气体在气道内流动。我们还可见，当肺部缓慢扩张与萎陷时，气压与容积并不呈线性关系。就像吹橡胶气球，而不是充气环，使肺扩张到一定的容积要比保持相同容积（达到萎陷时）需要更大的气压（图 4.4）。

在图 4.4 中，小点环是被肺部极为缓慢扩张和萎陷而形成的，称为**伪静态**（pseudostatic）。如果将这扩张和萎陷在正常的呼吸速率（每分钟 12 次）中进行，这个环将更宽（实线），给定一个所需体积的扩张压力会大于静态条件所处的压力，而萎陷时的压力更小。

这种情况的出现，是由于推动空气沿气道运动

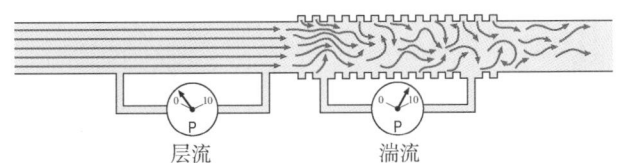

图 4.2 管道中的气流。管道一半是平滑的，一半是粗糙的，就会产生湍流。这表明即使气流在同一管道中，湍流时存在的压力梯度大于层流时存在的压力梯度

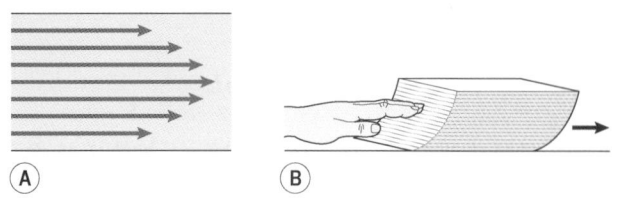

图 4.3 层流模型。管内（A）的空气层流组成了非常薄的气流层，气流层随着最靠近管壁的相对稳定一层而相互滑动。就如同在桌面上的一叠纸被推动时的情况（B）

需要耗能，所谓的**气道阻力**可以说是气道阻止气流的运动。这种阻力在层流可以认为是气体在气道流动时气体之间的摩擦力，这就像是在桌子上推一堆打印纸或卡片时所发生的事情（图 4.4）。

正如其名称所示，气道阻力类似于电阻。要测量一定长度导线的电阻，需要了解两个数值：导线两端之间的电势差（电压）和流经导线的电流。采用适当的电流（即不会导致电线过度发热），可发现电压（V）和电流（I）之间呈直线相关（图 4.5）。

这就是欧姆定律（Ohm's Law），直线（V/I）的斜率就是电线的电阻，用欧姆表示。

正如前述，当说到肺的静态属性时用顺应性，而非交互弹回性（弹性的倒数）。当说到气道阻力时，常用阻力的倒数，**传导率**（conductance）。管道传导率 = 1/气道阻力。

要测量气管内气道阻力，需要知道两个数值：管道两端的**驱动压力**（driving pressure，压力差）和管道中的**气流量**（airflow）。在无湍流的气流（airflow）中发现，压力（P）和气流（$\dot{V}$）之间的关系与电阻一样，也呈直线相关。

该直线的斜率代表管道中的气道阻力，用 $kPa \cdot s/L$ 表示。

一个成年人在平静呼吸时的气道阻力约为 $0.2\ kPa \cdot s/L$，这意味着 0.5 L/s 正常气流是由口腔和肺泡之间的 0.1 kPa 的压力差造成的。

从这个实验中可得出重要的两点：

1. 气道阻力具有**动态属性**（dynamic property），只有在气流流动时才能测量。
2. 当气流为吸气或呼气的运动时，上述数字可达到 0.2 kPa/L，以保持良好的通气量：这是管道的一个特性，而不是气流的流向。

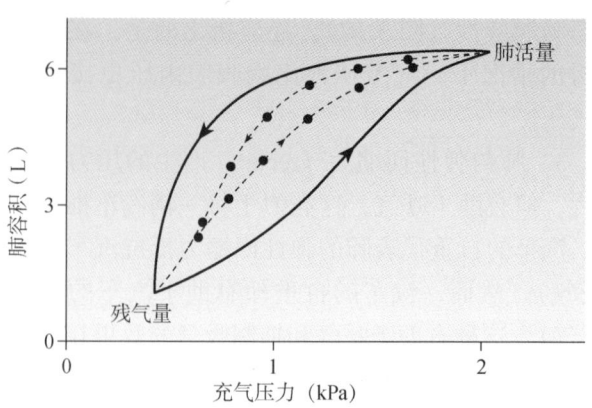

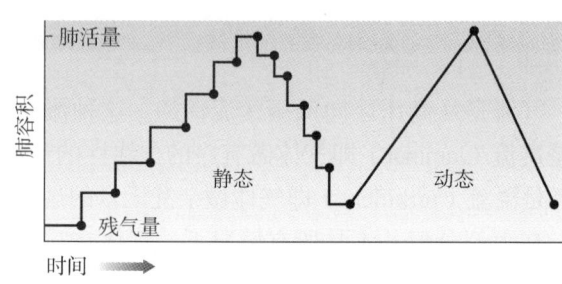

图 4.4 动态和伪静态的肺扩张。对运动着的肺来说，一系列步骤（在每一步状态下以静态测量压力）的扩张过程，或动态下气体连续不断地进出肺测量压力，其容积和扩张压力之间有不同的相关性。当肺动态性扩张，任何肺容积的压力都比静态时大，动态性回缩时则相反

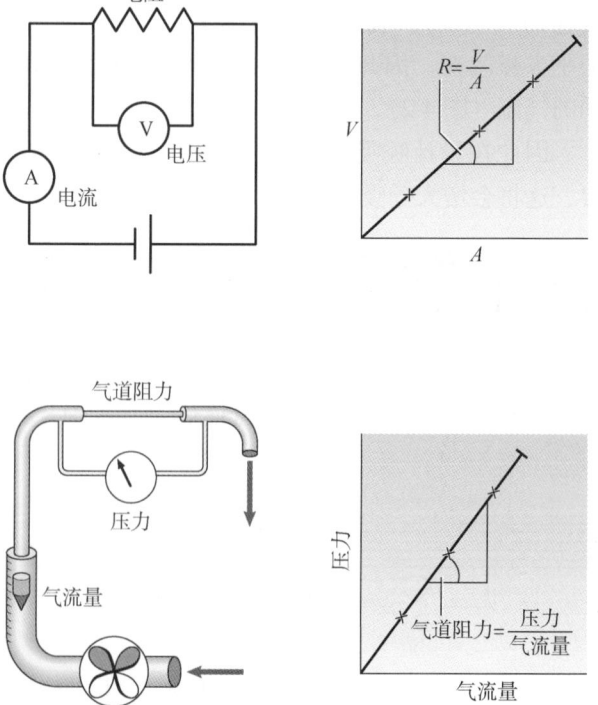

图 4.5 电阻和气道阻力之间的类比及测量方法

小结 1

- 气流只从高压流向低压。
- 管道内半径是决定流量的最关键因素。
- 在空气流通时才存在气道阻力。

临床情况

许多年来，医生们关注于在疾病时气道阻力的变化及其测量方法。气流测量并不难，临床通常使用**呼吸速率计**（pneumotachograph），其主要测量气道阻力，呼吸速率计由一个进行呼吸的管道组成（图4.6）。

管道含有对气流的阻力，通过测量阻力的压差，显示压差与气流呈正比。

流量在一定容积时可实时测定（随时测量所有增加的流量）。

测量从肺泡到口腔的驱动压力、或者口腔到肺泡的驱动压力，对个体或患者都更困难。

有种可以解决测量驱动压力的方法，即利用这样的实事，驱动气流的肺泡压力变化和牵张肺对抗回缩压，胸膜腔内压和回缩压（recoil pressure）变化取决于单个呼吸循环中肺的弹力（图4.7）。

从胸膜腔内压力变化减去回缩压的变化，余下的就是产生气流变化的肺泡压变化——在测量气道

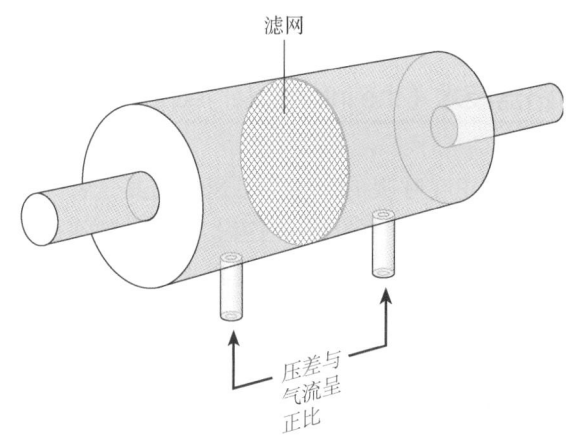

图 4.6 呼吸速率计，用于测量气流，由一个装有滤网的管道组成，对通过的气流有低阻力，通过滤网的压差可以测量并与气流呈正比，流量沿一端通过时 $P_1 > P_2$，反向时 $P_1 < P_2$

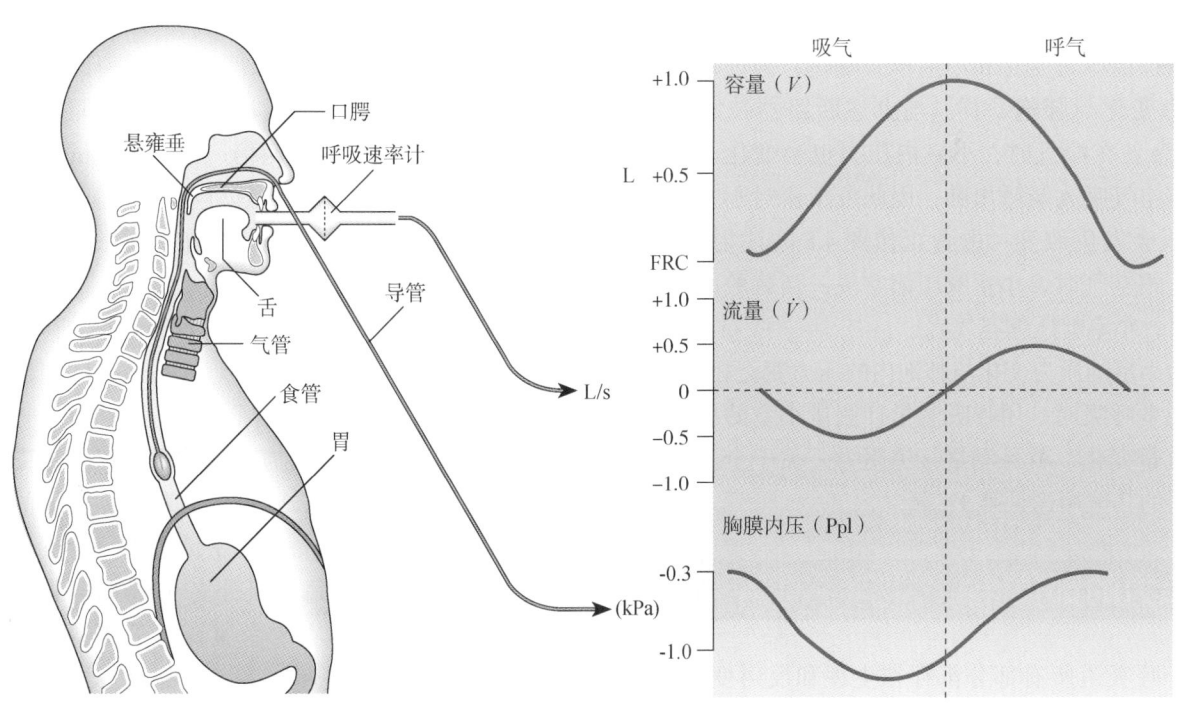

图 4.7 通过测量气流和胸膜腔内压来测定气道阻力（Raw），这个测量会导致患者不适。通过咽喉吞咽进去一个导管末端带有小气球的装置，将导管末端的小球从胃退到食管的过程中，可以检测到与胸膜腔内压变化相关的压力改变

阻力中所关注的两个变量。这个减法运算可以瞬时电子化完成，所以我们需要知道回缩压的变化，能从肺顺应性获得；也需要知道胸膜腔内压的变化，通过测量经胸腔内部位时食管内压力变化获得。

测量食管内压力的方法是吞咽一个测压管至胃内，然后再拉回食管。可以想象这样患者不会舒服，对于患者也可以用其他技术测量。

断路器技术（the interrupter technique）

利用正在呼吸的个体，迅速关闭其气管，阻断空气流出肺，口腔的压力迅速上升到与肺泡压力相等，测量的口腔压力是气管关闭之前几分之一秒时的肺泡压。此压力是气管关闭之前产生气流的压力，可通过测定这些压力与气流的值来计算气道阻力。

全身体积描计器（the whole-body plethysmograph）

受试者位于密封的小室，所依据的基本原理是小室内气体总量（包括患者的肺内和他周围空间里的气体量）在整个测量过程中是相同的，因为小室是密闭的。患者在气道关闭后进行第一次喘气时，同时测量口腔压力变化和小室压力变化。假设口腔里的压力变化与肺泡一样（与上述断路器技术同理），当患者在喘气时，小室内压力也会变化，因为患者将空气吸入与呼出肺，因此位于密封小室的胸腔容积会发生改变（患者正像图4.8的注射器，当胸内压缩空气时，小室减压缩空气；当胸腔减压缩空气时，小室就压缩空气）。

因为小室的压力变化与肺泡内的压力变化相关，因此在患者呼吸时，用呼吸流量计测量小室的压力变化和流量变化，就可测量气道阻力。关于全身体积描计器的其他用途见第11章。

气道阻力的部位

由于呼吸道所有部分都存在生理和反射变化，整个气道阻力在吸气时较小，呼气时较大。气道阻力在整个呼吸道分布不一，几乎一半是在鼻腔、咽

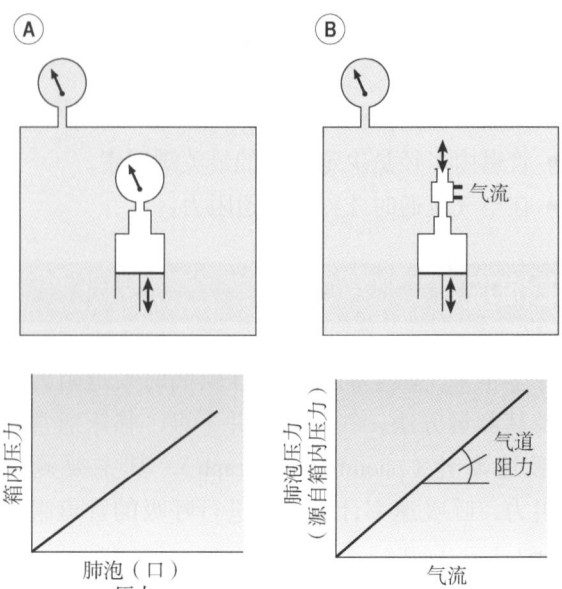

图 4.8 使用全身体积描计器测量气道阻力（箱体）。（A）肺泡压力与箱内压力之间的关系的测量，受试者针对一次闭气再喘气，由于在闭气时没气流，此时在口中测量的压力变化与肺泡内压力变化相同。（B）气道阻力（Raw）测量，在受试者呼吸时通过呼吸速率计测量的，而在箱内的压力变化就换算出肺泡内压力变化

和喉。喉部的声带在吸气时反射地开放以减小阻力，而呼气时关闭，形成一种"呼气闸门"以防肺过快塌陷。鼻腔是最主要的阻力区，特别是感冒时黏液堵塞鼻腔，即便是健康时，通过鼻腔呼吸的阻力大约等于通过口腔呼吸阻力的两倍。运动时尝试用嘴呼吸就是一种反射性的结果，其机制尚不清楚。有趣的是，婴儿口腔与鼻腔的阻力分布相反，这非常适于需要花费大量时间吮吸的婴儿。

总气道阻力大约一半位于喉以下气道，其中80%产生于气管和支气管。难以用Poiseuille定律（Poiseuilles's Law，p.156）解释，即气管阻力与气管半径的四次方成正比，因为气管和主支气管是支气管树中的最大分支管道。对此的解释为：气管的数量在每次分支处要翻一番（正常情况下每个气道分成两个分支）。因此，每一级分支（g）时气管数量（n）是 $n=g^2$ (p.15)，从两个主支气管开始为1（图4.9），分支数量的快速增多远远超过了下级分支在各自直径上的减小，使总横截面积大幅增加。支气管分支是1～16级，小支气管（分支5～11

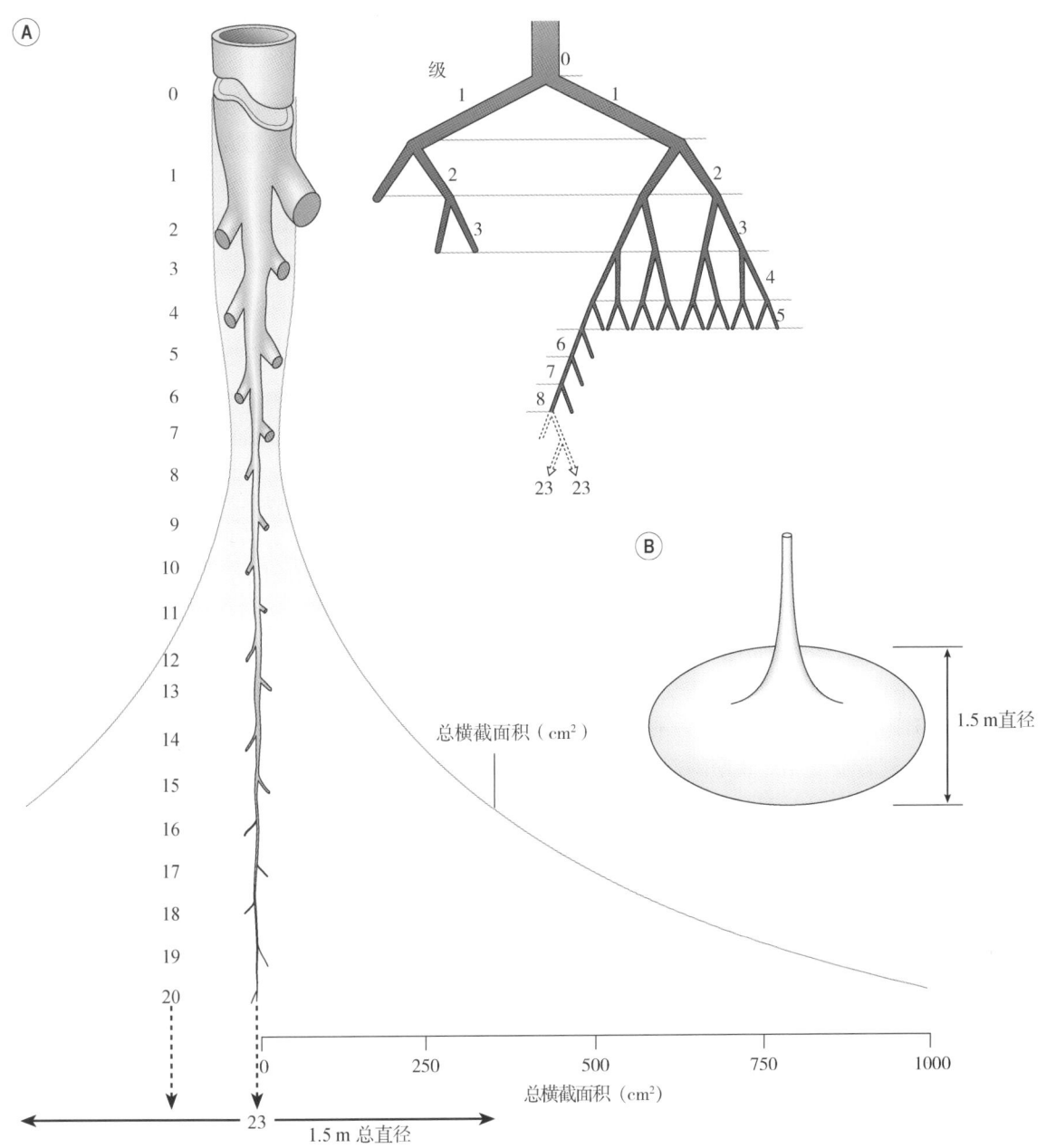

图 4.9 肺的气道结构。(A) 气道直径和总的截面积的变化与支气管树的分支。(B) 三维结构表示总横截面积的变化（数据来源 Weible，1964 年）

级，直径在 1～3.5 mm 之间）与肺实质不直接相连，小支气管通过软骨和跨壁压差梯度防止管壁塌陷而保持扩张状态。目前对这些气道完全塌陷的原因了解不多。

支气管形成大量的细支气管分支，不到总气道阻力的 20% 位于直径小于 2 mm 的气道。在有相当数量的较小气道被疾病破坏后，才有可能对整个气道阻力造成影响。

对细小支气管阻力变化的测量是非常困难的，所以，相对于较大气道来讲，对细小支气管我们的了解较少。

另外一个极端是尺寸较大的气道，即气管和主支气管。由于这些气道数量很少，就形成了支气管树的最狭窄部分，但其管壁上有不全**软骨**环能抵抗气管塌陷形成良好支撑。然而，即使这样的大气道也会受到一些生理状况的严重影响，如咳嗽，由于周围的正压挤压而关闭气管。

气道阻力的生理学调控中，在支气管树中最重要的部分是小支气管及细支气管。这不仅是因为其几乎没有软骨的支撑，还因为其管壁大部分由受神经支配的**平滑肌**组成，其收缩可导致管腔的直径减小。此外，尚不清楚在支气管分支系统中气道增加（第7～14级分支，图4.9）的作用，气道横截面相对较小。比较每一级气道阻力发现，小气道的支气管产生的阻力比大气道支气管产生的阻力更小（图4.10）。但重点是，这些小气道产生的阻力是多变的（特别是在疾病情况下）以及受**支气管舒缩张力（bronchomotor tone）**的影响。由于有平滑肌及缺乏软骨支撑，这些气道易受影响平滑肌张力的神经、激素等因素的影响，同时这些小气道还受生理因素的影响，如周围组织的牵拉（径向牵拉—radial traction）。这些作用在支气管分支相对狭窄的部分在炎症性肿胀或黏液导致的阻塞时，显得尤为重要。

小结 2

- 为测定气道阻力，需了解驱动压和气流比例。
- 气道阻力约一半来自喉部以上，一半来自喉部以下。
- 约80%低位气道阻力来自气管及主支气管，其数值是相对稳定的。
- 气道阻力变化最多的是小支气管及细支气管，其直径受平滑肌支气管舒缩张力的调控。

哮喘及气道平滑肌

在工业化国家，哮喘的发病率高于人口比例的7%，且呈不断上升的趋势。哮喘是周期性的"**可逆性**"气流受限，其重要的原因是支气管平滑肌痉挛，且因为哮喘的特征是支气管的高反应性及气道的炎症病变，越来越多的研究表明，炎症也许会导致气道高反应性。所有哮喘患者的气道高反应性会被一些非特异性刺激加重，如冷空气、吸烟、运动，而这些情况对正常人不会引起发作。在发作间隙患者常无症状，但炎症仍然存在。

FEV_1、$FEV_1/FVC\%$以及高峰气流的降低是哮喘发作的指标。发作时患者呼吸困难、呼吸费力并累及辅助呼吸肌。患者明显地表现出由于气道狭窄导致呼吸费力，痰少而黏。大多数哮喘的发作可分为两个时期：

①急性发作期——主要是由于支气管平滑肌痉挛所致。

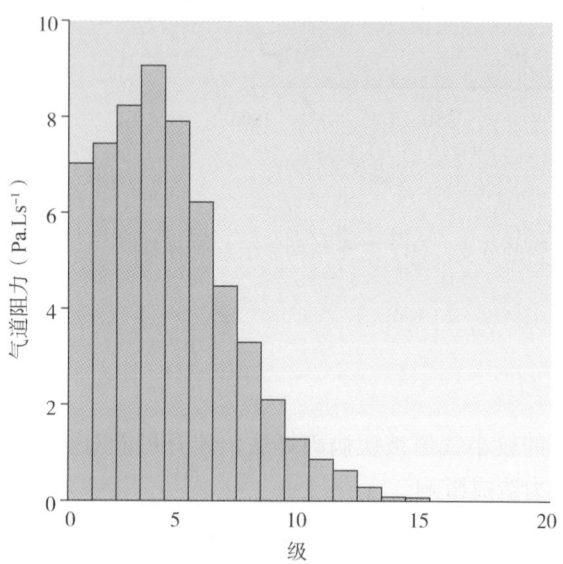

图4.10 各级分支产生的气道阻力。阻力最大的分支不是那些具有最小直径的气道（数据来源于Pedley等，1970年）

病例4.1 呼吸系统的气流：1

哮喘

哮喘患者Graham，男性，25岁。自幼患哮喘，可被家中宠物，如猫、狗，或气候寒冷、多风天气，或是剧烈运动所诱发。然而，其哮喘症状可被随身携带的吸入剂控制，2个吸入剂量的倍氯米松，每天2次。他常随身带舒喘灵吸入剂，必要时用。舒喘灵吸入剂基本可以缓解哮喘发作。

请思考：
1. 哮喘的病理生理学。
2. 哮喘发作的诱发因素。
3. 哮喘的药物治疗。

②慢性持续期——为急性炎症反应。

针对这些时期的病因进行合理的治疗（参阅哮喘的药理学治疗），同时必须明确支气管平滑肌收缩的原因。

支气管舒缩张力

支气管壁的张力是其直径大小的主要决定因素，反过来，张力又由支气管平滑肌的张力调节。

气道平滑肌生理调控涉及多种机制（图4.11）。

气道平滑肌生理调控紊乱是哮喘及其他病理情况的主要特征，同时伴有气道高反应性。**多单元平滑肌（multiunit smooth muscle）**是调控支气管管壁张力的动力，因此在很多情况下，也调控其直径。

反过来，这些肌束受以下因素的调控：

- 副交感神经：在非常重要的神经系统中，节前传出神经纤维经迷走神经止于小支气管壁上的神经节。节后神经纤维释放**乙酰胆碱（acetylcholine）**，激活平滑肌纤维上的毒蕈碱受体引起收缩。阿托品可以阻滞这些受体，正常成人注射阿托品可使气道阻力减少约30%。这个反应是有限的，这说明尽管副交感神经对气道平滑肌调控是重要的，但并不是调控支气管舒缩状态的唯一方式。

- 交感神经：受副交感神经支配的大多数器官都有交感神经的输入。肺部交感神经的分布并非延伸到支气管平滑肌。肺部交感神经的兴奋是由于循环中儿茶酚胺的作用。成功移植肺的案例中供体肺是完全去神经支配的，说明肺功能相关的重要神经是缺失的。

- 循环儿茶酚胺：气道平滑肌膜上携带 β_2 受体，当受到生理分泌的儿茶酚胺、肾上腺素或药物，如柳丁胺醇作用时能舒缓平滑肌，抑制肥大细胞，促进黏膜纤毛的运动。因此，形成了一种治疗哮喘的重要方法。当处于病态时，α肾上腺素可使支气管平滑肌收缩。

- 非肾上腺素非胆碱能系统（NANC）：研究证实，气道是受自主神经支配的，非肾上腺素能神经也非胆碱能神经支配。迷走神经传出神经纤维主要释放抑制性神经递质从而舒张气道。尽管血管活性肠肽（VIP）及一氧化氮是重要的舒张气道的候选物质，但这个递质的确认仍然存在争议。NANC 抑制系统是气道主要的神经递质调节弛缓系统，然而这个系统也能释放调节支气管舒缩的NANC 因子，包括P物质、神经激肽A，这些因子在哮喘持续期具有一定作用。

- 肥大细胞脱颗粒作用：气管壁上有大量肥大细胞。过敏原与其表面的IgE抗体结合，致肥大细胞**脱颗粒（degranulation）**，快速（30 s 内）释放储存的调控因子，包括组胺、肝素、5羟色胺、溶酶体酶及化学因子。随后合成并释放前列腺素和一些慢反应物质。现公认肥大细胞脱颗粒对哮喘发作的支气管收缩状态所起的作用不超过30%，更不必说其对支气管平滑肌的生理调控了。

- 中性粒细胞和嗜酸性粒细胞：尽管在气道阻力的

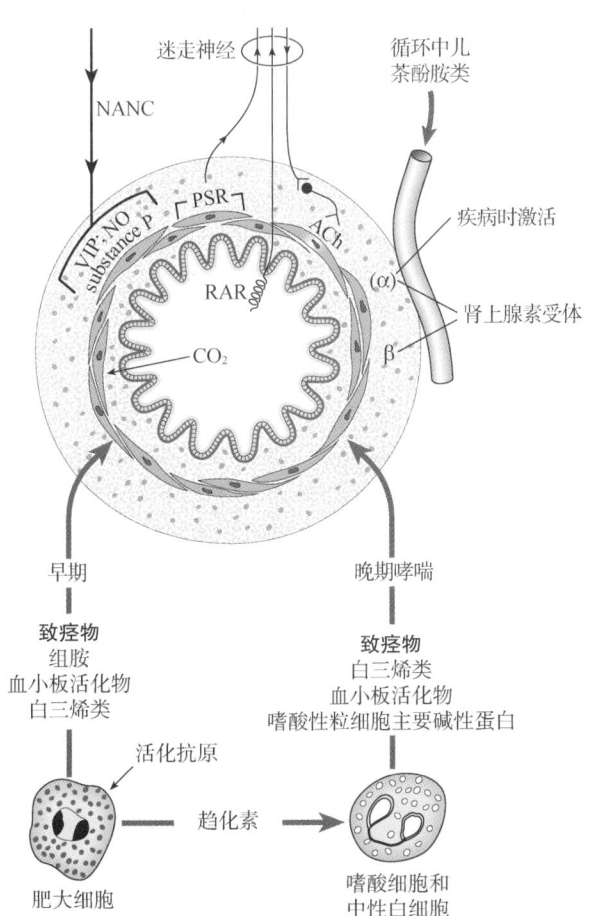

图4.11 张力的影响因素。这些因素与哮喘早期和晚期相关（NANC，非肾上腺素能非胆碱能神经；VIP，血管活性肠肽；NO，一氧化氮；RAR，肺部快反应受体；PSR，肺部慢反应受体）

生理调控中，肥大细胞脱颗粒的重要作用有限，且其作用仅限于哮喘急性发作，但中性粒细胞和嗜酸性粒细胞趋化因子，在哮喘持续期（炎症反应）发挥非常重要的作用，以至于有人建议哮喘应该被称为"慢性脱屑性嗜酸性粒细胞支气管炎"，因为哮喘很大程度上涉及到这些细胞类型。

- 肺部快适应感受器（激惹和咳嗽感受器）：因为气道吸入颗粒、化学性物质或者由于疾病使**迷走神经**兴奋，刺激呼吸道平滑肌收缩等而激活呼吸道内的感受器。气道的收缩有利于改善咳嗽，但是在哮喘的状态下，是没有帮助的。
- 肺部慢适应感受器：这些感受器也受迷走神经传入纤维支配。其被激活可减少支气管舒缩。牵拉肺部可刺激受体，例如深呼吸（叹息样呼吸），通过被动牵拉和反射作用扩张气道。
- 二氧化碳：这种气体能直接使支气管平滑肌松弛，导致支气管扩张。在通气不畅的肺部，CO_2增加，扩张气道，改善局部通气。

涉及哮喘急性期和持续期影响支气管舒缩节律的因素如图4.11中的举例说明。

哮喘和其他改变支气管舒缩节律的高反应气道疾病是可逆转的（reversible），那些疾病表现出来的生理性改变，可以自发性逆转或者是经治疗后恢复。

哮喘的药物治疗

相对于慢性支气管炎性阻塞，哮喘虽然常被认为是气道的可逆性阻塞，但急性严重哮喘（哮喘持续状态）可能持续数天，在一些病例中是不可逆转的、甚至是致命的。

哮喘的早期（支气管收缩）或者晚期（炎症）的治疗通常是通过药物直接进入气道起作用，通过喷雾器将药物形成小滴。图4.12中显示医院里使用的众多喷雾器之一。

支气管扩张剂——早期治疗

β_2肾上腺素受体激动剂——含有柳丁氨醇和特布他林，通常以气雾剂的形式给药，这些药物直接松弛支气管平滑肌，也抑制肥大细胞脱颗粒。

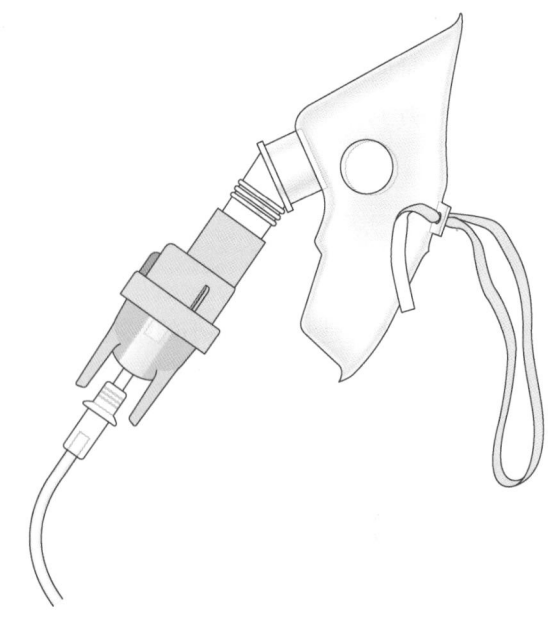

图4.12 喷雾器。通过氧气流动将喷雾器小室中的药滴携带。较大的药滴通过气溶胶流被运送出缓冲区，只留下微细的液滴通过面罩吸入到气道

黄嘌呤——这类药中氨茶碱通常是哮喘急性发作的首选治疗药物。氨茶碱的作用机制仍然不清楚，可能与抑制支气管平滑肌的酶有关。

毒蕈碱受体拮抗剂——通过抑制支气管平滑肌上的副交感神经（迷走神经）的活动，像异丙托胺溴化物之类的药物，减少哮喘发作时的各种反射。

抗炎——晚期治疗

糖皮质激素——给予倍氯米松、倍他米松或者布地奈德气雾剂抑制血小板活化因子（PAF）和源于肥大细胞、血小板、巨噬细胞、嗜酸性粒细胞的花生四烯酸类物质的产生，抑制晚期的反应，达到预防的效果。

色甘酸钠——用作预防，色甘酸盐可通过气道的快反应（激惹）感受器刺激，抑制轴突的反射，降低气道的高反应性。

组胺受体拮抗剂——H_1拮抗剂，如氮卓斯汀（抗组胺药）和甲哌噻庚酮（酮替芬）作为早期其他治疗药物的辅助药，用于轻度的哮喘。

| 病例 4.1 | 呼吸系统的气流：2 |

哮喘的生理

哮喘是一种以支气管短暂收缩为特征的气道疾病，可以非常严重，以至于流经气道的气流明显减少，导致呼吸困难。

气道狭窄是哮喘的典型特征，由气道壁的平滑肌收缩导致。所有个体的支气管平滑肌都可以收缩，因此导致气道的直径发生改变，但是对通气量的影响微乎其微。哮喘患者气道直径严重改变，气道对刺激发生反应，而这些刺激对非哮喘者无反应。这两种作用统称为支气管高反应性。支气管高反应性通常与支气管黏膜炎症有关。哮喘患者的黏膜增厚，炎症细胞浸润。在哮喘发作期间，炎症细胞释放化学介质，引起支气管平滑肌收缩。此外，这些分泌物也会引起黏膜增厚，气道黏液过度分泌，使较小的气道堵塞。

很多哮喘患者的支气管高反应性与免疫系统对环境中存在的物质的敏感性增加密切相关，这种增高的敏感性称为特异性反应。特异性反应也和一些情况有关，如湿疹。临床上，这种敏感性可以通过对普通物质的反应而表现特征性的皮肤水疱。

具有特异性反应的人通常容易对环境中过敏物质产生 IgE 抗体，这些抗体黏附在气道的肥大细胞上。肥大细胞也是免疫系统的一部分，当抗原黏附在 IgE 表面时细胞释放前列腺素、白介素和组胺等多种因子。目前认为，这些因子激发易感个体的支气管收缩。与特异性反应有关的哮喘在儿童中尤为常见。

哮喘不仅局限于特异性反应的个体，也并非必须由环境中的抗原所激发。尤其是老年后才被诊断为哮喘的病例。对环境的刺激做出反应的哮喘患者有时称为外源性哮喘，没有反应的患者则称为内源性哮喘。

根据间歇性喘息、呼吸困难和经常咳嗽等症状诊断哮喘。如上所述，这些症状一般在夜间加重，或由抗原刺激引发。通过肺功能的测试也有助于哮喘的诊断，特别是用力呼气呼吸描记图和呼气流量峰值。

第 11 章解释了用力肺活量（forced expired volume, FVC）和一秒钟用力呼气容量（forced expired volume in 1 second, FEV_1）的测量原理。图 4.13A 显示了用力呼气呼吸描记图，是某一天在诊所 Graham 先生感觉有点喘息的时候所做，做完用力呼气呼吸描记图后吸入沙丁胺醇，缓解喘息，然后又记录了第二次用力呼气呼吸描记图，如图 4.13B 所示。

图 4.13A 显示用力呼气呼吸描记图上 FEV_1 下降，而 FVC 无明显异常。即 FEV_1/FVC 比值下降，表明是一个阻塞性病变。随着沙丁胺醇给药，呼吸道狭窄缓解，用力呼气呼吸描记图上显示阻塞的情况改善。这种呼吸道狭窄的可逆性是哮喘的特征性改变。

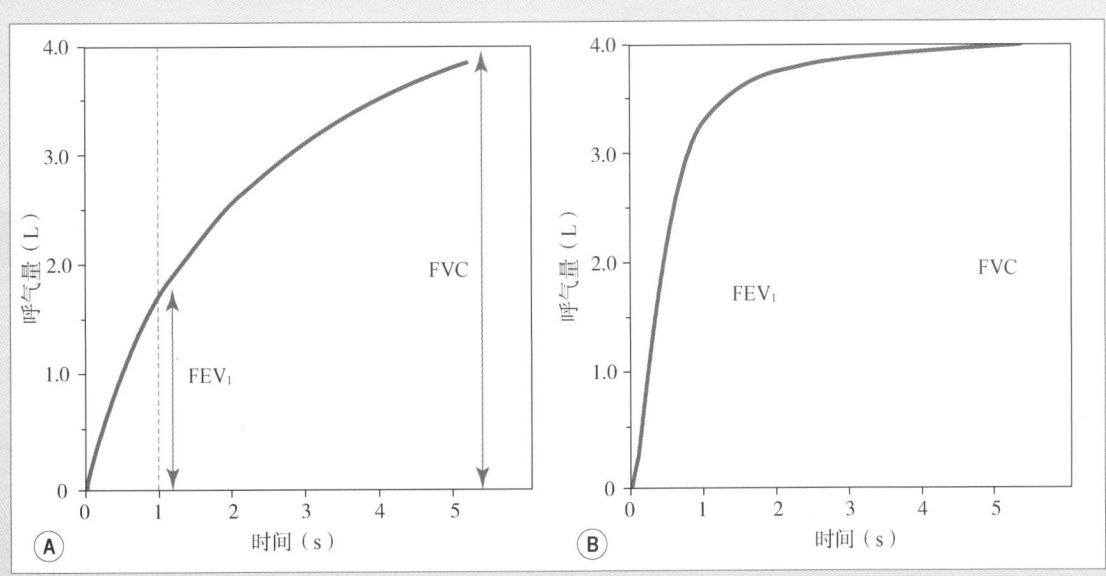

图 4.13 Graham 先生的用力呼气呼吸描记图。图 A 是当 Graham 先生喘息时的描记图，图 B 是 Graham 先生给自己吸入沙丁胺醇后的描记图。在图 A 中，虽然 FVC 较正常值只有一点不同，但是 FEV_1 降低得非常多。这就意味着 FEV_1/FVC 的比值减小，提示为阻塞性呼吸缺陷

临床定义

在阻塞性肺病疾病谱中，在哮喘的"可逆性气道阻塞"和不可逆性疾病（如肺气肿，由于肺组织丧失而成永久性病变）之间，是慢性支气管炎，几乎不可避免地伴有程度不等的肺气肿。多种疾病合并的支气管因素通过黏液的慢性产生很容易诊断。肺气肿类因素的确定在一生中都相当困难，如果无其他原因，**慢性阻塞性肺疾病（COPD）**常用作描述这种复合病症，涵盖了我们尚不确定的问题。

支气管炎和黏液

呼吸道从鼻腔到肺泡内衬有黏液性含水层。肺内正常黏液膜厚 5～10 μm，有两层，紧贴于气道管壁上的一层含水较多，有利于纤毛向上摆动，使表面更多的黏液以及其中的异物颗粒一起冲刷至口腔。黏液是由支气管管壁深部的管状浆液黏液性腺体和支气管上皮组织中的杯状细胞产生。黏液积聚是由于分泌亢进、表面干燥，纤毛向上摆动清洁支气管能力丧失，或感染使其黏性增大而不能摆动等造成的，导致气道狭窄或完全阻塞（图 4.14）。正常情况下，黏性分泌物受迷走神经和局部化学刺激所调控。咖喱和其他辛辣食物可引起迷走神经兴奋，吸烟则兼有两者机制。在严重支气管炎时黏液可凝固在小气道内形成微小固体管型，慢性支气管炎患者可咳出这种管型。

法语中称为"英国疾病"的支气管炎在临床上是肺内黏液分泌亢进的疾病。确诊依据是每年发病持续 3 个月，且病程连续两年。黏液分泌亢进的病理表现是较大支气管黏液腺的增生肥大。Reid 指数（Reid Index）可以超过 0.7（正常为 0.4）。许多学者认为初始的病理学改变是较小支气管出现狭窄，管壁出现炎症和水肿。支气管炎的发病机制与吸烟关系明确，空气污染为次要作用。

小结 3

- 支气管舒缩状态是由副交感神经、交感神经、血中儿茶酚胺、NANC 神经、肥大细胞、嗜

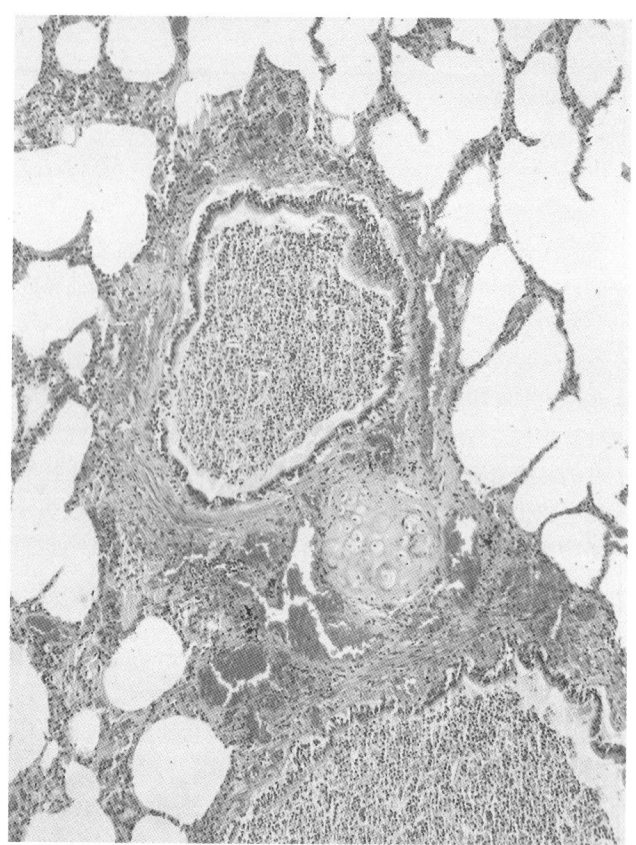

图 4.14 支气管炎，黏液完全阻塞气道管腔（来源：Stevens 等，2002）

中性粒细胞、肺的牵张（stretch）以及快适应感受器（rapidly adapting receptors）所调控。
- 牵拉可传播胸膜腔负压到气道外壁。

肺气肿和径向牵引

围绕在肺内气道周围的结缔组织通常称为实质，其围绕气道形成不同的支架，围绕在气道，维持其扩张，这种作用称为径向牵引（radial traction）。在吸气过程中，拉力增加，牵拉实质的纤维，使肺扩张，径向牵引的重要性即是前述的气道阻力和气道直径的 4 次方成反比的概念。如果实质的支架完全硬化（实际情况并非如此），一块肺组织增加双倍长度、宽度、高度而使体积增加 8 倍，而从理论上讲（Poiseuille 定律），增加气流的传导阻力就是这块组织的 2^4 倍，即 16 倍。

正常呼吸情况下，径向牵引的作用没有肺容积

强大，伴有阻力改变，是由于这种作用与肺容积呈正比。然而，在肺容积低下时这种作用就非常重要，当径向牵引消失时气道塌陷。此刻气道阻力明显升高。（图 4.15）

由于覆盖组织的重量，以下部肺小叶首先开始关闭状态下的容积称为**闭合容量**（closing capacity，CC）。年轻人闭合容量少于 FRC，因此这种关闭状态不发生在正常呼吸状态下。65 岁左右的人直立时其 CC 相当于 FRC，当其仰卧时 CC 大于 FRC。在这些情况下血液被分流，通过肺时没有进行气体交换，这也是随着年龄的增加动脉血去饱和作用的重要因素。增加肺内压力可防止气道关闭，许多患者由于气道关闭而通过缩唇呼气的直接方式代偿，这种"缩唇呼吸"对气道产生正压有助于保持气道通畅。

径向牵引提供给气道的支撑减少是 COPD 和**肺气肿**（其他因素所致的支气管炎）的重要原因。

在解剖学上，肺气肿是指终末细支气管气体空间的大小形成不可逆性增加的病变。目前认为，肺实质破坏引起肺体积的增加与不可控制的蛋白水解酶作用（图 4.16）有关，这些蛋白水解酶由肺内炎症性白细胞释放。香烟的烟雾是刺激中性粒细胞弹性蛋白酶释放的一个不良原因。正常情况下，肺弹性蛋白酶受到抗蛋白水解酶抑制，最重要的抗蛋白水解酶是 α_1-**抗胰蛋白酶**（α_1-antitrypsin），大约 1/4000 的人 α_1-抗胰蛋白酶基因缺失，因此就有肺气肿易感性。

能够导致气流相关气道塌陷的跨壁力的变化可加剧径向牵引作用丧失引起的气道塌陷，将在以后的章节讨论。

胸膜腔内压和咳嗽

正常安静地呼吸时，胸膜腔内压总是低于大气压。在气道内，在安静呼吸时，气流直达肺泡，压力稍微低于大气压，呼气时稍高于大气压。

这意味着**跨壁压（跨气道壁）**总是趋于保持气道开放，当然这只适用于被胸膜腔内压包围的气道，即胸腔内气道。例如部分胸膜外的气管，就不在下面讨论了。

当呼吸变得有力，呼气是主动性的时候，情况就改变了。被动呼气是由于肺弹性回缩牵拉胸廓所致，在正常潮式呼吸过程中趋向于排出气体，这种作用保持胸腔负压（图 3.2）。然而，当主动呼气

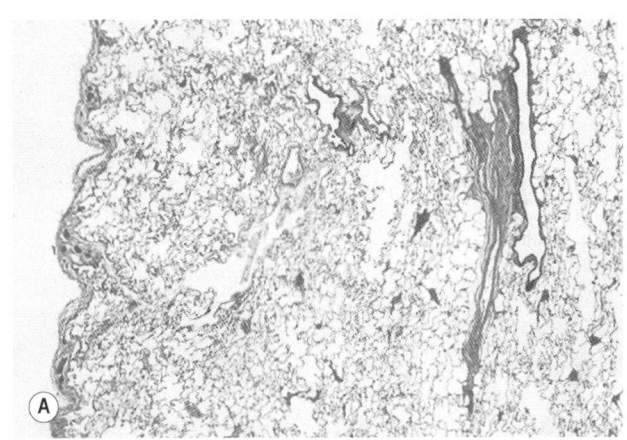

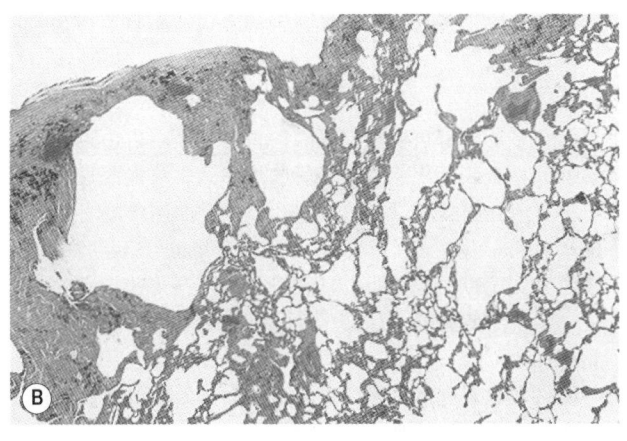

图 4.16 正常及肺气肿的肺（来源：Stevens 等，2002）

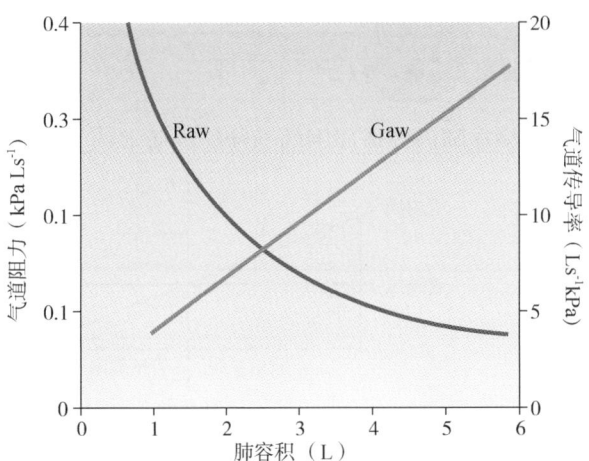

图 4.15 肺容积、气道阻力（Raw）与气道传导率（Gaw）之间的关系。Gaw，1/Raw；Gaw 是临床上常用的特殊气道传导率（Gaw.V$_L$），不同个体具有不同的肺容积

| 病例 4.1 | 呼吸系统的气流：3 |

引起外源性哮喘的哮喘发作原因

有一天，Graham 先生出现了特别严重的哮喘发作，他已经感冒一周左右，除此之外没有其他导致发作的特殊原因。然而他喘息增加，呼吸越来越困难，特别是呼气时，他吸入喘舒宁，但无缓解。他妻子非常担心，就叫了救护车。在救护车里面，给予 Graham 先生吸氧并送往医院。急救医生检查后发现 Graham 先生的呼吸频率每分钟超过 30 次，胸廓非常膨隆。听诊发现进入他的肺部气流减少，喘息声充满全肺，医生给 Graham 先生做了潮气呼气峰流速测试，他的潮气峰速只有他正常情况下的 2/3。

大多数哮喘患者是由许多诱发原因引起支气管狭窄，如特异性过敏源、其他非特异性因素、运动和药物。

过敏原

过敏原是一种能引起易感个体免疫应答的外源性物质。外源性哮喘患者，其支气管狭窄会被一种特殊的过敏原或多种过敏原引起，引起哮喘的最常见的过敏原是一种室内尘埃中螨虫的排泄物，螨虫寄生在暖和的地方，如床上并以人的蜕皮为食。对许多哮喘患者来说，宠物的存在，如：猫、狗、鸟等都会引起支气管收缩。在这些病例中，过敏原主要来源于动物的皮肤、皮屑、毛发、羽毛或排泄物。过敏原来自花粉，特别是草花粉，引起哮喘和花粉热。有些病例的哮喘有季节性，虽然通常过敏原必须被吸入才能引起支气管狭窄，少部分患者可能是因为食入特别的食物或化学物质而发作。

哮喘的非特异性诱因

与特异性过敏反应一样，具有气道高反应性的哮喘患者对一系列的物质也能发生反应，包括强烈的气味、粉尘、蒸气、烟雾（包括烟草烟雾）和空气中的化学物质，这些因素是直接作用于气道本身，并不引起免疫反应。

运动

运动会引起一些患者发生哮喘，其确切的机制还不清楚，高反应性气道在运动时遇冷可能是一个重要原因，如运动性哮喘更容易由冷天气引发。气道黏膜变干燥可能也是一个原因。许多关于哮喘的报道，相对于其他形式的运动，游泳很少引起支气管哮喘。

药物

很多药物都可能引起哮喘，少部分哮喘可由阿司匹林和其他抗炎药引起的支气管收缩所致，可能是这些药物干扰前列腺素和白三烯的合成，影响气道中这些产物的平衡从而引起支气管收缩，β 阻滞药物也可引起哮喘患者发生支气管收缩，推测是通过阻断支气管平滑肌上的 $β_2$ 受体，尽管这些药物可能也会对免疫系统细胞产生影响。

情绪

许多患者强烈的情绪反应可能会导致支气管收缩的发作，可能由中枢神经机制调节。

时，肋间肌和腹壁肌推挤形成了胸膜腔正压，涉及气道内气体，使空气流出肺部。这个可能导致与**呼出气流受限**（expiratory flow limitation）有关的**动力性气道塌陷**（dynamic airway collapse）。

在动力学塌陷的情况下，气道表现像**斯塔林电阻器**（Starling Resistor，以首次描述它的物理学家命名）。对管外以及管内施压驱动空气流经软管时，斯塔林（Starling）电阻就启动。（图 4.17）

通过对管道内外部作用的压力，使空气流经易于变形的管道时，起动电阻启动（图 4.17）。在管道内部压力可驱动空气沿管道流动，因此管内的压力从左到右不断降低，沿整个管道长度的管外压力相等。在某个时间点、在管道的某个区域，管外的压力超过管内的压力时，管腔就会塌陷。

等压点（equal pressure point）是指气道内部和外部压力相等的位点。此概念经常用来描述阻塞性肺疾病的肺功能状态。在等压点上，管壁的硬度和周围软组织的硬度是保持气道开放的唯一因素。随呼气时肺容积减少，等压点逐渐向小气道方向移动（图 4.18），同样与弹性回缩形成的气道内压降低有关。

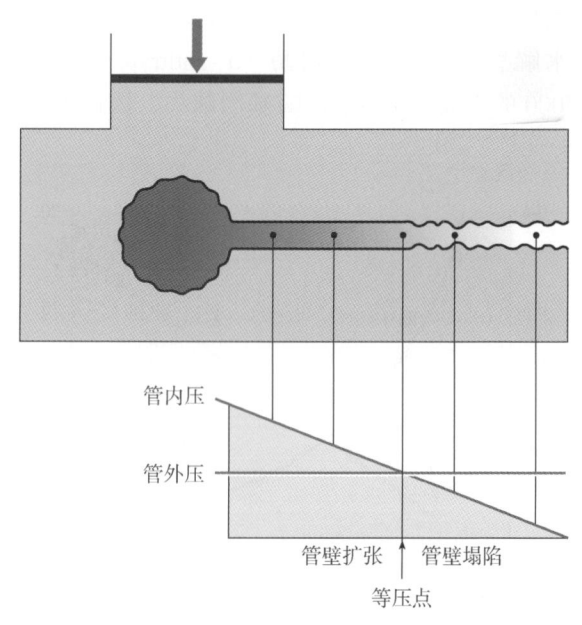

图 4.17 斯塔林电阻。在其中的这个柔性管道的周围压力均匀，压力驱动气体沿管道流动，驱动压不断下降直至到达等压点，等压点处管内外压力相等。在等压点以下，管壁压力大于内部压力，因此造成管壁塌陷，常处在不稳定振动状态

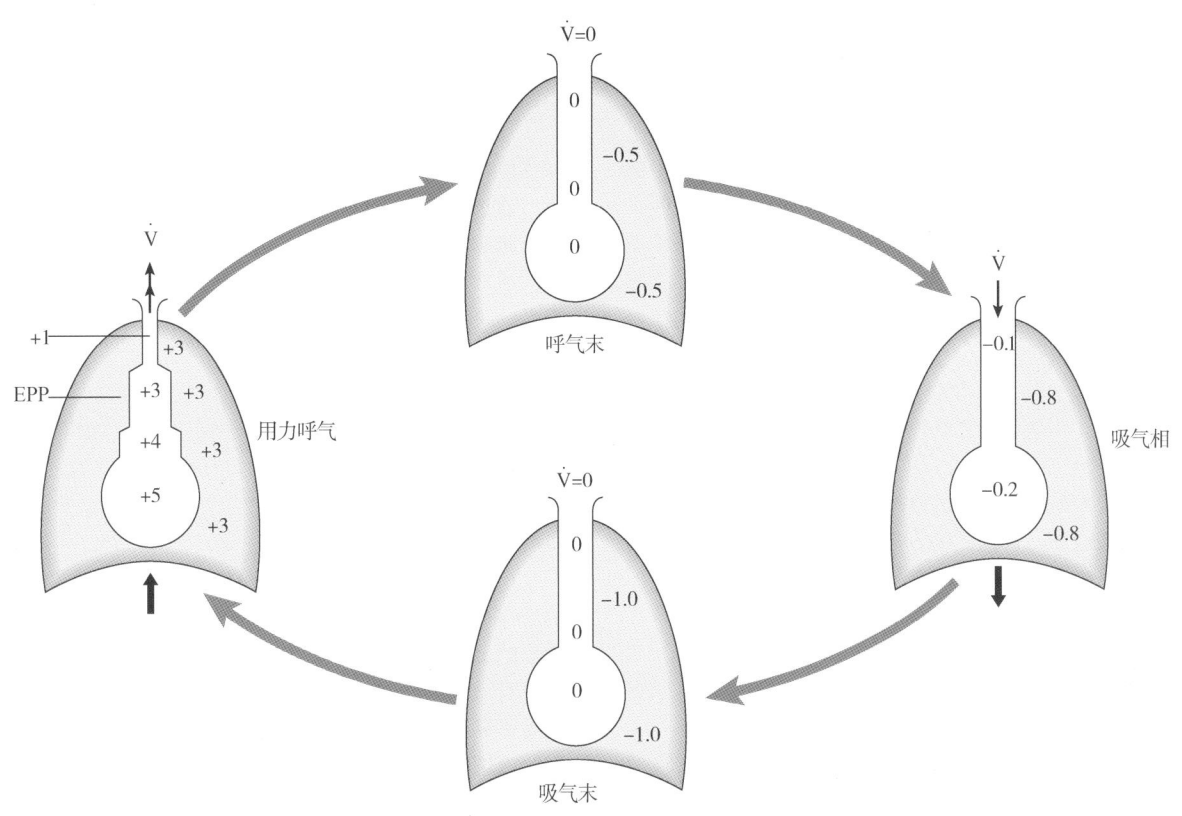

图 4.18 在胸腔内气道的跨壁压。在胸腔内的气道压力通常与大气压相差不大,因为气道外围的压力通常为负值(低于大气压),因此气道得以保持开放。然而,在用力呼气时,气道外围压力可能变成和气道内相等的正压(等压点,EPP)。等压点以下的气道内压小于胸腔内压力,那么气道便趋于塌陷

在肺内,塌陷区将气体阻挡在末端,额外的呼气努力也不能消除这种塌陷阻隔,因而使这种塌陷部位关闭得更加严密。在肺健康的情况下,不会出现上述的功能残气量,但当肺的气道壁损伤或者支持气道的组织被破坏时,更大面积的气管会发生塌陷。在呼气时塌陷部分振动,是许多肺部疾病听诊到**哮鸣音(wheeze)**的主要来源。肺气肿时支撑性实质破坏是气道支撑减少的明显原因;哮喘时的主要原因是支气管运动张力增高和气道水肿,气道水肿加重塌陷和增加气道压力下降的速率。

阻力变化的临床测试

描记气流容积曲线并非是肺功能实验室的专长,无论是在全科医生诊所或者患者家中都可以日常测试。通常采用肺活量计测试他们的 1 s 用力呼气量(forced expired volume in 1 second,FEV_1)或 0.75 s 用力呼气量($FEV_{0.75}$),或者采用最大呼气流量计测量被试的呼气流量,被试的呼气吹动管壁内的隔板,最大呼气量越大隔板推动越远。

对于阻塞性疾病来说,很有用的检测就是流量 - 容积曲线(环),在第 11 章会描述其测绘方法。在肺较大容积处测得的流量也较大,其结果在很大程度上取决于用力情况(图 4.19),但到了呼气末,有一段曲线是与用力无关的,在等压点以下的气道塌陷决定了呼出气流。疾病所致的流量 - 容积曲线变化,在第 11 章还将介绍。

呼吸功

呼吸需要做功,其主要是克服气道阻力及扩张肺和胸壁。有趣但不明显的是,在吸气期间,扩张

病例 4.1　呼吸系统的气流：4

哮喘的治疗

在检查后，急诊医生给予 Graham 先生雾化吸入沙丁胺醇，与 Graham 先生的用药相同。虽然 Graham 先生的吸入器的剂量为每次使用 100 μg，但医生给予 5 mg 沙丁胺醇雾化吸入。雾化伴随氧气吸入形成了很好的悬浮微粒，虽然只有很小的一部分可以到达其肺部。图 4.12 显示医生所用的喷雾器。此外，医生还给予 Graham 先生静脉滴注类固醇类药物。

幸运的是，随着雾化吸入沙丁胺醇，Graham 先生病情开始好转，但他必须住院观察，定期接受雾化吸入沙丁胺醇，并于第二天出院。

我们已经确立了哮喘的诊断指标：气道高反应性、支气管平滑肌收缩、气道黏膜的非特异性炎症，在许多病例还与免疫系统有关。治疗哮喘的目标是：

1. 缓解支气管收缩。
2. 减少气道炎症。
3. 调节免疫系统功能。

缓解支气管收缩

缓解支气管收缩的药物有些是刺激 β₂ 肾上腺素受体，有些是阻断胆碱能受体，这些受体位于支气管平滑肌细胞膜。

β₂ 肾上腺素激动剂

这些受体的作用是引起细胞质内环状 AMP（cAMP）的增加，促进肌肉松弛。这类药物包括沙丁胺醇和特布他林。在支气管平滑肌痉挛时给药或定期服用以预防平滑肌痉挛的发生。通常给予一次直接雾化吸入气道，也可以口服或静脉给药。在严重哮喘发作时，作为一线治疗用药。

抗胆碱能药

这类药物通过阻断支气管平滑肌上的毒蕈碱型乙酰胆碱受体，通过受体的活化以缓解支气管痉挛。这些药物也可以通过阻断支配支气管分支中黏膜固有腺体的副交感神经，减少支气管的分泌物。这类药物包括异丙基阿托品。它们通常以吸入器或喷雾器的方式给药，通常认为对老年患者的哮喘更为有效。

氨茶碱 / 茶碱类

该类药物作用于呼吸道平滑肌。通过抑制磷酸二酯酶（其有降解 cAMP 的作用），增加细胞内 cAMP 含量。平滑肌细胞内 cAMP 含量增加可以松弛平滑肌细胞。

减轻气道炎症药物

皮质类固醇

甾体激素具有抗炎作用，对哮喘的预防比对急性发作的治疗更为有效。甾体激素减轻气道炎症反应，调节对过敏原的免疫应答。甾体激素可通过吸入器吸入，这种方法可以有效给予药物，且可避免许多类固醇药物的副作用，因为血液中药物浓度保持低水平。但是，部分患者需要口服。无论哪种途径给药，甾体激素类药物需定期规律服用才有效。急性发作时通常给予甾体激素类药物，但药物需要相当长的一段时间才能发挥其急性效应。

影响免疫系统的药物

色甘酸钠

该药物的确切作用模式还不清楚，但认为其作用机制之一是"稳定"肥大细胞，阻止其形成释放支气管收缩的介质。正如服用甾体激素一样，必须定期规律服用色甘酸钠，用于预防哮喘比治疗哮喘急性发作更为有效。

肺及胸廓的功有一部分在呼气期间恢复成弹性回缩力，此力用于将气体从肺中排出（就像一个弓箭手通过拉动他的弓弦来储存力量，最后当弓弦释放的时候，箭就向拉弓弦的反方向射出）。在平静状态下，呼吸功小于代谢率的 5%。这种小比例不是来自于呼吸系统的效率，呼吸系统的效率很低，所消耗的能量仅有 10% 转化为有用功。

在物理学中，功（work）是指力与移动距离的乘积。在一个三维系统中，如呼吸系统，其原理可转变为：

$$功 = 胸膜腔内压 \times 肺容积的变化$$

如图 4.20 所示，呼吸功随着肺容积和压力的改变而变化。

A 栏显示，不改变体积和压力就不会做功；B 栏显示，弹性很好的肺在扩张非常缓慢（伪静态下），在这里扩张做的功是图 ABC 的区域。C、D 和 E 栏显示，产生相同的通气量，在不同的呼吸模式需要不同量的功。这是由于呼吸功是用来克服两点：

1. 组织的弹性阻力
2. 气道阻力

深慢呼吸（图 4.20，E 栏）需要做最大的功来克服弹性阻力，而浅快呼吸（D 栏）则主要是克服气道阻力。

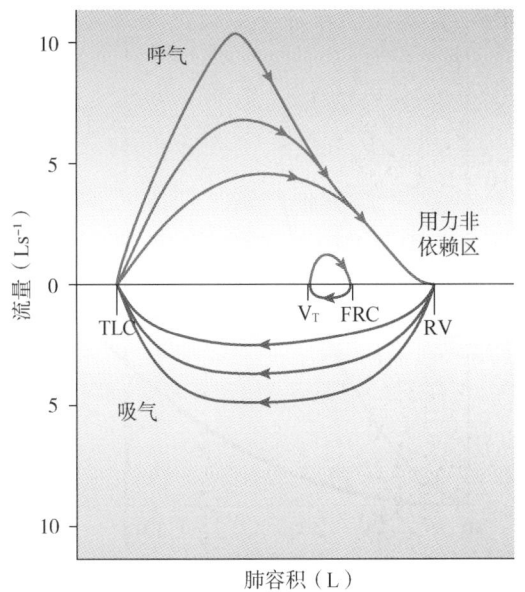

图 4.19 正常流量 - 容积曲线。这里有三种不同力量的呼气，可见三条曲线全部在用力非依赖区域相遇。在这种情况下，气道塌陷在限制气流。图示正常潮式呼吸以作对照

所以，如果你开始慢而深地增加呼吸频率，同时减少肺容积，用来克服弹性阻力的功就会降低，产生气流的功就会增加（图 4.21）。我们会根据呼吸功的效果自动选择最好的呼吸模式，很有可能就是肺的机械感受器接收到的潜意识信息形成的结果（11 章）。

该系统相当有效，能使呼吸肌的能量消耗最小化（所用的总能源的一小部分），在健康个体，呼吸功在提供更多氧气方面具有"良好的价值"。比如，锻炼需要过多能量，但很少受到呼吸系统限制。但是，在有疾病的肺，气道阻力、弹性特征或控制系统可能都有问题，虽然呼吸肌额外做功才能提供机体在运动时所需的额外的氧气，但是呼吸肌额外做功消耗的氧气要超过所额外提供的氧气（图 4.22），个体当然就弱不禁风、运动受限。

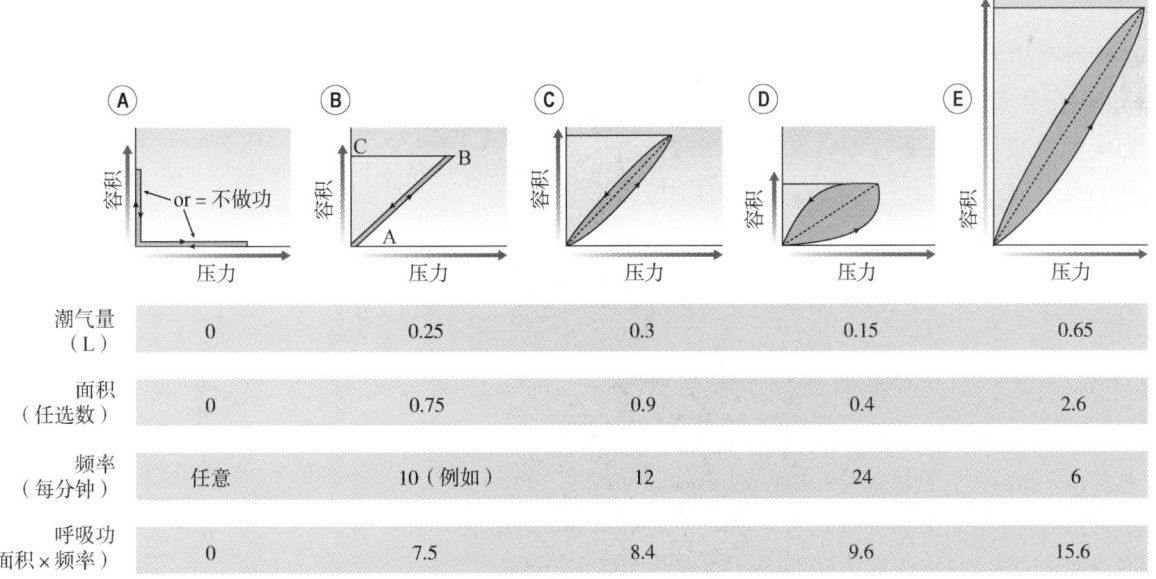

	A	B	C	D	E
潮气量（L）	0	0.25	0.3	0.15	0.65
面积（任选数）	0	0.75	0.9	0.4	2.6
频率（每分钟）	任意	10（例如）	12	24	6
呼吸功（面积×频率）	0	7.5	8.4	9.6	15.6

图 4.20 呼吸功。功 = 容积变化 × 压力变化。如果两者之一不变（A），那么就没有做呼吸功。（B）栏是在人工状态下证实呼吸功的计算法：如果肺（或气球）是完全无弹性、从 A 到 B 充气，那么就停留在那里（就好象一片扩开的油灰），所做的功就在 ABC 的区域。如果肺或气球充满弹性，一旦扩张力释放，就会从 B 回复到 A，并且释放所有获得的能量。这条直的对角线（如随后栏内的点线所示）是肺顺应性给予的能量，在呼气时释放。在正常平静呼吸时（C），吸气所做的功在呼气时不能恢复，但此能量多用于克服气道阻力，此位于对角线的右侧。如果呼吸深而慢（E）或者浅而快（D），就会需要比正常呼吸时更多呼吸功才能达到与（C）相同的通气量

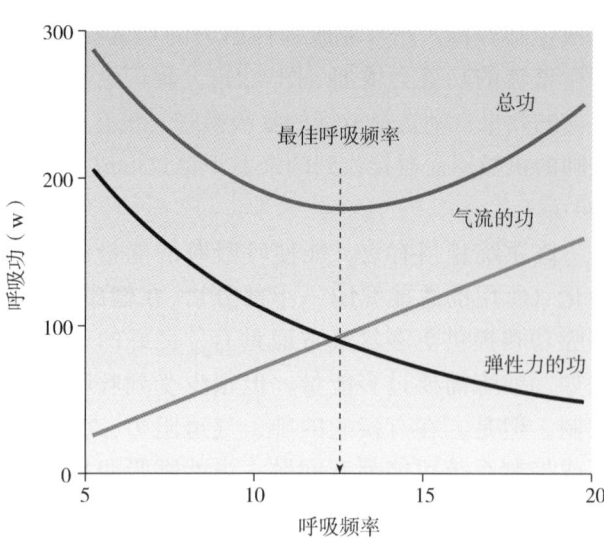

图 4.21 总呼吸功。这是有效地克服组织弹性回缩力和产生气流的功的总和。随着呼吸的频率而变化,在两条线相交处的呼吸频率时做功最小

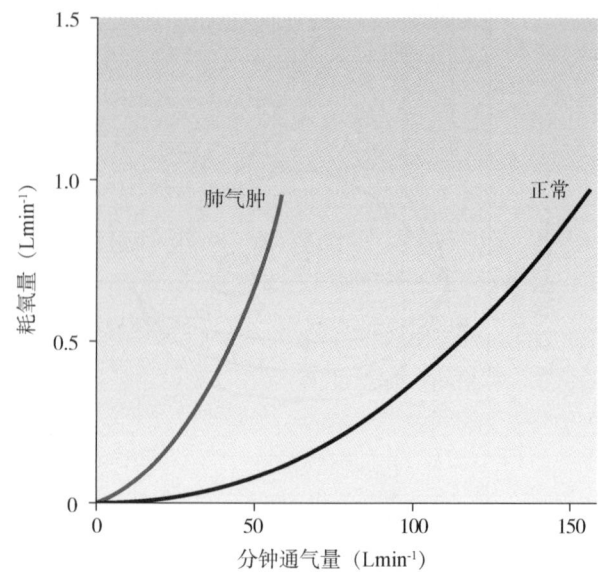

图 4.22 在不同通气量时的呼吸功。正常人通气量达到高水平时,呼吸功下降到最低,然后急速上升。病损肺在低通气量时就需要更多的能量,且其需求量也会比正常增加得快

小结 4

- 用力呼气(咳嗽)会使胸膜腔正常的负压变成正压。
- 当胸膜腔负压变成正压时,就会在胸内气道某个点形成"等压点",等压点以上的跨壁压使气道塌陷。
- 呼吸功的作用是克服组织的弹性阻力和气道阻力。

延伸阅读

Hoppin, F.G., Hildebrandt, J., 1977. Mechanical properties of the lung. In: West, J.B. (Ed.), Bioengineering Aspects of the Lung. Marcel Dekker, New York.

Pedley, T.J., Schroter, R.C., Sudlow, M.F., 1977. Gas flow and mixing in airways. In: West, J.B. (Ed.), Bioengineering Aspects of the Lung. Marcel Dekker, New York.

Rodarte, J.R., Rehder, K., 1986. Dynamics of respiration. In: Macklem, P.T., Mead, J. (Eds.) Handbook of Physiology, Section 3 The Respiratory System. Vol III. Mechanics of Breathing, Part I. American Physiological Society, Bethesda, MD, p. 131.

Orehek, J., 1981. Neurohumoral control of airway calibre. In: Widdicombe, J.G. (Ed.), MTP International Review of Physiology, Vol 23. University Park Press, Baltimore, p. 1.

Stevens, A., Lowe, J.S., Young, B., 2002. Wheater's Basic Histopathology, fourth ed. Churchill Livingstone, Edinburgh.

(于燕妮 贵州医科大学)

呼吸系统肺通气——气体的不均匀分布在呼吸系统疾病中的重要意义

5

本章学习目标

通过本章的学习你应该能够：
1. 掌握肺通气的定义（注意与肺容积的区别）。
2. 掌握肺容积和肺容量的定义及其在限制性和阻塞性肺疾病中的变化。
3. 熟悉呼吸道结构（其末端为并联的盲端）在肺通气中的重要性。
4. 解释肺泡气方程。
5. 掌握生理和解剖无效腔的区别并分析无效腔增加与肺气肿的关系。
6. 描述肺通气量分布的生理影响因素。
7. 掌握呼出气的组成成分及其在疾病中变化的原因。

简介

之前我们将"呼吸"当作一种呼气紧跟吸气的单一性的重复动作。本章开始，我们将对呼吸这一远不止如此单调的现象进行更加细致深入的研究。

房间或建筑物的通气情况可以用进出其中的气体流量进行衡量，以升/分表示。正常成年人的呼吸频率大约为每分钟12次，每次通气量约为0.5 L。每分钟进入肺的通气量（**每分通气量**，$\dot{V}_I$）为：

$$12 \times 0.5 = 6.0 \text{ L/min}$$

符号 V 代表肺通气量，V 上方的"点"表示呼吸速率。在一个呼吸周期中，呼出的气体量大致等于吸入的气体量（**潮气量**，V_T），因此，在一个完整的呼吸周期，气体的净流量为零。然而，当我们要表达运动或疾病引起的呼吸变化时，通气量并不是一种很有效的表述方式。因此，我们只检测一个方向的气流量，通常以每分钟呼出的气体量（$\dot{V}_E$）来表示每分钟通气量。

在呼吸医学中，肺通气指气体进、出肺的速率（图5.1），是肺随着胸膜腔内压（见第4章p.42）改变而扩张或收缩的结果。

肺泡通气（alveolar ventilation）是指到达肺泡并与血液进行气体交换的那部分气体量，是肺通气中最有效的部分。许多肺部病变表现为肺泡通气不足（通气不足）或过剩（通气过度）。

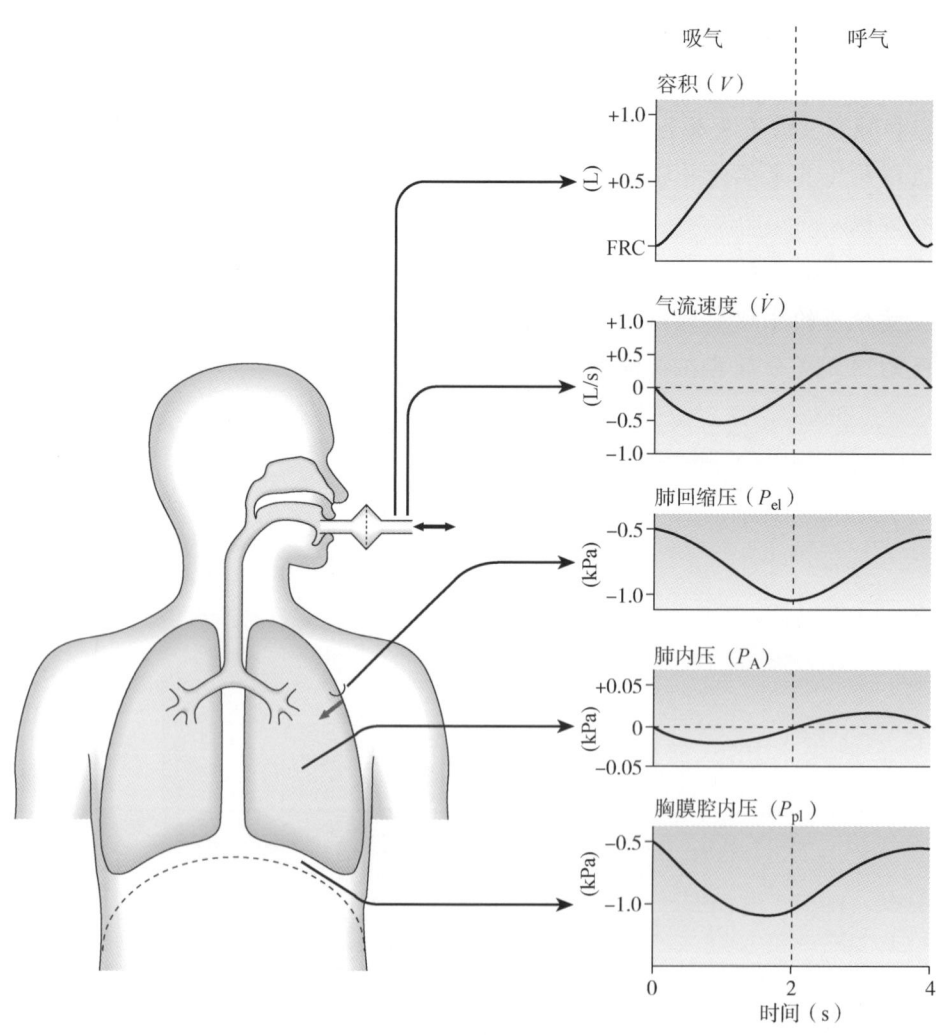

图5.1 单个呼吸周期。采用呼吸速率计测量气流速率并转换成潮气量。肺回缩压相对于胸膜腔内压而言为负值

通过吸入或呼出过量的气体,我们能够有意识地改变我们的肺容积,却不能完全排空我们的肺。

正常平静呼气末,胸膜腔内压(P_{PL})大约为 –0.5 kPa(低于大气压),肺容积(V_L)大约为 3 L。平静呼气末尚存留于肺内的这部分气体量被称为**功能余气量**(FRC)。尽全力吸气后屏住呼吸,胸膜腔内压降至 –2 kPa,肺容积增加到 6 L 左右。

另外,如果尽力呼气,胸膜腔内压将升高到 –0.2 kPa,肺容积将降至 1.5 L。最大呼气末尚存留于肺内不能被呼出的气体量称为**余气量**(RV)。

肺容积受胸廓解剖学(大小)、肺和胸廓的弹性、呼吸肌强度等多种因素的影响。肺容积的变化可以很容易地用**肺量计**(spirometer)进行测量(图 5.2),该仪器形式多种多样,包含一套密闭系统,受试者可在其中呼吸。如图所示的模型中,中空的上筒倒浸入下筒的水中,上筒内充满空气。当受试者吸气时,上筒内的气体被排出,上筒轻微下移;反之,呼气时则上移。上筒的移动轨迹被记录为曲线图,可反映肺容积的变化。

通过测量肺容积的变化可以获取肺的功能和疾病诊断的许多信息。尽力吸气所能吸入的气体量为**补吸气量**(inspiratory reserve volume,IRV),此时肺容量达**肺总容量**(total lung capacity,TLC),大约 3 L。尽力吸气后做最大呼气,所能呼出的气体量称为**肺活量**(vital capacity,VC),是吸气储备量、潮气量和**补呼气量**(expiratory reserve volume,ERV)之总和。肺容量是基本肺容积中两项或两项以上的联合气量。

除余气量和功能余气量(余气量与补呼气量之和),其他通气体量均可由肺量计直接测得。即使将肺从身体里取出并任其塌陷,肺内仍然会存留少量空气(**最小余气量**),这类肺仍可在水中漂浮(第 2 章 p.20)。死产儿的肺尚未进行呼吸,肺内不含空气,在水中则会下沉,该试验在法庭调查中非常重要。

初学者对通气过程中诸多肺容积的术语及其缩写会产生畏惧心理,图 5.2 有助于对这些名词的理解和记忆。

在人或动物,不管是健康还是患病,个体之间的造成通气量差异的胸膜腔内压的变化不大。但是,肺容积本身的变化与下列因素有关:

- **体型**:体型比较大的人肺容积和肺容量也比较大。
- **年龄**:儿童的肺容积和肺容量均较小,与儿童的体型较小有关。老年人由于肺组织的退行性改变,肺活量减少而余气量增加。
- **性别**:女性的肺容积和肺容量均小于相同体型的男性。
- **肌肉训练**:锻炼能增加肺容积和肺容量,并能提升最大肺通气量。
- **疾病**:在许多呼吸系统的疾病中,偏离正常值的肺容量变化具有诊断价值。肺容积和肺容量的正常值是基于为数众多的普查所得到的测量值。

余气量是肺内不能呼出的气体量,它和功能余气量(等于余气量与补呼气量之和)都不能用肺量

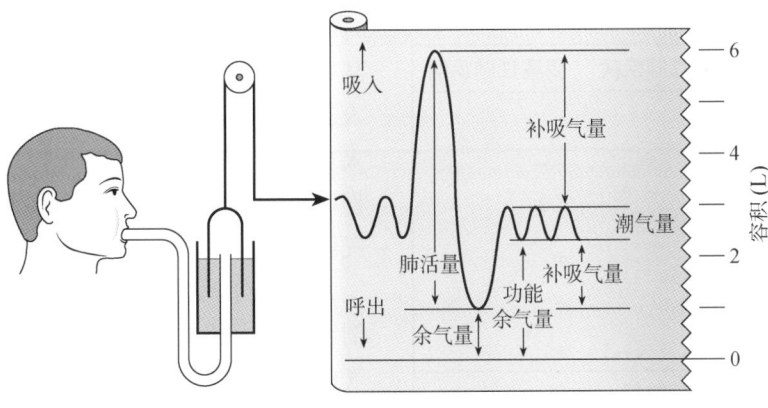

图 5.2 肺量计记录呼吸时成人的平均肺容积和肺容量。由于肺不能完全排空,余气量(RV)和功能余气量(FRC)不能直接通过肺量计进行测定

计直接测出。在尽力呼气达余气量时吸入已知体积的非吸收性示踪气体（如氦气），从氦气被肺内未知容积的气体稀释的程度可计算出余气量或功能余气量。另外，受试者深呼气至余气量后，在一个装有已知体积纯氧的口袋中吸气、呼气，重复几次后，向口袋内深呼气至余气量。余气量中的气体约含80%的氮气，通过测量口袋中氮气的稀释程度也可以计算出余气量。

疾病导致的通气功能异常

如图5.2所示，肺疾病改变多种肺通气量。为了做出诊断，通常要求患者尽最大能力吸气后，再尽最大能力呼气。一秒钟用力呼气容积（FEV_1）经常被缩写为用力呼气容积（FEV），即为单次呼吸测试中在第一秒中尽力呼出的气体量。同样，用力肺活量（FVC）是指一次最大吸气后，尽力呼出的最大气体量。考虑到体型较大的人其肺的体积和FVC也较大，通常FEV_1以所占FVC的百分数来表示。在这个比值中，一般用肺活量（VC）代替用力肺活量（FVC）。

将人的身高、体重与其肺功能测量值相关联，并制成了一系列表格。小于或大于表中的预计值可作为肺部疾病的诊断依据。

胸廓的疾病如强直性脊柱炎，与呼吸运动有关的神经及肌肉的病变如脊髓灰质炎，引起肺扩张受限的疾病如肺纤维化，或引起呼气期间气道塌陷的疾病等，都会降低肺功能测量值。第11章列举了引起肺通气功能下降的各种肺部疾病，概述如下：

变量	限制性肺疾病	阻塞性肺疾病
用力肺活量	- -	-
第一秒内的用力呼气量	- -	- -
FEV_1/FVC	0	- -
功能余气量	-	+
余气量	-	+
肺总量	-	+

0：示无变化；+：示增加；-：示降低。
注意：在疾病的早期，其中一些指标的变化程度并不明显。

肺内气体的不均匀分布

呼吸过程形成了各式各样不同的通气量，其结果是气体在肺内的分布是不均匀的。第2章介绍了支气管树的解剖结构，其末端为袋状的盲端，通过一系列呼吸管道与外界相通（串联）。支气管树这样的排列方式可能导致入口（嘴唇）和末端（肺泡）的气体成分存在一定的差异，为**串联性差异**。在肺泡之间，气体成分也会不一样，**为并联性差异，或二者皆有**。在肺不同部位气体成分的差异很大程度上取决于该部位的通气状况以及气体与血液之间的交换。理想的情况是进入肺泡的气体量与流经该处的血流量刚好匹配，而没有"浪费"气体或血液。无效腔为一种气体和血液供应之间的"不匹配"的情况。

无效腔

实际上，空气和血液之间的气体交换只发生在肺泡表面。连接肺泡表面与大气的呼吸道不参与肺泡与血液之间的气体交换，被称为解剖无效腔。这部分连接性呼吸道对输送气体到肺泡很重要，但就气体交换而言是无用的。无效腔的存在是因为肺的充盈和排空是按顺序进行的（图5.3）。

在吸气末，吸入的气体充填无效腔，并稀释肺泡内的余气（图5.3 C）。然后，呼气时排空肺内气体遵循"后进先出"的原则，即先排出无效腔内未进行交换的气体。在呼气结束时，无效腔内充满来自肺泡的气体，这部分被用过的气体在下一次吸气时首先进入肺泡（图5.3 A、B）。吸气时如果肺的某些区域先于其他区域扩张，先扩张的区域将会纳入较多的来自无效腔的气体，后扩张的区域将会吸入更多的新鲜空气（图5.3 C、D）。因此，吸气过程中不同部位肺扩张的时间顺序将会影响该部位的气体成分。

这部分无效腔被称为解剖无效腔，指气道的解剖容积。严格的定义是"吸气过程中没有与肺泡内气体混合的气体容积"。有效的气体交换只发生在肺泡，在这一过程中没有CO_2排放到无效腔中。因此，科学家福勒（Fowler）认为解剖无效腔是在

| 病例 5.1 | 呼吸系统肺通气：1 |

气胸：肺通气障碍

普里斯（Price）先生，男性，21岁，到当地医院急诊科就诊，主诉胸痛。他在踢足球时骤发胸痛，疼痛发生在右侧胸部，呈针刺样，并在吸气时加剧。他也感到呼吸急促。

通过采集病史、体检和胸部X线检查，急诊科医生做出气胸的诊断。

在本章，我们将思考：
1. 气胸的病因。
2. 气胸的诊断。
3. 气胸的处理。
4. 张力性气胸——一种罕见的临床急症。

CO_2出现在口腔时之前从口和鼻呼出的气体体积（图5.4）。

这一"稍显粗糙的测量方法"在测量解剖无效腔时仍会困难重重，主要是因为流经口腔的气体成分并不是如图5.4示恒定不变的。此外，气体中的成分在不同的情况下会出现大幅度的改变，特别是当用力呼吸时或肺泡以不同速率排空时。这就决定了确定垂直线位置以确定解剖无效腔的难度。

对健康人而言，解剖无效腔就是全部的无效腔。当我们逐渐衰老或患有肺部疾病时，**肺泡无效腔**（alveolar dead space）就开始出现。与解剖无效腔的定义相类似，肺泡无效腔是指肺泡内没有为呼吸膜提供充分血液的肺泡容积。这两种类型的无效腔共同组成了**生理无效腔**（physiological dead space）。

生理无效腔 = 解剖无效腔 + 肺泡无效腔（健康人为0）

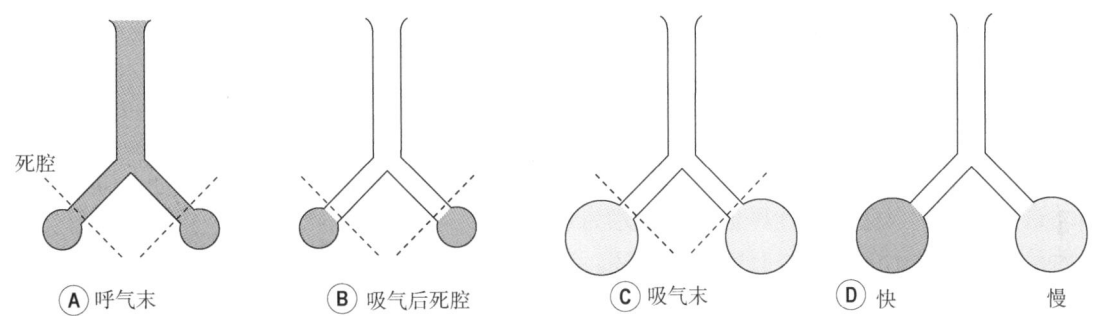

图5.3 无效腔气体的分布。在呼气结束时，无效腔内是充满了"交换过"的肺泡气体。当肺部吸入的新鲜空气容积等于无效腔体积时，肺泡的区域已经扩张，但肺泡内气体的成分没有改变，新鲜空气在无效腔内，"用过的"气体在肺泡内。肺泡的气体将被进一步的吸气所稀释，但是无效腔内还是新鲜的空气。如果肺泡以不同的速度填充，就有不同的时间常数并接受不等量的无效腔气体。最先膨胀的肺泡会接受最多的无效腔气体

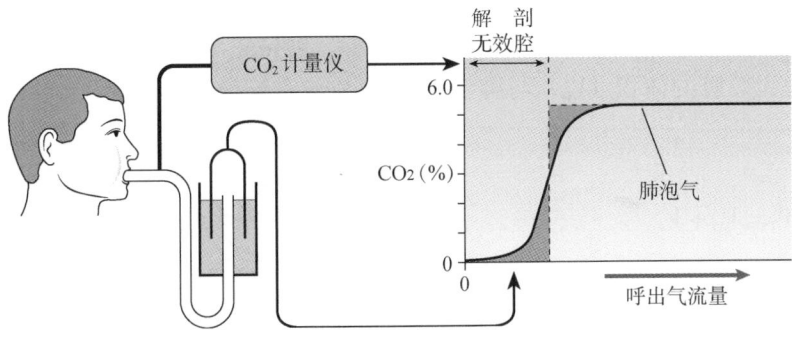

图5.4 估算无效腔容积。当无效腔气体排出时，呼气气体中的CO_2浓度会急剧升高。急剧上升的体积的中间值被当做无效腔体积。曲线的平坦部分被称之为肺泡平台

在数值上,一个"经验法则"是健康人的体重(用磅计算,1磅=0.45公斤)等于他的无效腔容积(毫升)。

疾病情况下的肺泡无效腔

在概念上将肺泡无效腔绝对化是错误的,即认为在肺部的某些区域虽然有呼吸供应的气体,但是绝对没有血液供应来进行 O_2 和 CO_2 进行交换。我们将会在第 7 章介绍,肺不同部位的血液供应受到靶向调控,即有大量的血液供应到通气良好的区域,少量的血液供应到通气差的区域。"通气/血流的匹配"是至关重要的,这也是肺气肿和肺纤维化等各种肺疾病的主要缺陷,这些区域的肺可能表现为膨胀扩张,但是由于仅有缓慢的气体交换,所以通气差。

Bohr 方程(Bohr equation)

我们能够测量呼出气体中各气体的分压以及一分钟内呼吸空气的体积,这样就能让我们用数学方式算出肺部的气体和血液之间的交换。一般的学生并不熟悉这些计算,设计这种计算也不是故意为难他们,而是对肺内发生的情况进行精确的描述。今天,临床医生使用简单无创的技术可以计算出多少肺没有进行气体交换(无效腔),计算出在肺泡内甚至动脉血液中的 O_2 和 CO_2 的分压。

生理无效腔指的是"没有进行气体交换的吸入空气体积",这个定义采用一种比图 5.4 更好的分析方法使计算无效腔的体积变为可能。

波尔·卡尔(Carl Bohr)在 1891 年演算了一个方程式来计算生理无效腔,一次性呼吸所排出的气体量(V_T)等于生理无效腔的体积(V_D)与肺泡容积(V_A)之和。

$$V_T = V_D + V_A$$

呼气时任何气体的总量 O_2、CO_2、N_2 或其他等于呼吸时的容量(V_T)乘以呼吸过程中这个气体(F_E)的浓度(%),如($V_T \times F_E$)。这个总和是

病例 5.1　呼吸系统肺通气:2

气胸产生的原因

气胸指肺与胸壁分离塌陷且气体进入了胸膜腔内。

相对于大气压和肺泡腔内的气体压力,胸膜腔内的压力为负压。如果肺泡和胸膜之间或大气和胸膜之间发生通连,气体会流入到胸膜腔内。随着气体流入,胸膜腔内的压力会接近于大气压。肺呈现部分塌陷和胸壁略微扩张(图 5.5)。

气胸可被划分成两大类,自发性的和创伤性的。大多数气胸是自发性的。据说经常是因为肺表面的小的肺大泡的破裂。肺大泡是一种小的薄壁的先天性畸形,里面充满了气体,但是不影响通气。然而,如果一个肺大泡破裂穿透胸膜,肺泡内的气体通过胸膜进入到胸膜腔内,肺开始塌陷。当肺塌陷时,破裂的肺大泡形成的孔洞将被封闭,从而阻止更多的气体进入到胸膜腔。胸膜腔内的气体被缓慢地吸收到血液中,气胸被治愈。气胸自愈的时间取决于气胸的大小,一个小的气胸可能在 1～2 周自愈。虽然大的气胸最后也能自愈,但通常为了改进通气需要治疗。气胸经常发生于年轻人,通常男性是女性气胸发生率的 3 倍,在身形较高的个体更为常见。所谓的**继发性气胸**是基于其他肺部疾病,例如肿瘤或感染。患肿瘤或感染的肺破裂导致气体进入到胸膜腔内。

顾名思义,创伤性气胸是由胸壁外伤引起的,例如胸部的刺伤。大气中的气体可以通过胸壁上的孔洞进入胸膜腔,或者肺泡中的气体经过肺上的孔洞进入胸膜腔内。原则上,治疗方法与自发性气胸一致。

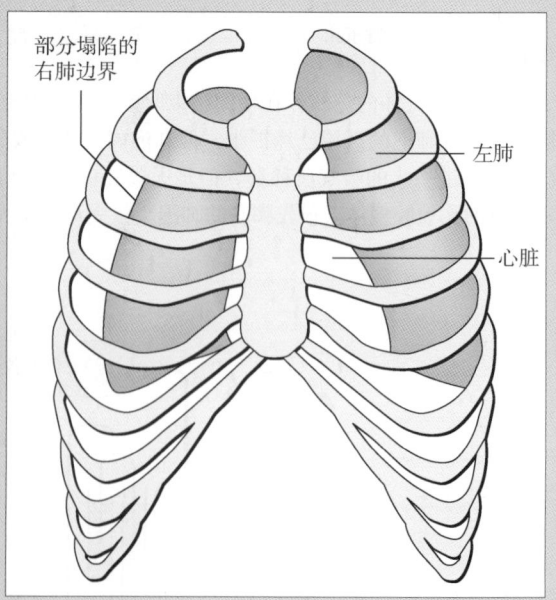

图 5.5　右侧气胸。左肺和胸壁之间没有空间,然而右肺呈现部分塌陷并有空气在胸膜腔内

由无效腔的气体量（$V_D \times F_D$）与肺泡内的气体量（$V_A \times F_A$）组成：

$$V_T \times F_E = (V_D \times F_D) + (V_A \times F_A)$$

如果无效腔没有任何气体，例如 CO_2，$F_D = 0$，并且公式变成：

$$V_T \times F_E = V_A \times F_A$$

或 $\qquad V_A = V_T \times F_E / F_A$

因为 $\qquad V_A = V_T - V_D$

$$V_T - V_D = (V_T \times F_E) / F_A$$

或 $\qquad V_D = V_T - (V_T \times F_E) / F_A$

或 $\qquad V_D = V_T (1 - F_E / F_A)$

这是计算 CO_2 的简化波尔方程。

通过这个方程式，我们知道呼出气体的体积，以及其中的 CO_2 浓度和肺泡气中 CO_2 浓度，就可以计算出无效腔的大小。

应用肺量计和 CO_2 分析仪很容易测量出呼出气体的体积及其中的 CO_2 的浓度。图 5.4 显示获取终末潮气量的基本方法。受试者尽可能地呼出气体进入一个长的细管中，然后用舌顶住管口使之封闭，在长细管内近受试者一端的气体即是肺泡气。因为

病例 5.1　呼吸系统肺通气：3

气胸的诊断

气胸的诊断是通过其病史、临床检验和胸部 X 线片。患者的主诉是胸膜炎性胸痛。如果有中量或大量的气胸，患者会主诉呼吸急促，因为患病的肺通气不好。

临床检查的结果通常都是可预测的。因为患病的肺部分塌陷，远离胸壁，气管可能会偏向患病的一侧。胸膜腔内的空气迫使胸廓向外扩张。这样，患病侧的胸部可能扩张，与正常胸侧相比，呼吸时其运动幅度可能减少。叩诊时因为患侧在胸膜腔内有气体，能听到鼓音。听诊时患侧的呼吸音减弱，这是因为吸气时较少的气体进入到塌陷的肺部，胸膜腔内的气体屏蔽了从肺传到胸壁的声音。

气胸的明确诊断是拍摄胸部 X 线片。正常人的胸片上，在肺野和胸壁内侧之间没有间隙。图 5.6B 是一张左侧气胸患者的胸片。在右侧，肺野填满了胸廓内空间，但是，在左侧，部分塌陷肺的边界清晰可见，并且因为有空气在胸膜腔内，在肺和胸廓之间存在黑色的间隙。

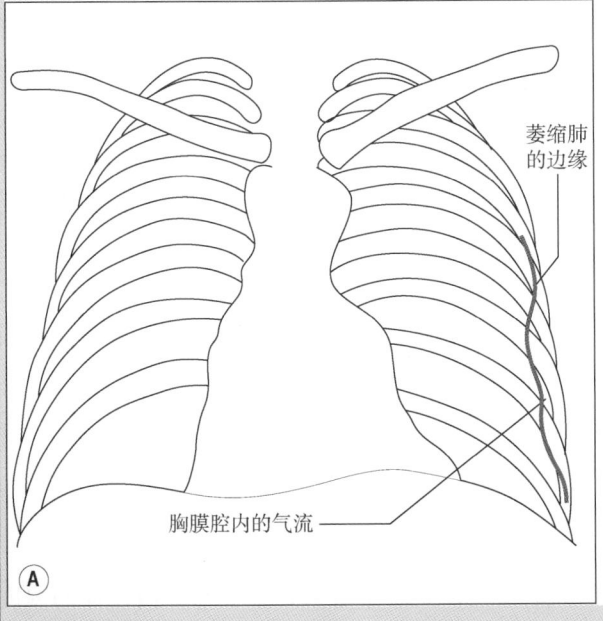 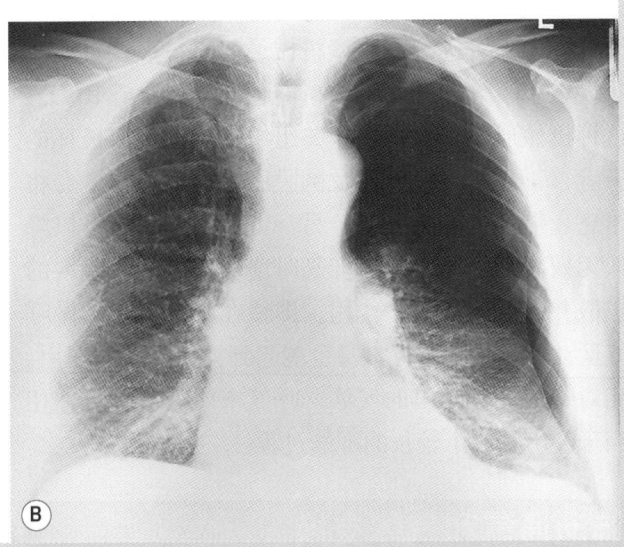

图 5.6　左侧小气胸。（A）示意图显示左肺有部分性塌陷，在塌陷部位和左侧胸壁的内侧之间有气体。（B）左侧气胸患者的胸片。这张胸片相似于示意图（A）。左肺的边界清晰可见，肺缘和胸壁之间充满了空气，在胸片上显现比邻近的肺更深的黑色

不同部位肺泡气的成分变化很大，因此以这种方式收集到的气体做肺泡气的平均值并不十分精确。动脉血中 P_{CO_2} 是一个更好地反映肺混合气中 CO_2 的参数，尽管相比于向管中吹气，收集被试的动脉血明显更加困难。

混合气中某一种气体的浓度百分数直接与其所产生的分压相关。通常，波尔公式更有用地表述为：

$$V_D/V_T = (P_{ACO_2} - P_{ECO_2})/P_{ACO_2}$$

由此表明，潮气量的大小直接影响无效腔的容积。

影响生理无效腔的因素

在健康人，肺泡无效腔很小，解剖无效腔接近生理无效腔（在成人大约为 150 ml）。类似于其他肺容积，生理无效腔容积与体型、年龄、性别和体育锻炼有关。所有影响肺容积的因素也影响无效腔的大小。

肺容积随着呼吸不断变化，在功能残气量时大约为 3 L，而在肺活量时则增加到 6 L。在这种情况下，无效腔将翻一倍。生理无效腔同样也随着呼吸不断变化。潮气量低于 150 ml 导致无肺泡通气。但是，快速的高频呼吸产生轴流，使新鲜空气在气道中央形成"针"样进入深部的肺泡区域。根据这一原理，为患者进行**高频率机械通气**时，可以将潮气量设定小于解剖无效腔，并将通气频率升至 10 Hz。这种机械通气模式常用于肺组织受损和胸部破坏的患者，正常的呼吸运动及胸膜腔内压力的改变会将给患者带来更坏的影响。另一方面，屏气也可以降低无效腔的大小，因为屏气时增加气体在气道内的扩散并有心搏的混合作用。即使在吸气末立即做呼气运动，呼气的过程本身也能起到类似屏气的作用。相对于最先被呼出的气体，呼气末所呼出的气体相当于经历了一个较长的屏气过程。

肺泡通气和气体交换

我们用了很长的篇幅来讨论无效腔对肺功能的影响，因为在疾病中，当肺组织的血供过少以至无法进行有效的气体交换时，无效腔就会明显增加。需牢记一点，气体交换仅仅发生在肺泡，并且是那些通气良好、血供丰富的肺泡。而交换的气体当然是用 O_2 交换 CO_2。

例如，当受试者的潮气量 $V_T = 0.5$ L，呼吸频率 $f = 12$ 次/分；吸入的 O_2 及呼出的 CO_2 按每分钟 6 L 通气被测量。如果 $V_D = 0.15$ L，肺泡通气量仅为：

$$6 - (12 \times 0.15) = 4.2 \text{ L/min}$$

有效的通气导致 O_2 和 CO_2 交换。

实际上，室内空气不含 CO_2，肺泡气体包含 5.5%，数值为：

$$4.2 \times (5.5-0)/100 = 231 \text{ ml/min}$$

O_2 在大气中所占的比例为 21%，而在肺泡气中所占的比例为 14%，因此，所摄取的 O_2 量为：

$$4.2 \times (21-14)/100 = 294 \text{ ml/min}$$

呼出的 CO_2 与摄取的氧气的比率称之为**呼吸交换比率（respiratory exchange ratio）**（当用于描述组织和细胞处的气体交换时，又称为呼吸商）。呼吸商通常使用符号 R 来表示，其值界从 1（以碳水化合物作为代谢底物时）到 0.7（以脂肪作为代谢底物时）。这一比率的大小取决于被氧化分子中结合的氧量。分子中结合的氧元素越多，氧化过程中需结合的氧量就越少。计算公式为：

$$R = 231/294 = 0.79$$

肺泡中 O_2 或 CO_2 的分压依赖于通气过程中吸入的 O_2 或排出的 CO_2 的速率。

对于 CO_2：

$$P_{ACO_2} = \dot{V}_{CO_2}/\dot{V}_A \times K$$

公式中 K 是一个常数，主要与肺内气体的温度与湿度有关，P_{ACO_2} 是肺泡内或动脉血中 CO_2 的压力，$\dot{V}_{CO_2}$ 是机体生产 CO_2 的速率，$\dot{V}_A$ 是肺泡通气量。

小结 1

- 无效腔是指没有充分血液供应或呼吸膜过厚无法进行充分气体交换的部分气道容积。
- 解剖无效腔（传导气道）是正常的，而肺泡无效腔是病理的。它们共同组成生理无效腔。
- 波尔公式能够计算出生理无效腔。
- 呼吸交换率是呼出的（R）CO_2 量与摄入的 O_2 量的比值。

肺泡气方程

当获得了 P_{ACO_2} 数值后，应用**肺泡气方程**（alveolar gas equation）可以计算出 P_{AO_2} 值。如果呼吸交换比率为 1，那么每摄取一分子的 O_2 对应释放一分子 CO_2。公式为：

$$P_{AO_2} = P_{IO_2} - P_{ACO_2}$$

然而，通常情况下 R 不等于 1，P_{AO_2} 值可以通过使用略微复杂的肺泡气方程来计算。

$$P_{AO_2} = P_{IO_2} - P_{ACO_2} \times [(分数_{IO_2} + 1 - 分数_{IO_2})/R]$$

括号内的校正系数是不等于 1 的 R，并且影响肺泡中 N_2 的浓度。

肺泡气方程的简化形式为：

$$P_{AO_2} = P_{IO_2} - P_{ACO_2}/R + 校正后的 N_2 浓度$$
（通常 < 3，可以忽略不计）

图 5.7 显示，改变肺泡通气量影响肺泡的 O_2 分压和 CO_2 分压。显然，增加或降低肺泡通气量对肺泡中这两种气体的浓度起着相反的作用。在随后的章节（第 8 章，气体运输），你将进一步了解到，血液循环中 O_2 的浓度不会呈线性增加或减少，CO_2 亦是如此，因为氧气的运输受 O_2 携带能力的限制，而不是受进入肺中的气体流量的影响。

吸入气体的分布

由于支气管树由大量的平行气道组成，通道内

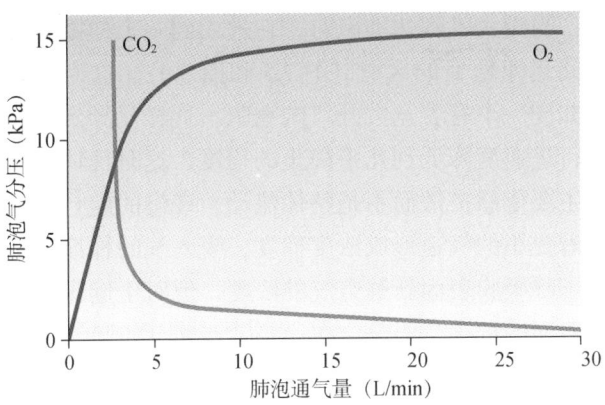

图 5.7 肺泡通气与肺泡中 P_{O_2} 和 P_{CO_2} 之间的关系。肺泡中 P_{CO_2} 与通气量呈一渐进的反向关系。P_{O_2} 随增加的气流而增加，并达到一平台期

气体的成分存在连续性差异（从嘴唇到肺泡）或**区域**间差异（在左、右肺之间）。这些差异可以大到影响肺的功能，受以下因素的影响。

呼出气中 CO_2 浓度的顺差

图 5.4 显示，正如我们的预期，从解剖无效腔和肺泡腔的连续性组成，呼出气中二氧化碳的浓度不会突然升高到肺泡的水平。换言之，两个空腔之间没有一个明确的界限。这是由于几个因素决定：

- 气流可能是层流和湍流（图 5.8），这两种气流形式在管腔内形成浓度梯度。在层流中，由于沿轴心流动前方不会形成夹角。在湍流中，随着气体的流动，前端的气流与周围形成夹角，与之前的管腔内气体发生混合。
- 湍流在支气管分叉处形成的旋涡和心脏的搏动起搅拌作用使气道内的气体混合。
- 从呼吸膜表面到口腔间存在长短不一的气道通路，这意味着肺泡气到达口腔的过程中经历了长短不一的距离。
- 不同的肺组织区域存在不同的顺应性及阻力，这就意味着不同的"时间常数"，在不同的肺组织区域，充填及排空气体的时间各不相同。

以上各点适用于传导性气道中的吸气气流及呼气气流。

当吸入气到达肺泡时，它进入到一个横断面和空间迅速增大的区域（图2.5和图5.9）。这时气道就如同一个有着宽大开口的喇叭。这样就导致气流的行进速度降低到几乎静止的程度，这时气体的移动主要依靠扩散而不是整体流动。缓慢的前行气流沿着更小的气道形成浓度梯度。吸入气的**梯度差**降低了呼吸膜表面新鲜空气的浓度，但对于健康人没有明显的危害。但是，在一些肺疾病（如肺气肿），气道的结构发生改变，气体的扩散距离增加，因此，这个梯度差就到了无法耐受的程度。

相似地，当到达肺泡膜的气道通路因为疾病被阻塞时，仅有的通气是通过邻近肺泡壁上的侧支管道（Kohn孔）来实现。

区域间差异（肺不同区域之间肺泡气成分的差异）

临床上，更为重要的是存在于**肺区域**之间的肺泡气成分的差异。这是因为：

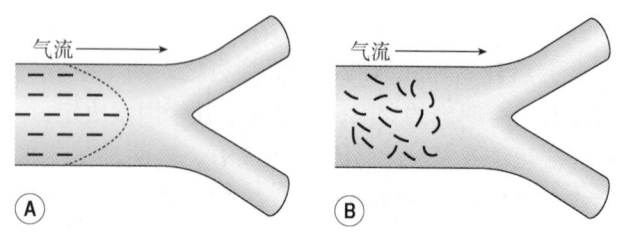

图5.8 层流和湍流。层流的运动轨迹与气道管壁相平行，层流中心的运动速度最快。湍流的运动轨迹是无序的，其速度分布是平均的

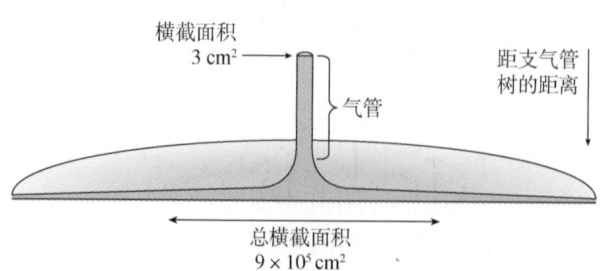

图5.9 气道的横截面积。随着支气管的逐级分支，总的气道横截面积不断增加。肺泡的呼吸膜面积（以水平线表示）超过气道横截面积的300 000倍

1. 区域通气的差异引起吸入的肺泡气稀释的差异。
2. 血供的差异导致与肺泡气中 O_2 和 CO_2 的交换速率差异（这一作用机制将在第7章讲解）。

在一个直立的健康人体内，局部通气的最大差异是在肺尖和肺底之间。在同一水平面上，不同区域的通气是相似的。

为了弄清区域通气在垂直方向上的差异，首先，我们需要回顾以下几点：

- 通气量指的是吸入及呼出某一区域肺组织的气体总量，而无须考虑该区域的初始容积。
- 肺通气的驱动力是肺周围胸膜腔内压的改变。与大气压相比，胸膜腔压力呈负压，并且在吸气过程中，随着肺的膨胀进一步降低（第3章 p.30-31）。
- 重力对胸部的影响引起肺底部的胸膜腔压力大于肺尖部。向肺底部每下降 1 cm 大约增加（更小的负数）0.025 kPa（见第3章 p.31）。

如果在显微镜下观察人类或者哺乳动物在直立位呼气末时（FRC）的肺组织（图5.11），我们能够清楚地看见胸膜腔压力的**重力梯度**对肺组织的影响。肺尖部的肺泡扩大，接近于最大容积，而肺底部的则只有轻度扩张。

通过一系列巧妙的实验，利用放射性气体氙（^{133}Xe）我们能够观察到当你吸气时究竟发生了什么。

将离体的肺悬置于压力梯度中，这一梯度模拟直立位人体胸部，每向底部下降一厘米压力梯度升高 0.025 kPa。实验设计是将肺放入适当密度的泡沫之中。用放射性气体充满并扩张肺，通过置于肺表面的放射性计量器可以测量任一时刻扩张肺内某一区域的放射性气体量（图5.12）。

从肺尖到肺底，压力梯度的影响是连续性的。为了简单化，我们将肺看作两个部份：肺上叶和肺下叶。

图5.11 所示，在一直立肺组织中，肺尖与肺底部的肺泡之间的差异。这两幅是直立位肺组织中，肺尖部和肺底部的肺泡组织的模拟图。在肺尖部，肺泡明显膨胀扩张，而毛细血管血液充盈不明显。在肺底部，情况则与之相反。这一现象主要是由重

| 病例 5.1 | 呼吸系统肺通气：4 |

气胸的治疗

普里斯先生的气胸是用胸腔导气管治好的。在局部麻醉下，于普里斯先生的两肋之间做一个小切口，将一段塑料管插入胸膜腔内。胸膜腔的气体经胸腔导气管排出，被压缩的肺组织重新膨胀。

胸腔导气管排出胸膜腔的气体而不是让更多的空气进入胸膜腔，这需要在导气管的末端放置一个单向阀。单向阀通常为水封式（图 5.10），即在一个水容器内，导气管延伸到水面以下。气体在水中以水泡的形式排出到大气中，但是没有气体能够返回到导气管，在导气管末端的水有效地起着单向阀的作用。

当胸膜腔压力为正数时，例如咳嗽或者用力呼气的时候，空气顺着导气管通过水封瓶排出到大气中，气胸内气体排出。如果仍有气体通过肺胸膜的缺口进入胸膜腔，气胸中的气体也能排出。气泡会出现在水封瓶中，直到胸膜上的缺口愈合。当胸膜上的缺口愈合后，导气管就可以拔出了。除了引流胸膜腔的气体，水封瓶也能通过导气管收集从气胸中排出的血液和其他分泌物，这些物质可能阻塞机械阀。胸腔导气管也能用来引流胸部创伤等引起的胸膜腔积血（血胸）。

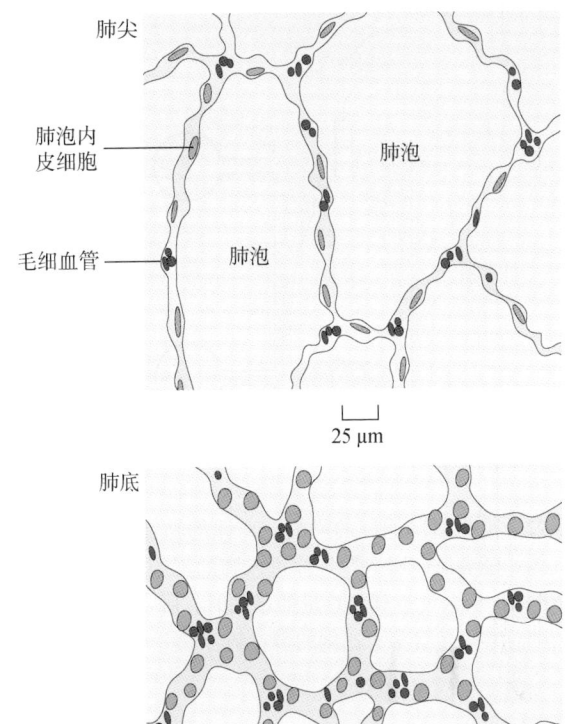

图 5.11 直立时肺尖和肺底的肺泡尺寸。直立的肺被冻存，在肺尖和肺底的肺泡组织结构示意图。与肺底部相比，肺尖的肺泡扩张和毛细血管血液减少。这种差异主要是因为重力的原因

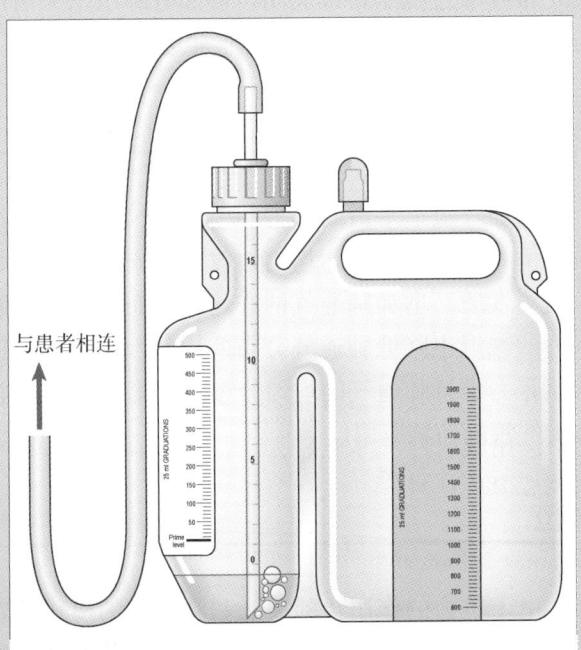

图 5.10 一个水封瓶。气胸中的气体通过胸腔导气管排出，在水封瓶形成气泡。水能阻止气体从大气中进入胸膜腔，也能收集引起机械阀阻塞的血液和其他液体分泌物

力作用所导致的。

图 5.12 的垂直线显示的是完全充气的时候离体肺的肺上叶和肺下叶区域所占肺的最大充气量的百分比，水平轴表示的是整个肺的体积。如果肺部没有任何压力梯度，肺上叶和肺下叶将以同样的速度扩张，代表这些容积的点会在同一条线上，如图 5.12 中的虚线所示。对肺施以一定的压力梯度，肺的两个区域会表现得不一样。图 5.12 的斜率代表容积的改变：斜度越陡扩张程度越大。立方体代表在肺尖或肺底一个立方体的肺在同一时刻达到的最大充气量的百分比。

- 因为较大的外力压迫，肺下叶通气以较小的百分率开始。
- 随后，肺上部区域的通气能力小于下部，其程度在总通气量的 40%~100% 之间，而肺下叶在

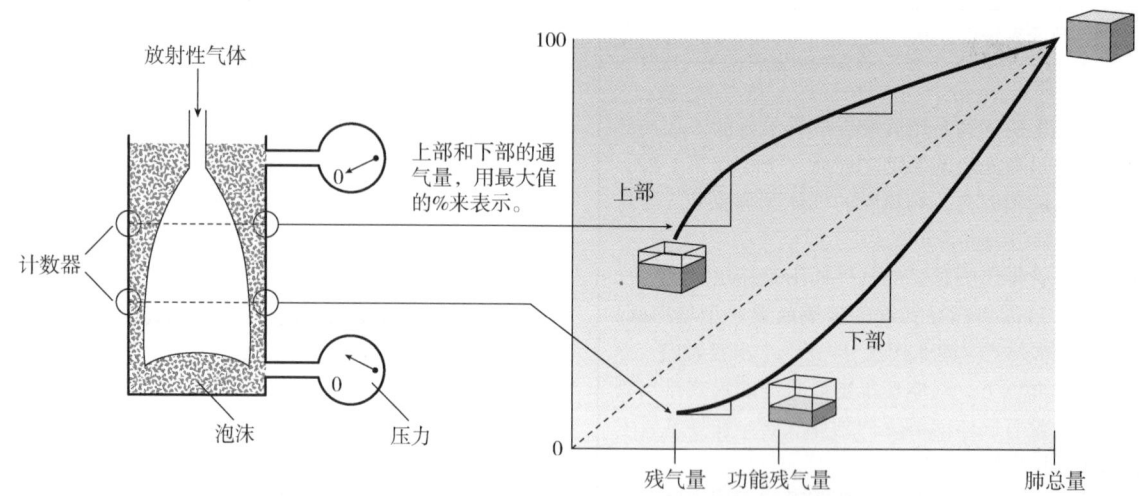

图 5.12 重力对肺通气的影响。离体的肺被泡沫包围，模拟在重力情况下存在的胸膜腔压力的梯度，该肺"呼吸"放射性气体。随着肺"吸入"气体进入肺的不同区域，放射活性的测量则为不同区域的肺通气量。坐标图显示，当肺的总容积（横坐标）从余气量到肺总量的增加时，肺上部和下部的容量（纵坐标）。立方体说明，在肺尖或肺底的单位肺容量中，不同的肺总容量包含多大比例的潜在肺容量

15%～100%之间，这是因为开始时肺上叶更为扩张。

- 在通气量远低于功能残气量时，肺上部区域的膨胀更快（比较图 5.12 线条的斜度），这是因为在这个通气量水平通往肺下叶的一些气道关闭，需要一个临界压力去重新打开。
- 在更大的肺通气时，情况相反，肺下叶有更多的通气。
- 图 5.12 中的点代表肺的两个区域的通气量，在肺放气时，下降肺通气的两条曲线，与前面的描述相反。
- 需要记住的是人类的肺大致是圆锥状的，肺底部的组织比肺尖部多。肺底部的气体交换更多，影响更大。

影响气体分布的其他因素

年龄

肺部老化的退行性变化导致肺部的机械性能差异。这些变化增加了肺部通气的不均匀性。呼吸道的临界**闭合容量（closing volume）**（气道开始闭合时的肺气量）随年龄增加而增加。当一些气道在整个正常呼吸过程中持续关闭，使部分肺组织无法进行气体交换，闭合容量就显得非常重要了。

呼吸道的肌肉张力

增加呼吸道平滑肌张力和引起支气管收缩的物质，例如组胺，通过不均匀地改变不同区域的肺组织力学性质，增加肺通气的非均匀分布。呼吸道肌张力的减退也降低肺通气分布的均匀性。这表明正常肌张力维持肺通气的均匀分布。在第 4 章介绍收缩支气管的药物应用。

体位

由于重力的作用，肺通气和肺灌注的模式随着肺的体位变化而变化。在图 5.12，如果肺的底部朝上"倒立"，或者一个人头朝下倒立着，现在，肺的最佳通气的部位就变成了肺尖部，因为此时肺尖在肺的底部。

重力与肺通气的分布有关，这种简略的解释在最近遭受了质疑。失重条件下的宇航员被认为有着

均匀的肺部通气,然而事实确并非如此。虽然肺通气的分布差异显著减少,但是仍然存在一个轻微的从肺尖到肺底的肺通气分布梯度。这可能是因为他们在成为宇航员之前大多数时间在正常的重力作用下生活,重力对于肺局部的力学性能可能留下了永久的印记。在可以完全描述重力对肺的影响之前,我们必须等待并测试一个在失重条件下出生和生活的人。

病理变化

巨大的急性变化,如气胸(见框 1~5),可能影响到肺内部或两肺之间的通气分布。在这个案例,它限制一侧肺的扩张(图 5.14 A)。正常的老化和少量的病理变化改变肺通气的分布和某种程度的气体灌注。在哮喘和支气管炎,呼吸道堵塞(图 5.14 B)限制气体供应到该气道的分布区域。肺气肿等疾病改变气道的顺应性(图 5.14 C)并导致呼吸道塌陷(图 5.14 D)。

病例 5.1 呼吸系统肺通气:5(续)

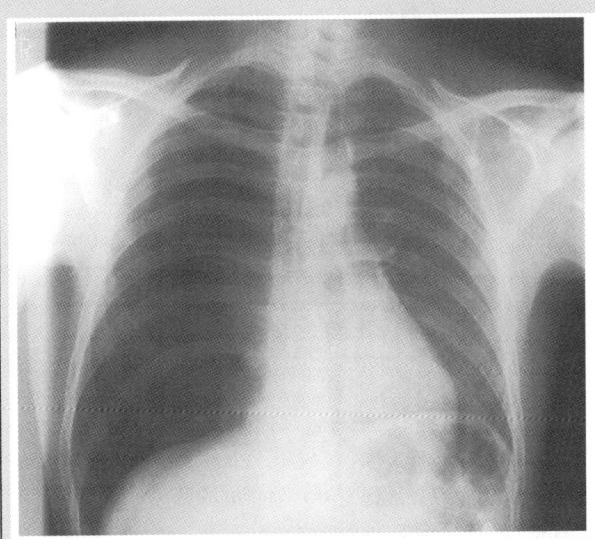

图 5.13 右侧张力性气胸患者的胸部 X 线片。气胸内空气被压缩,心脏和其他结构偏向健侧

病例 5.1 呼吸系统肺通气:5

张力性气胸——一种临床急症

正如我们看到的,气体进入胸膜腔将引发气胸。在大多数病例,当胸膜腔内压力达到大气压水平时气流停止。极少数的病例,胸膜腔压力会继续升高超过大气压。这通常是由于肺壁上的缺口相当于一个只允许气体进入胸膜腔而不允许其离开的阀门。当肺泡内压力呈正压时气体进入胸膜腔。在重症监护室或手术室,当患者被人工通气时,这个问题变得尤其严重。

当胸膜腔压力升高,纵隔被推离患侧(非张力性气胸,纵隔偏向患侧)。对心脏和大血管的压力导致心输出量减少。另一个肺的移位可能导致气体交换受损。在严重的病例,心血管发生塌陷。图 5.13 显示张力性气胸的 X 线片。右肺几乎完全塌陷,心和纵隔偏离患侧。

张力性气胸是一种临床急症。必须立即释放胸膜腔内的气体。把任何可用的导管紧急插入胸膜内就可以了。在大多数病房,静脉插管是现成的,通常是用于此目的的。在压力下,气体排出时发出嘶嘶声,心肺被压迫的状态立即得到改善。一旦患者情况稳定,可以插入正式的胸膜腔导管。

病例 5.1 呼吸系统肺通气:6

肺炎

患者欧·唐娜,女,70 岁,退休,独居。因长期吸烟(吸烟史 50 余年,每天约 20 支),近年来患慢性咳嗽,感冒后加剧并伴有绿色痰。

近期虽轻微感冒却导致呼吸道症状恶化,咳嗽比以前明显加重,伴有大量咳痰。她感觉很不舒服,并伴有寒战、高热。她也感到呼吸困难和疲倦,觉得难以忍受。

家庭医生对她进行检查后决定让她去当地医院接受治疗。在医院,医生对欧·唐娜夫人做了体检、拍了胸片和血液检查。欧·唐娜夫人正在咳嗽的痰液标本也被送往实验室检验。根据欧·唐娜夫人的症状、体征、胸片和实验室检查结果,医生做出肺炎的诊断。

我们需要考虑:
1. 肺炎的诊断和病因。
2. 肺炎的治疗。

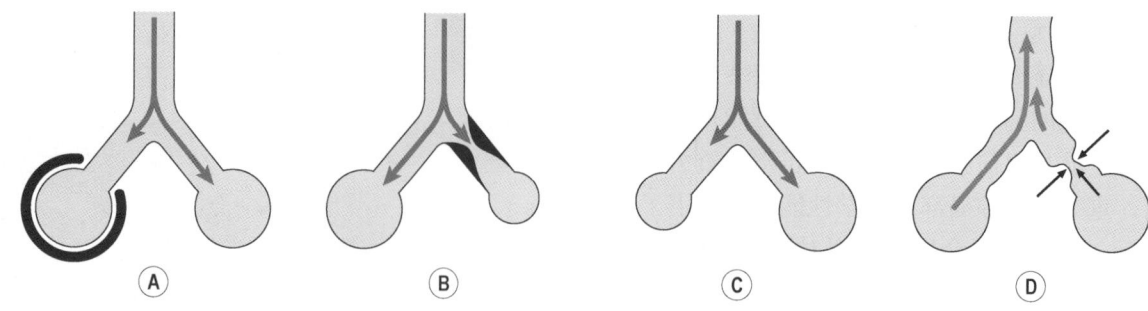

图 5.14 一些病理变化影响通气的分布。(A) 通气受限制；(B) 呼吸道梗阻；(C) 呼吸道顺应性改变；(D) 呼吸道塌陷

病例 5.1 呼吸系统肺通气：7

肺炎的诊断

本质上，肺炎就是指肺部的感染。肺炎不是一种罕见的疾病，每1000个社区成年人中有2个肺炎患者。肺炎引起的死亡人数远远超过其他感染的总和。肺炎通常由细菌感染引起。医院外引起肺炎的最常见细菌为肺炎链球菌。肺炎链球菌导致的肺炎大约占肺炎的一半。导致肺炎的其他细菌包括：

- 流感嗜血杆菌，最常见于已有肺部疾病如慢性支气管炎的患者。
- 金黄色葡萄球菌，常见于儿童和静脉药物滥用者。

大约 1/5 的肺炎由不太常见的因素感染引起，例如：

- 肺炎支原体，是引发肺炎的第二位的常见致病菌。
- 鹦鹉热衣原体，引起鹦鹉热，由笼子里的鸟引起的肺炎。
- 立克次体，引起 Q 型流感，由兽皮引起的肺炎。
- 嗜肺军团菌，导致军团病，是在1976年首次证实的肺炎。几个美国军团（退伍军人协会）成员感染了这种疾病，当时他们正在费城的一家酒店里参加一次会议。之前尚未确认的军团菌污染了酒店空调装置里的水，退伍军人吸入了空气中被污染的水滴，从而引起这种疾病。

这些因素所导致的肺炎通常被称为非典型肺炎。

肺炎也可能是由病毒（最常见的是甲型流感病毒）引起的。当然，导致肺结核的结核分枝杆菌也引起肺炎。更多的肺炎是患者在住院期间感染的，在医院感染的肺炎被称为医院获得性肺炎。

大叶性肺炎是指肺的一叶被感染，而支气管肺炎是肺部一种更广泛的感染。感染引起肺泡和呼吸道积液、积脓，

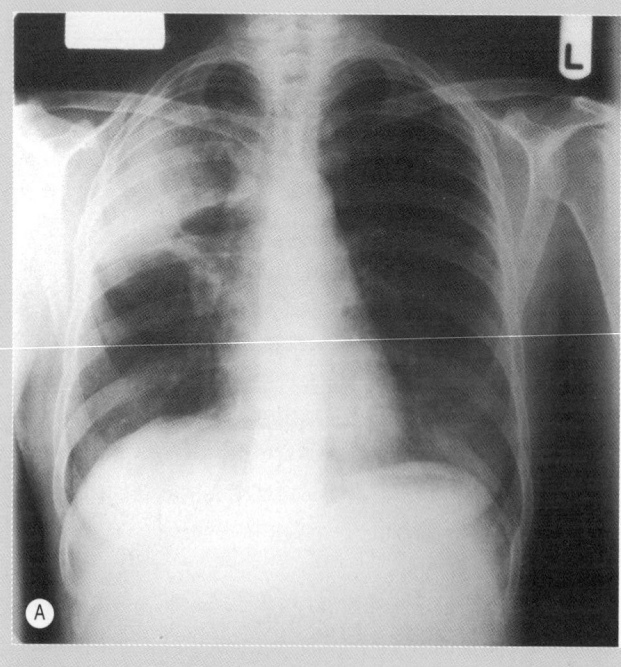
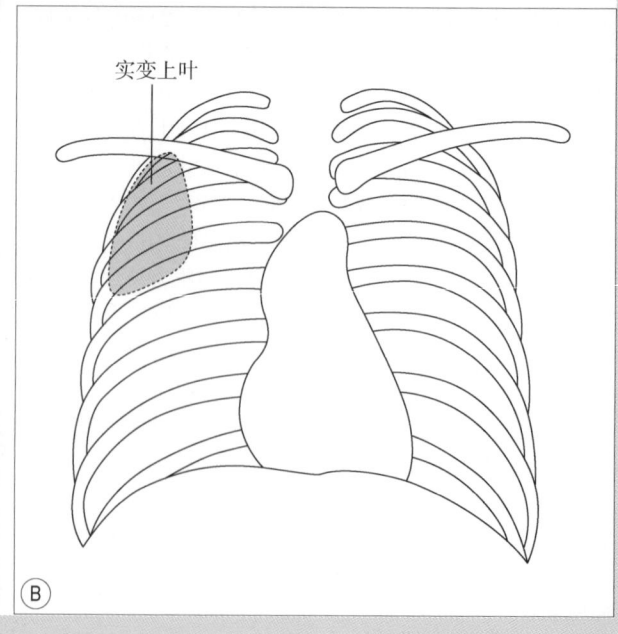

实变上叶

图 5.15

病例 5.1	呼吸系统肺通气：7（续）

这样感染区的通气减少或没有，流经这些区域的血液也因此缺氧。患者经常主诉发烧和咳嗽，虽然咳嗽并不总是疾病的始发症状。如果感染扩散到胸膜，患者通常会主诉感染区域的胸膜炎性疼痛。

检查时，患者通常会有发烧、患侧通气减少。如果患者患有大叶性肺炎，肺感染区的胸壁叩诊沉闷，听诊可闻及支气管呼吸音（干啰音）。受感染肺叶处可闻及粗糙的支气管呼吸音，因为肺叶感染的气管内液体传导声音好于空气的传导。

欧·唐娜夫人的胸片结果如图5.15所示，她的右肺上叶肺炎引起了右肺上叶区域的融合（囊性肺）。注意感染灶有清晰明确的底部边界，这是因为感染灶完全局限于肺上叶。胸片显影的下界是肺上叶的下界。

血液检查经常显示白细胞指数升高（通常高于 $15 \times 10^9/L$），痰标本的微生物检测可以确定致病病原体，药敏试验确定敏感抗生素。

病例 5.1	呼吸系统肺通气：8

肺炎的治疗

诊断肺炎明确后，欧·唐娜夫人得到了给氧以及青霉素治疗。实验室检查证实她的肺炎是由肺炎链球菌引起，并对青霉素敏感。几天后，她的症状改善，她回家了。

抗生素应用是治疗肺炎的主要方法。在对痰标本的微生物检查后，治疗可以针对检查出来的特定病原菌进行。通常在检测结果出来之前，抗生素的选择是建立在对最可能的病原体进行"最佳推测"的基础上，正如对欧·唐娜夫人的处理一样。随后，根据实验室数据，对抗生素的选择做出相应的更改。

其他支持性的措施包括吸氧以维持血氧浓度、应用乙酰氨基酚以缓解发热症状、输液以防止患者脱水、应用止痛药以缓解患者的胸膜炎性疼痛。

小结 2

- 通气量可通过测定肺部某一区域在每分钟内的气体变化次数或气体流量而得到。
- 一个区域的通气量与这个区域的大小无关。
- 在决定气体不均匀分布上，气体的浓度梯度和区域浓度差异是不重要的。
- 重力的作用使肺底的通气好于肺尖的通气。

延伸阅读

Barnes, P.J., 1984. The third nervous system in the lung: physiology and clinical perspectives. Thorax 39, 561.

Hlastala, M.P., 1997. Ventilation. In: Crystal, R.G., West, J.B., Barnes, P.J., Weibel, E.R. (Eds.). The Lung: Scientific Foundations, second ed. Raven Press, New York.

Paiva, M., 1997. Uneven ventilation. In: Crystal, R.G., West, J.B., Barnes, P.J., Weibel, E.R. (Eds.). The Lung: Scientific Foundations, second ed. Raven Press, New York.

West, J.B., 1962. Regional differences in gas exchange in the lung of erect man. J. Appl. Physiol. 17, 893.

（彭彬 王涛 高英 郑倩 川北医学院）

6

空气和血液间的气体交换——气体扩散

本章学习目标

通过本章的学习你应该能够：

1. 掌握肺内气体扩散的"连续性"特征。
2. 描述 Fick 气体扩散定律（Fick's Law of Diffusion）。
3. 掌握扩散容量的定义，说明为何"转运系数"一词更适于对扩散容量进行描述。
4. 了解 O_2、CO_2 的特性以及这些特性对 O_2、CO_2 转运的病理学影响。
5. 解释 O_2 平衡的建立速率为何与 CO_2 平衡的建立速率一致。
6. 掌握限制肺气体转运速率的各种要素以及它们是如何受到疾病的影响的。
7. 了解为何选择气体 CO 用于气体转运系数的测定。
8. 了解为何在 CO_2 交换过程中最重要的因素是通气，而不是扩散。

6 空气和血液间的气体交换——气体扩散

气体进入组织的途径

肺能如此轻松地维持血液中 O_2 含量的稳定，以至于不久前人们还认为可能存在一种主动过程，即机体能主动地从空气中摄取 O_2。现在已明白这只是一种 O_2 沿其浓度梯度被动扩散的过程。扩散功能对于机体获取 O_2 至关重要，因此肺的这种能力常常被用于肺功能的检测，有时称其为**肺扩散容量**（diffusing capacity）。在多种疾病中肺扩散容量都会降低，例如肺纤维化、石棉肺、结节病和肺炎。

第 5 章叙述了肺不同区域通气的差异对肺泡内气体成分的影响。下面要讨论的是气体从空气到血液或从血液到空气的交换过程，其重点是清晰区分两个概念，即混合气体中某单一气体的量以及该气体所占的比例或浓度，通常以气体分压（P）来表示。气体分压这一概念非常重要，因为分压差是驱动气体从某一区域扩散到另一区域的动力。可通过一个类比理解气体分压：假设有一港口的水位低于大西洋水平面 10 cm，当一个巨大的闸门挡住海水使其不流进港口时，海水则对闸门产生压力，其单位压力值等于儿童泳池中 10 cm 高的水对池壁产生的单位压力。此时闸门两侧的水量的多少（如同肺内不同区域的气体量）与压力差的原动力（驱动压）并无直接关系；但两侧液体的高度差（如同不同区域的气体分压差）则为两侧的压力差提供了原动力。

气体分压取决于该气体的浓度，所以跨膜压力梯度取决于该气体在膜两侧的浓度差。在肺内空气与血液之间的气体转运以及在组织中血液与细胞之间的气体转运只能通过扩散方式进行，而血液循环则有效地将这两个过程连接起来。就 O_2 扩散而言（图 6.1），O_2 在肺部的扩散足以使肺泡气和肺部血液之间氧的分压（浓度）差减少到零；而在组织中，动脉血与细胞的线粒体之间则存在巨大的氧分压差，这使得 O_2 能够大量流向那些氧化代谢的细胞器。

如图 6.1 所示，O_2 从空气到血液的过程实际上是通过一系列串联的结构进行的连续过程，后面我们将详细介绍。重要的是要记住：它们是串联的（即一个接一个），像一节节连接在一起的软管，缩

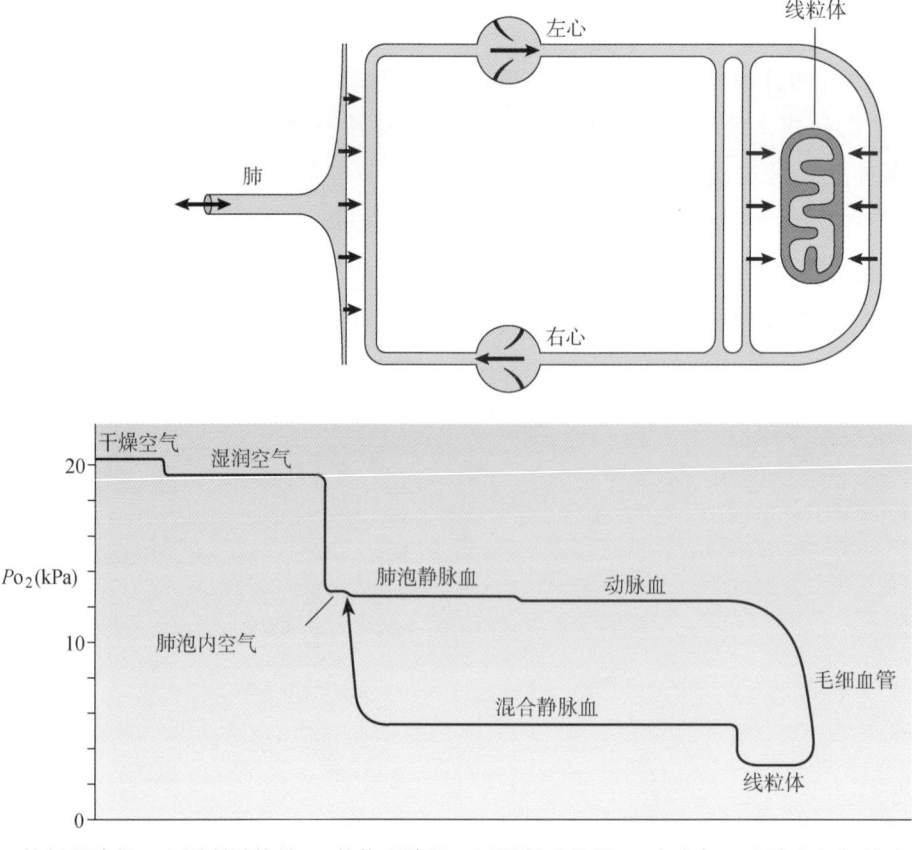

图 6.1 O_2 的行程路径。上图所示的是 O_2 的物理路径。下图所示的是 O_2 在空气、血液和组织液中的氧分压

窄其中的一段就会减少整体的流量。

肺疾病和气体扩散

肺气体的扩散能力非常强，对于许多疾病（例如肺气肿）导致的特征性缺氧而言，扩散功能障碍在其中究竟起到多大作用还存在一些争议。在大多数情况下，只有当患者在运动时扩散效应的影响才能表现出来。在肺气肿患者，呼吸膜结构的破坏必定影响气体扩散能力，但结构破坏对于通气血流分配的影响也同样至关重要（图4.16）。在其他导致呼吸膜严重增厚的疾病（例如间质性肺纤维化 interstitial pulmonary fibrosis），肺的气体扩散能力已减少到正常的1/6，这种情况不能说扩散对呼吸功能没有影响。

病例 6.1 　空气和血液间的气体交换——气体扩散：1

纤维化性肺泡炎（fibrosing alveolitis）

患者 Paterson，男，65岁。虽从不吸烟，但他在过去的几个月中呼吸急促进行性加重，特别是在运动时。就诊时医生发现他有严重的呼吸困难，并伴有杵状指（finger-clubbing，图1.4）。检查还发现其胸部两侧的扩张能力下降。听诊发现胸部特别是肺基底存在细小的呼吸啰音。医生决定将患者转给当地医院的呼吸专科医生。

我们需要考虑：
1. 特发性**纤维化性肺泡炎**的临床特征。
2. 特发性**纤维化性肺泡炎**的诊断与治疗。

气体扩散的 Fick 定律（Fick's Law）

气体进出血液的规律由 Fick 定律描述（附录 p.155），气体的跨膜扩散速率取决于以下因素：

$$\text{扩散速率} = \frac{A \times S\,(\Delta C)}{t\sqrt{MW}}$$

其中 A 代表有效的膜面积，S 代表气体的溶解度，ΔC 代表气体的浓度梯度，该梯度的大小取决于膜两侧的气体浓度差或分压差，t 代表膜厚度，MW 代表气体分子量（图6.2）。

气体扩散的有效面积指肺毛细血管与肺泡气体接触的那一部分膜的总面积，以下情况可以导致该面积的改变：疾病导致肺泡间隔的破坏；运动导致的变化，即休息时原本表现为关闭的毛细血管在运动后出现开放以及那些原本开放的毛细血管在运动后出现更明显扩张。

气体的溶解度决定了溶液中该气体的扩散速率，这里所指的气体通常包括 O_2 和 CO_2。CO_2 在组织液中的溶解度是 O_2 的 23 倍，但由于 CO_2 的分子量更大，因此在相同的分压差下，CO_2 从血液向空气的扩散能力是 O_2 从空气到血液扩散能力的 20 倍。不过，CO_2 平衡与 O_2 平衡的建立速率相等，原因如下：

（1）从血液中释放 CO_2 的**反应**（reaction）相对较慢。

（2）驱动 CO_2 从血液扩散到肺泡的**浓度梯度（concentration gradient）**仅有 0.8 kPa，而驱动 O_2 在相反方向的扩散的气体分压差为 8 kPa。

虽然扩散过程是一种物理现象，但化学反应在其中也具有一定作用。特别是，O_2 被红细胞（red blood corpuscles，RBC）中的血红蛋白结合或者释放的速率呈现出一种"速率限制性"过程（即已发生的结合和解离反应限制了其后续的反应过程），因此减少了其总的释放速率。

虽然在肺严重受损时，CO_2 的扩散也将受到影响，但一般情况下当发生扩散问题时，最先受到影响的是 O_2 扩散。CO_2 的清除速率主要受肺泡通气所控制（第5章 p.60、本章 p.81）。

图 6.1 显示的 3 个过程均以扩散作为气体转运的主要方式，在扩散功能出现问题时气体转运将受

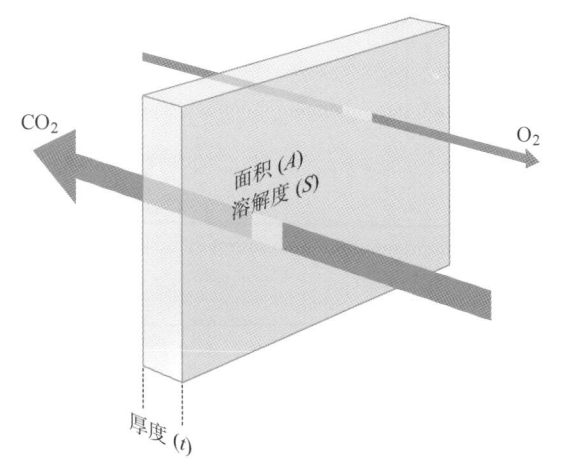

图 6.2 　气体的跨膜扩散。显然，当存在较大的扩散面积和较小的膜厚度，以及较大的气体浓度差且较高的气体溶解度时，气体扩散将更快

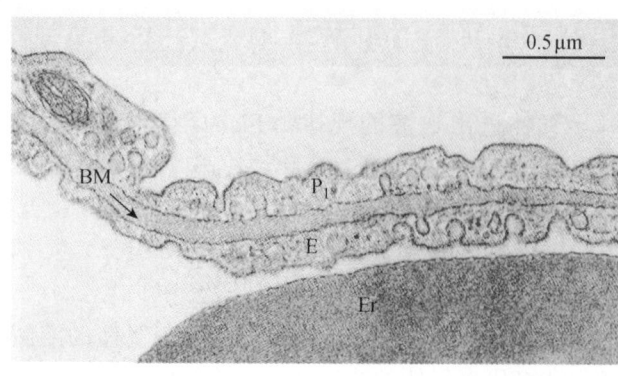

图 6.3 肺内气体扩散部位。在肺泡内，气体的扩散距离远大于肺组织内气体的扩散距离。但是，由于肺泡内均是气体，故其扩散远快于组织内气体的扩散。血液与肺泡气体之间的扩散屏障包括：I 型肺细胞（P_1）、基底膜、毛细血管上皮细胞（E）。Er，毛细血管内红细胞。本图来源：Stevens et al.，2002

- 血液在毛细血管内的流经时间。
- 气体跨越肺泡/毛细血管膜。
- 气体在血浆内扩散。
- 气体与血红蛋白发生反应。

血液在毛细血管内的流经时间

虽然血液流经肺时具有高度脉动性（p.84），但如果考虑到血液流动的流畅性及其流经毛细血管时只耗时 0.8 s，这种脉动性可以忽略。图 6.4 显示，血液流经毛细血管时 O_2 浓度以及 O_2 分压的变化方式。

该图提示，一系列潜在的并发症可以由此引起，因为：

- 在肺部的不同区域，血液流经毛细血管的时间有着很大差异。少于 0.2 s 的时间不足以达到气体扩散平衡。由于流经时间较短，毛细血管会将去氧合的血液带到肺静脉。这种情况在功能上等同于 $\dot{V}/\dot{Q}$ 比值的下降，具有不利影响（见第 7 章）。

到有效阻碍。

（1）气体在肺泡内的扩散过程。
（2）气体从肺泡到红细胞的扩散过程。
（3）气体从红细胞到组织线粒体的扩散过程。

因为这是一本关于呼吸系统的教科书，所以我们主要关注前两项内容。其解剖位置显示于图 6.3。

肺泡内气体扩散过程

健康人肺泡的平均直径大约为 200 μm，在该距离内，肺泡内不同部位的气体的浓度差将在 10 ms 内通过扩散过程达到平衡。但可以想象，在肺气肿（肺泡腔被扩大）的情况下，气体扩散距离增加，这将减慢 O_2 的转运使其达到不可接受的水平。当然，虽然上述结构变化肯定会产生一定影响，但是对于该病，在考虑扩散问题之前，不良后果主要来源于肺泡间隔的破坏、呼吸膜面积的减少以及通气血流比例的失匹配。

从肺泡气到红细胞的扩散过程

从空气到血液或者从血液到空气扩散的过程包含以下几个要素：

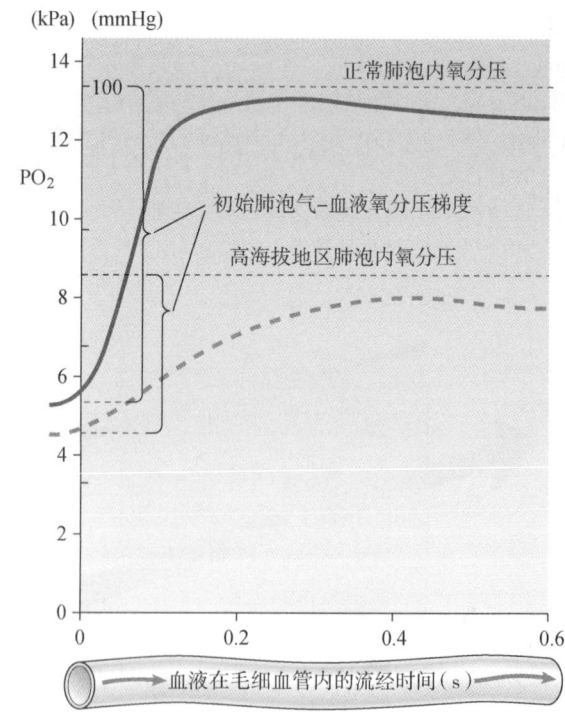

图 6.4 血液在流经肺泡毛细血管时的 O_2 分压。该图是一组人群的数据，显示其血液流经毛细血管的平均时间，该时间具有高度变异性。虚线代表降低了的氧分压（在高海拔情况下）

- 在过度运动情况下，心输出量增加，血液流经时间减少。
- 在高海拔地区，驱动 O_2 进入血液的环境氧分压出现下降。该效应在图 6.4 中显示为虚线。显然，在高海拔环境下进行运动是非常不利的。图中效应也可解释常人登山高度受限的主要原因。

气体跨越肺泡膜的扩散过程

呈线性排列的肺泡上皮细胞及基底膜构成了肺泡壁，其厚度为 0.2 μm。肺毛细血管内皮细胞和基底膜的厚度也为 0.2 μm，但毛细血管基底侧的细胞壁有时略厚，起支撑作用（图 6.3）。毛细血管占据了肺泡壁的大部分，通常其间距小于单根毛细血管直径。每根毛细血管跨越多达 3 个肺泡。可以预测，一些影响肺泡/毛细血管膜的疾病将影响气体扩散。例如肺纤维化、结节病、石棉肺以及肺水肿。然而这些因素对扩散的影响似乎比预期的要轻，因为它们通常发生在肺毛细血管的非活动面以及起支撑作用的一侧，而其有功能的一侧相对完整。这些疾病的主要影响是通过大量破坏组织结构及增加通气/血流失匹配从而降低气体扩散的表面面积而实现的。

血浆内的气体扩散过程

红细胞的直径基本和肺毛细血管的直径相等。事实上，红细胞必须经过扭曲变形才能通过毛细血管，这意味着，在红细胞与毛细血管壁之间只有很少量的血浆供气体进行扩散。红细胞的扁平形状意味着大部分血红蛋白分子距离血管壁很近从而缩短了扩散的距离。当红细胞经扭曲变形通过毛细血管时可能导致其内部血红蛋白分子的位移，也有助于气体扩散。

血红蛋白内部的反应过程

由于血液中的 O_2 大部分由血红蛋白运输，因此血红蛋白结合 O_2 的速率是影响其扩散进入血液的重要限制性因素。

鉴于影响 O_2 扩散的各种因素，包括 O_2 与血红蛋白的反应时间、血液流经肺毛细血管的时间与扩散本身的物理过程并无关系，因此曾经有人指出，描述这一过程的专业术语"扩散容量"是不恰当的。在英国，气体扩散测量的描述和技术已得到

| 病例 6.1 | 空气和血液间的气体交换——气体扩散：2 |

纤维化性肺泡炎的诊断与治疗

在当地医院，呼吸专科医生查看了患者 Paterson，仔细询问了病史，包括患者离开学校后所有的工作和职业细节，专科医生的检查肯定了前期的全部发现。患者进行了肺功能检测，发现有限制性呼吸障碍以及 CO 转运系数下降。患者还进行了胸部 X 线检查，见图 6.5。考虑到该患者的年龄以及呼吸状态较差，医生决定暂不实施进一步的包括肺活检在内的检查，当前对患者的诊断为特发性纤维化性肺泡炎。

纤维化性肺泡炎的患者通常具有以下病史：在相当长的一段时间内，呼吸急促不断加重，可能伴有干咳，但喘鸣音少见。病史也可提供关于特发性肺纤维化致病因素的线索，例如，金属粉尘或者石棉接触史。病史当中的一些线索也可指向疾病本身或相关药物，这些药物可能与肺泡纤维化有关。

体检发现，大多数患者有杵状指，患者全肺均有吸气末轻微啰音。在严重病例中，还可能存在中央型发绀。

检查项目包括肺功能测验，用于发现限制性呼吸障碍；胸部 X 线检查，用于显示肺部周围区域的阴影（图 6.5）。相对于胸部 X 线检查，CT 扫描可以提供更多关于本病的诊断信息。支气管肺泡灌洗有时候也可用于协助诊断，即通过纤维支气管镜将液体注入气道，然后回抽做组织学检查。肺活检可以提供确定性诊断。

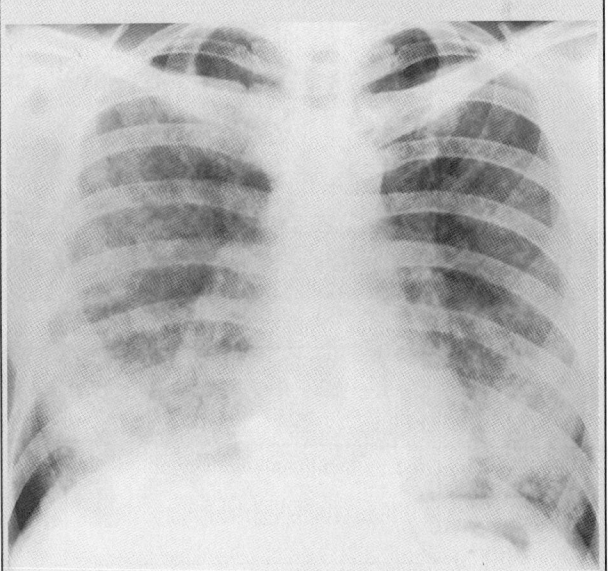

图 6.5　特发性**纤维化性肺泡炎**患者的胸部 X 线片。本例患者显示有细小的网状阴影，在肺底部更为明显。由于肺容积出现下降，所以在接近肺底区域阴影也较为明显。肺容积下降是肺趋于塌陷的基础

发展，一般说来，人们更倾向于用术语"**转运系数（transfer factor）**"描述这一过程。

气体转运系数的测量

就临床及科研角度而言，气体转运系数（扩散容量）的测量非常重要。此处复习一下气体转运系数测量技术方法的生理基础。

气体转运系数主要与 O_2 从肺泡扩散到血液的速率有关，我们希望对此加以测量，或者至少能将正常人与疑似肺疾患者的气体转运系数加以比较。通常当测量某一数值时，事实上是将该数值与一已知的标准进行比较，实质上当对某人的高度进行测量时，是将其高度与光在真空中经 1/29 792 458 s 所穿越的距离相比较，物理学家将其定义为米，其他标准长度也是如此定义。我们可以利用"手"（其长度为 102 mm）作为标尺来测量马的高度，只要我们对该测量加以定义即可。根据这一原则，气体转运系数的测量意味着不需要对不同人群的 O_2 扩散量进行实际测定，而测量另外一种气体的流量更为方便，只要这种气体扩散时受到的影响因素与 O_2 扩散时受到的影响因素一致。这是幸运的，因为我们知道对 O_2 扩散进行测量非常困难。

如何选择一种气体用于气体转运系数的测量？

气体转运系数（扩散容量）= 气体从肺到血液的转运速率/肺泡与血液之间的气体分压差

因此，需要了解所选择的气体的转运速率以及驱动该气体进入体内的分压差大小。

如果选用的气体在肺毛细血管血液内快速达到饱和，不继续被摄入，则气体转运就停止了。在这种情况下，血液流经肺的速率决定了气体转运的速率，而非气体扩散决定转运速率。因此这时测量的是肺血流量而非气体转运系数。N_2O 就是属于这种转运模式。因此，它常用于测量肺血流量而不能用于测量转运系数（图 6.6 A）。

有意思的是为什么不用 O_2 测量 O_2 转运？当然机体摄取 O_2 的速率是可以测量的，但问题是测量空气到血液的"驱动分压（driving partial pressure）"。

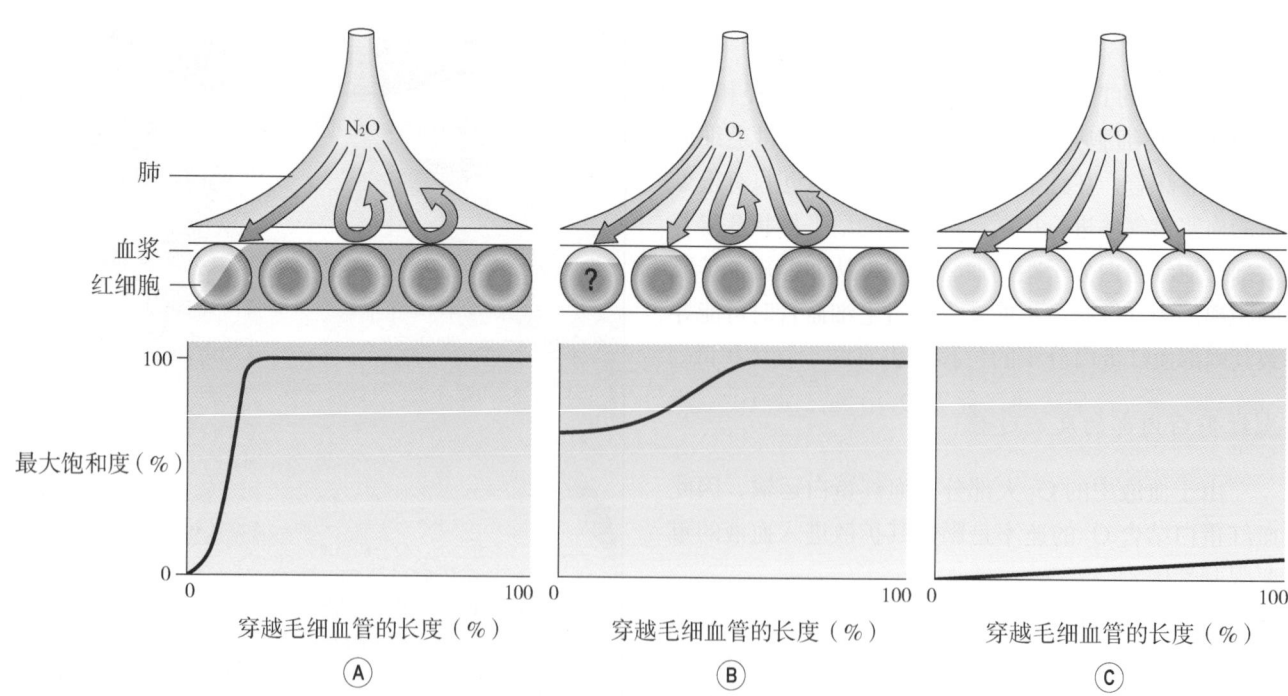

图 6.6 转运系数的测量。N_2O 可以快速在肺毛细血管血液中达到饱和从而阻止了进一步的转运，因此其摄入量受限于肺血流量，而非气体转运系数。肺毛细血管全程的氧分压不可能被准确测量，因此驱动力不能被准确计算。CO 与血液中的血红蛋白结合非常紧密，因此没有游离分压产生，故分压的大小等于吸入气中的分压值

血液进入肺毛细血管时已经携带了部分 O_2，含有不定量 O_2 的静脉血在其到达肺毛细血管之前就已经开始在肺动脉内进行氧合，所以，测量肺泡气与肺毛细血管之间的氧分压差是非常困难的。另外，除了低氧分压的情况之外，动脉血在其离开肺时几乎被完全氧合。这导致了与使用氧化亚氮（nitrous oxide，N_2O）进行测量所面临的同样问题，即转运取决于血流量而非转运系数（图 6.6B）。

最适合测量转运系数的气体是一种有毒气体 CO。该气体的毒性来源于它与 O_2 竞争血红蛋白上的结合位点，其结合率是 O_2 的 250 倍，能阻止 O_2 与血红蛋白的结合——从而导致一氧化碳（carbon monoxide，CO）中毒患者死于缺氧（由于这个原因，在测量气体转运系数时所用的 CO 浓度非常低）。CO 和血红蛋白的结合非常强，实际上它被锁定在血红蛋白分子上而在血浆中没有游离形式。换句话说，它在血液中的分压等于零。此时知道两个参数即可计算转运系数，一个参数为受试者吸入混合气体后 10 s 之内 CO 从混合气体中消失的速率，另一个参数为混合气体中 CO 的分压在吸入前后的变化（图 6.6C）。

扩散障碍的治疗

请记住：大部分疑似气体扩散困难的患者可能是由于通气异常或者 $\dot{V}/\dot{Q}$ 异常导致的，合理治疗由肺扩散障碍导致的低氧血症需要先了解肺呼吸膜的特性，见图 6.2。这些患者可能因肺泡膜的增厚（肺纤维化）或肺泡膜表面积的减少（肺气肿）引发气体扩散障碍，该过程通常是不可逆的，所以我们的唯一方法是提高氧分压以促进 O_2 溶解在血液中。幸运的是，提高氧分压效果很好，将吸入气的氧分压从正常的 21% 增加到 30% 能使血液中的 O_2 含量增倍。对于一些进行性肺病患者，通常需要 O_2 以缓解其静息时的呼吸急促，通过鼻插管或面罩给予 O_2 吸入能提高他们的生活质量。但这些患者一旦给予吸氧可能会认为自己处于危险之中并从此对吸氧产生依赖。这种依赖性通常是心理上的。为尽量避免其发生，应该只在需要且 O_2 有效的时候给予最低剂量的吸氧。

> **病例 6.1　空气和血液间的气体交换——气体扩散：3**
>
> **纤维化性肺泡炎的临床特征**
>
> 特发性**纤维化性肺泡炎**是一种罕见的疾病，主要发生于中老年人。特发性**纤维化性肺泡炎**病因尚未知晓，但可能与 EB 病毒（Epstein Barr virus）感染有关，并且在吸烟者中更常见。
>
> 特发性**纤维化性肺泡炎**在发病早期以肺泡壁增厚为主要病理特征。肺泡壁 II 型上皮细胞增多而 I 型上皮细胞减少，II 型细胞的胞质比 I 型细胞丰富，I 型细胞的厚度很薄，因此患者的气体扩散屏障大大增加。此外，包括中性粒细胞和淋巴细胞在内的免疫细胞浸润肺泡壁，并且随着时间的推移，有纤维蛋白沉淀于此。因为肺泡间组织是最先受到影响，所以特发性**纤维化性肺泡炎**有时也被称为间质性肺炎，以区别于涉及气道和肺泡本身的炎症。
>
> 肺纤维化对于气体扩散的影响只是引起特发性肺纤维化患者缺氧的原因之一，同样重要的原因可能是肺纤维化影响了肺的通气 - 血流匹配，换句话说它引起肺不同区域之间的气体流量和血流量的失衡。
>
> 特发性**纤维化性肺泡炎**的具体病因尚不清楚，可能与风湿性关节炎有关。此外，该病也与粉尘过敏有关联，故也被称作外源性过敏性肺泡炎。超敏反应是由含直径 0.5～5 μm 的微细颗粒的粉尘所引起的，较大直径的粉尘会沉积在上呼吸系统，无法到达肺泡。粉尘与一些特殊职业有联系，它们常引发该病的特殊类型并有特定的命名，所以有农夫肺、鸟爱好者肺、蘑菇工人肺、木工肺、甚至有污水工肺和枫树剥皮者肺！在这些情况下，粉尘可能来自微生物孢子、动物蛋白或化学物质。

CO_2 和其他气体

一些气体例如 N_2O、氦气或 CO 等可被呼吸生理学家应用于实验研究，而挥发性气体麻醉药如氟烷或乙醚则可用于治疗。

决定这些物质跨肺呼吸膜扩散难易的重要因素是其在水中的溶解度。乙醚在水中的溶解度是 O_2 的 600 倍，其在血液中的扩散较 O_2 容易 400 倍。另一方面，N_2 在水中和血液中的溶解度和扩散速度均为 O_2 的 1/2。

CO_2 是一个特例，其溶解度和扩散速度分别是 O_2 的 24 倍和 20 倍。根据气体转运的一些自然属性，我们知道 CO_2 的扩散速度取决于其供应量，而其供应量取决于血液中的氨基甲酸化合物及碳酸氢盐释放 CO_2 的化学反应的快慢。高碳酸血症一般是由通气不足引起的，只有在碳酸酐酶（p.108）被抑制的情况下例外。这种酶的作用是催化血液中碳酸氢盐和 CO_2 之间的平衡，因此 CO_2 从体内的排出速率主要取决于肺泡通气量。

CO_2 的扩散如此之快，以至于动脉血 CO_2 分压几乎完全取决于经代谢产生 CO_2 的速率与经通气清除 CO_2 的速率两者之间的平衡（图 6.7）。

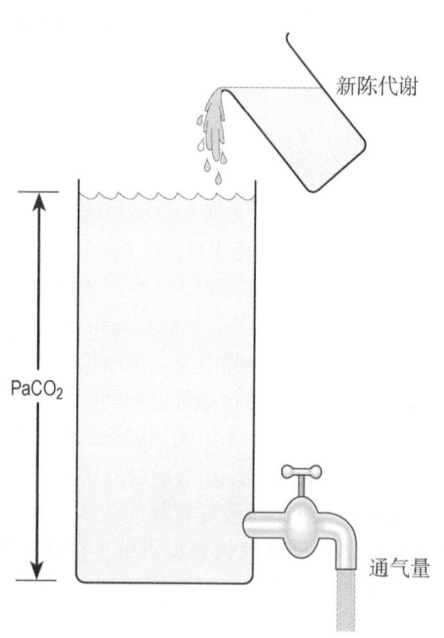

图 6.7 决定动脉血 CO_2 分压的因素。在图中模拟装置中，桶内水柱的高度代表了 CO_2 分压，CO_2 由新陈代谢生成，通过肺通气过程被清除

小结 1

- 扩散是分子随机运动的结果，在温度高于绝对零度的情况下发生。
- 扩散方向由高浓度区域指向低浓度区域。
- Fick 定律描述的是：气体跨膜扩散速率与其浓度梯度、气体在膜中的溶解度、膜面积呈正比，同膜厚度、气体分子量的平方根呈反比。
- 转运系数（扩散容量）用于衡量气体从空气扩散进入血液的能力，通常用 CO 进行测量。
- CO_2 具有非常好的扩散能力，其从体内清除几乎没有障碍。

延伸阅读

Forster, R.E., Crandall, E.D., 1976. Pulmonary gas exchange. Ann. Rev. Physiol. 38, 69.

Krogh, M., 1914–1915. The diffusion of gases through the lungs of man. J. Physiol. (Lond) 49, 271–300.

Roughton, F.J.W., Forster, R.E., 1957. Relative importance of diffusion and chemical reaction rates in determining rate of exchange of gases in the human lung, with special reference to true diffusing capacity of pulmonary membrane and volume of blood in the lung capillaries. J. Appl. Physiol. 11, 290–302.

Scheid, P., Piiper, J., 1997. Diffusion. In: Crystal, R.G., West, J.B., Barnes, P.J., Weibel, E.R. (Eds.) The Lung: Scientific Foundations, second ed. Raven Press, New York.

Stevens, A., Lowe, J.S., Young, B., 2002. Wheater's Basic Histopathology, fourth ed. Churchill Livingstone, Edinburgh.

West, J.B., 1990. Ventilation Blood Flow and Gas Exchange, fifth ed. Blackwell Science, Oxford.

（隋建峰　第三军医大学）

肺循环——血液流通和气体交换

7

本章学习目标

通过本章的学习你应该能够：

1. 描述肺循环的解剖图谱，与体循环比较其结构和功能。
2. 描述肺循环压及其在肺动脉高压中升高的机制。
3. 描述影响肺动脉血流分布的机制。
4. 描述通气/血流匹配及讨论其如何实现。
5. 探讨肺部疾病可能影响肺循环的机制。

肺循环的功能

到目前为止，我们已经学习了呼吸系统如何在大气与肺泡之间进行气体交换。在本章节中，我们将学习血液和气体之间是如何进行气体交换的。这是一个复杂的过程：为了使全部的血液进行气体交换，几乎全部的心输出量直接通过肺部，将气体带入肺泡中。此外，**通气**（气流）和血流在肺特定区域内合适匹配是非常重要的。通气过剩，血流量相对不足；或是血流相对过多，通气不足，都是毫无意义的。这种通气与血流的匹配对于维持适当的氧合作用，排出血液中 CO_2 是至关重要的。

在本章节中，我们将学习肺循环的解剖学、肺循环与体循环的比较。之后我们将学习肺不同区域血液流动的影响因素。最后，我们将学习非常重要的通气/血流匹配：气体和血液合适匹配，为了实现 O_2 和 CO_2 有效的气体交换。

肺循环的解剖结构

人体的循环系统根据循环途径的不同分为两个部分。**体循环**（systemic circulation）由左心室射出的氧合血流入全身各器官和组织，释放氧气、携带 CO_2，然后流回右心房。**肺循环**（pulmonary circulation）由右心室射出的脱氧血流经肺，携带氧气、排出 CO_2（图 7.1）。当然，这两大循环有机联系形成一个完整的血液循环，但是体循环与肺循环之间也存在差异，反映其不同的功能。

首先，几乎全部的心输出量被直接运送到肺循环。这意味着，在任何时候，流经肺的血液量与流经全身其他所有器官和组织中血液量的总和一样多。

其次，肺循环的目的是使血液和气体密切接触以便进行气体交换。这就需要很薄的隔膜，因此肺循环压力要明显低于体循环压力。如果肺循环压较高，它可能会导致液体从肺毛细血管漏出进入到肺泡中。实际上，肺动脉的压力大概是 25/10 mmHg，而体循环的压力是 120/70 mmHg。因此，肺循环是一个低压、高流系统，这意味着它有一个低阻力。肺循环的组成不同于体循环从一个方面反映了这一点。

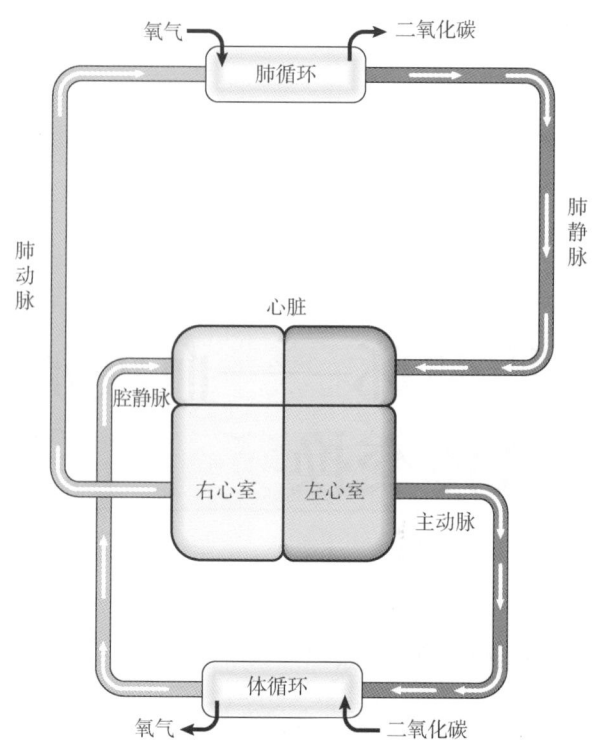

图 7.1 循环的图解表述。人体的循环系统由两部分组成，体循环和肺循环。流经两大循环的血液量是相同的。主动脉将血液输送出心脏，静脉又将血液运送回心脏。因此，肺动脉携带的是脱氧血，而肺静脉携带氧合血

右心室

在静止状态，每一分钟约 5 L 的血液分别流过右心室和左心室，然而，这两个心室看上去明显不同（图 7.2）。左心室有一个厚的、发达的心肌壁，占据心脏横截面的大部分。而右心室有一个相对薄的心肌壁，大概只有左心室的 1/3 厚度，与左心室的心肌壁相比较，右心室看上去就像只是"包绕（wrapped around）"着左心室。为什么两个心室会如此不同呢？

原因在于左心室射出的动脉血进入体循环，具有高阻力，在一个相对高的压力下运行。如果心输出量增加（例如在运动过程中），这种压力可能增加得更多，这就意味着左心室需要一个厚的、发达的心肌壁来产生这种高压。另一方面，右心室射出的血进入肺循环，有一个相对低的阻力，在低压下

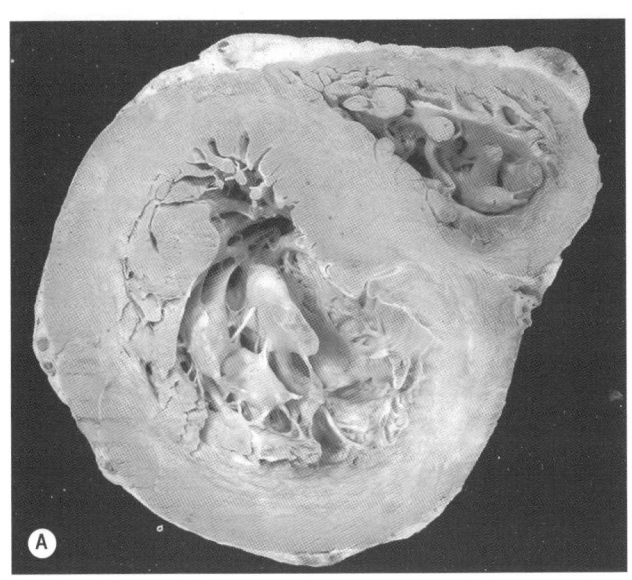
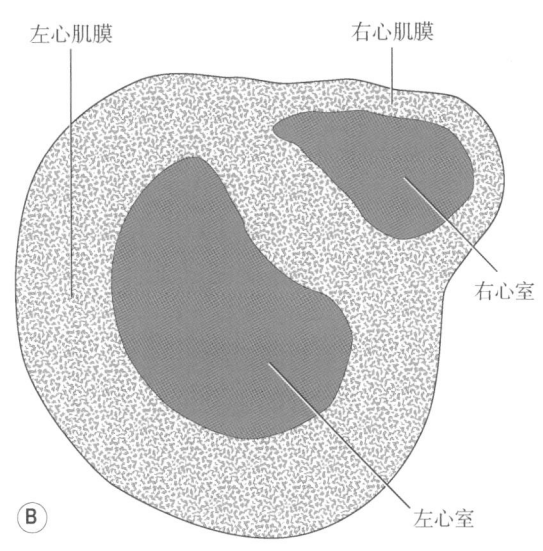

图 7.2 心脏的横截面。左心室有一个较厚的心肌壁，反映其产生的压力高。例如，当人体静止时，左心室的收缩压大约是 120 mmHg，然而，当其运动时，收缩压会变得更高。相反，右心室有一个很薄的心肌壁，右心室收缩压只有 25 mmHg，即使是在运动时，也不会升高太多。

运行，总是低于体循环。另外，即使心输出量增加，肺动脉压力不会增加很多，稍后我们将学习到这些。因此，右心室相对于左心室只需有一个薄的心肌壁。

肺血管

肺血管明显不同于相应的体循环血管，较大的肺血管的血管壁非常薄，提示其只需承受较低的血压，例如，肺动脉血管壁厚度只有主动脉血管壁厚度的 1/3。

除了血管壁较薄以外，肺血管膨胀能力比体循环动脉大得多，这一特性非常重要，在心脏收缩期和心输出量增加时，能够保持较低的肺循环血压。在诸如运动的情况下，心输出量从正常情况下的 5 L/min 能增加到多达 25 L/min。为了能够使肺血管的血压保持在正常的低位，肺循环能够减少其阻力，甚至低于正常值，其机制主要为如下两种，如图 7.3 所示。

1. 肺血管可以**扩张**或**膨胀**（dilate or distend），血管直径小幅度增加就可以大幅度地降低血管的阻力（Poiseuille 定律，p.156）。

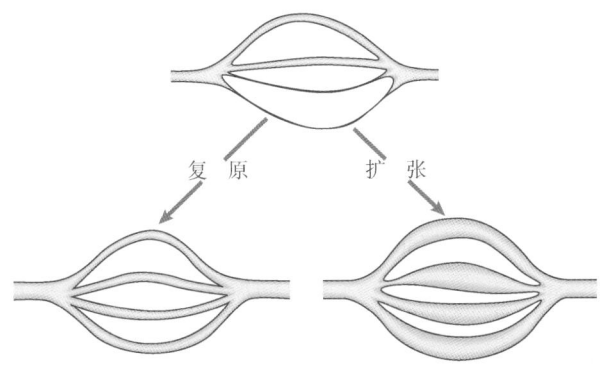

图 7.3 肺动脉的扩张及复原。如果心输出量增加，肺循环阻力减少，就意味着肺动脉压仍然保持在相对低的水平。原因在于一些肺血管直径增大（血管扩张，如图右下角所示），或者血液流入一些之前闭合的血管中（复原，如图左下角所示）

2. 正常情况下，肺的一些血管处于关闭状态，当心输出量增加时，这些血管恢复到开放状态，血液可以流经这些血管。能够输送血液的血管数量增加称为**复原**（recruitment）。然而，极少数的血管在正常情况下可能会完全塌陷，这些血管扩张在降低肺部血管阻力时，可能比复原更为重要。

肺毛细血管的结构及其在气体交换中的功能不同于体循环毛细血管。肺泡壁中毛细血管网密度非常高，这种结构有利于进行气体交换。事实上，在肺泡壁毛细血管之间几乎没有细胞存在，血液在肺泡壁内的循环就好像围绕着肺泡的血流薄膜。当机体在静止状态时，血液流过肺泡毛细血管的时间大约0.8 s，比混合静脉血完成氧合过程所需时间长3倍。

肺毛细血管的血液与肺泡的空气之间的空隙很小。事实上，多数时候分隔血液和空气的细胞仅仅是肺毛细血管内皮细胞和肺泡壁Ⅰ型上皮细胞（图2.9）。这种结构对完成肺泡与血液间最有效的气体交换是非常重要的（详见第6章）。

然而，由于肺毛细血管壁菲薄以及位于肺泡壁中的特点，它们很容易受到肺泡中气压变化的影响。肺泡内气压的增加会压缩肺毛细血管，进而增大肺毛细血管的阻力、延缓血液流动，这就会影响血液在肺部的**分布**（参见下文）。这不同于影响体循环毛细血管的情况，体循环毛细血管由周围组织支撑。

与体循环相反，肺静脉压的影响超过肺动脉压，这是肺循环中低压的另一结果。

在体循环中，毛细血管前括约肌（可以调节毛细血管的血流量）的压力约90 mmHg，这一压力远远高于毛细血管床静脉末端的压力。毛细血管床动脉和静脉端之间不同的压力称为**驱动压**（driving pressure），驱动压促进血液的流动。因为在体循环中静脉压远远低于动脉压，因此静脉压的改变对驱动压影响不大。

然而，在肺循环中肺动脉压与肺静脉压相差很小，因此较小的静脉压变化都会对驱动压造成相当大的影响。为了保持驱动压稳定，肺动脉压不得不升高。在某些病理情况时，最终可能导致右心室衰竭（**肺心病**，详见下文）。

支气管循环

并不是所有的血液都是通过肺静脉流入肺中的，还有一小部分动脉血液是通过**支气管循环**（bronchial circulation）进入肺（图7.4）。支气管循环将血液运送到肺的气道和实质内，但是对于组织的生存并不是必需的，在肺移植手术过程中不连接肺支气管循环，也不会造成严重的不良反应。流经肺支气管的血液不经过肺毛细血管，因此不参与气体交换。

支气管动脉起源于主动脉，支气管血管将血液运送到更低级别的气管、支气管以及更小的气管直至呼吸性细支气管。来自支气管周围的近端支气管循环血液，经过胸腔肺门的支气管静脉引流到奇静脉和上腔静脉。这部分血液属于体循环，来自主动脉，回流到腔静脉。

然而，从支气管循环更远端来源的血液，经过深部支气管静脉进入肺循环，因此，这部分血形成**分流**（shunt）（详见下文）。换句话说，来自主动脉的血液并未进入右循环，部分来自深部支气管静脉的脱氧血注入了经过肺泡毛细血管的氧合血。因此，导致混合血的氧含量低于肺动脉起始部。其意义将在本章的后半部分进行讨论。

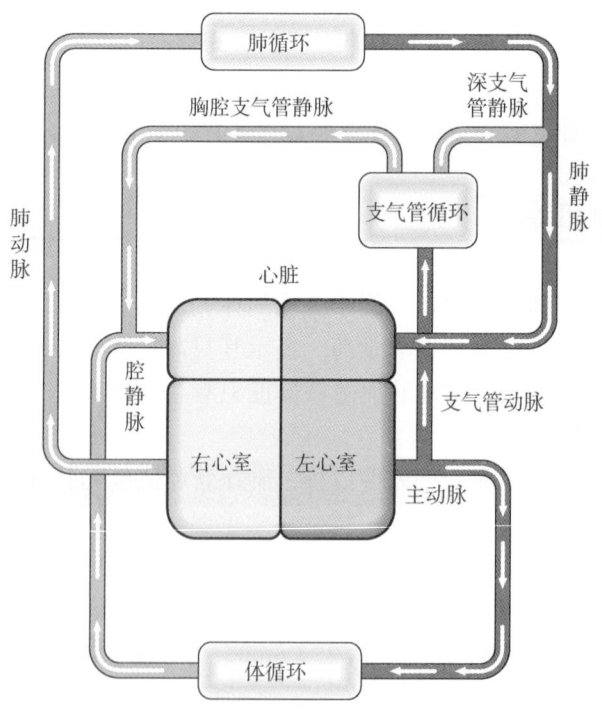

图7.4 支气管循环。支气管动脉是主动脉的分支，因此它能够运送氧合血。支气管循环中的血液提供养分进入肺组织，但不参与气体交换，因此，支气管静脉中的血液为脱氧血。一部分血液从支气管循环经过胸腔肺门支气管静脉进入奇静脉和腔静脉，然而，深部支气管静脉中的血液被引流到肺静脉中

病例 7.1　肺循环——血液流通和气体交换：1

肺栓塞

Dodds 夫人是一位 80 岁的老太太，很不幸摔倒在家中，并造成右髋关节骨折。她立刻被送往医院，第二天进行了髋关节固定术。术后，尽管她行动缓慢，但是感觉很好。在术后第三天，她的左胸部出现疼痛，这种疼痛具有胸膜炎性质（锐痛，随呼吸加重），并且伴有呼吸困难。

医生对 Dodds 夫人进行了检查，发现她有发绀症状，但是对其胸部进行检查并没有发现明显异常。她的气管未发生偏离，胸廓扩张正常，并且肺部叩诊、听诊都未发现异常情况。医生又检查了 Dodds 夫人的腿，但也未发现异常。

医生判断最有可能的病症就是肺栓塞，并安排 Dodds 夫人进行肺部血管 CT 造影检查（图 7.5A）。检查结果证实了肺栓塞的诊断，开始给 Dodds 夫人静脉注射肝素进行治疗。

通过这一案例请思考如下问题：
1. 是什么原因导致肺栓塞？它是如何确诊的？
2. 肺栓塞如何治疗？
3. 大块的肺栓子怎样形成？

小结 1

1. 血流（灌流）在肺循环中是呈不均匀分布和波动的（pulsatile）。
2. 肺循环血压较低。
3. 肺接受肺动脉血供和支气管循环血供。
4. 肺只通气不灌流的部分被称为分流（shunt）。

通气与血流匹配

理想状态下的肺应该是所有肺泡在吸气过程中都能吸入相同体积、相同成分的空气，同时，所有的肺泡都能供应混合静脉血相同的流量。因此，处在这种理想状态下的肺的通气和血流应当有一个最佳的匹配，并且血液和肺泡之间也应当产生最合理的气体交换。

然而，真正的肺并非如此。每单位肺容积的通气和血流，与肺尖部相比，更加倾向于肺底部。但是尽管如此，大部分肺组织的两极倾向性还是有一个相当合适的匹配（matched）。这就意味着通气/血流比值（ventilation/perfusion ratio，或 $\dot{V}/\dot{Q}$ 比值）在整个肺变化相对较小。

为了了解通气/血流是如何匹配的，我们首先要了解整个肺的血流分布方式，然后了解通气/血流匹配的方式，之后学习肺 $\dot{V}/\dot{Q}$ 比值的区域性变化如何影响动脉血气。

肺的血流分布

正如我们在上文中所看到的，血液在肺不同区域的分布是不均衡的，而且变化巨大。此外，在肺中不同区域的血流量会尽可能倾向于保持正常的 $\dot{V}/\dot{Q}$ 比值。

在体循环中，血液流经组织器官几乎完全依靠高阻力的微细动脉（arterioles），由其调节血液流经毛细血管床的血流。在肺循环中，肺动脉不具备高阻力的微细动脉，因此对于血液流经肺的不同部位只起到很小的作用。血液流经肺的分布规律受不同因素的影响，包括**重力**、**肺泡气压**、低氧性肺**血管收缩**，神经调节控制血管阻力影响相对较小。

重力

体循环中，心脏舒张压约为 80mm Hg，这种压力足以将水柱压到 1 m 高的位置。换句话说，这种压力足够将血液从心脏供应到大脑。然而，在肺循环中，舒张压只有大约 12mm Hg，这种压力相当于把一水柱压到 15 cm 高的位置。也就是说，这种压力只能把血液从右心室运送到肺的顶端。另一方面，在肺循环中，肺底部的血压相当于右心室的压力加上肺底部延伸到心脏的血柱的静水压。因为右心室产生的血压不高，所以这种额外的静水压就会产生非常重要的压差。因此，肺底部和尖部的动脉血压由于重力的因素而差别很大。换言之，重力有利于驱动血液流入肺底部。

在盐水中溶解放射活性气体[通常是氙-133（^{133}Xe）]，通过静脉导管注入右心，能够显示肺内局部区域的血流。在注射过程中，被注射者要屏住呼吸，一些放射性氙离开血液后，进入肺泡。通过体外检测放射活性，可以计算出流到不同区域肺组织的血液（图7.6）。

尽管我们假设由于重力作用，肺尖部与肺底部之间的血流有差异，但是事实上，采取仰卧位的患者仍能够保持血流梯度。此外，在同一水平上不同区域肺组织之间的差异，比在邻近水平上不同区域肺组织之间的差异更大，这种差异是由分支肺血管的解剖学特点所致。

重力是影响肺内区域血流差异的一种因素。其他因素包括被肺毛细血管包围的肺泡内的气压，以及缺氧性肺血管收缩（hypoxic pulmonary vasoconstriction）。

血管周围的压力

正如我们所看到的，肺毛细血管被它们周围的肺泡内的气压所影响。如果毛细管内的血压小于其围绕肺泡内气压，那么，肺泡内的压力将压缩毛细管，限制它的血流通过。在平静呼吸时，肺泡中的压力接近大气压，但在人工通气或剧烈呼吸时肺泡内的压力会明显增大。在这些情况下，肺泡内气压可能对肺血流分配产生显著影响。

这两种因素结合起来影响肺内血流的分配。肺毛细血管从始至终的血压和它相邻的肺泡内气压可以分成三个区带（图7.6）。

病例 7.1　肺循环——血液流通和气体交换：2

肺栓塞的病因和诊断

当某种物质，通常为血栓（血凝块）阻塞肺动脉血管树的某部分时，就发生肺栓塞。血栓常见于盆腔静脉或下肢静脉，血栓可以部分或完全脱落流经腔静脉，随血流经过右心房和右心室，最后进入肺动脉。血栓最终停留在肺动脉的分支中，并嵌入其中。被阻塞动脉供应的那部分肺组织中血供减少（尽管支气管循环经常会补充一部分血量），最终可能会造成梗死。

在少数病例（可能不到肺栓塞总数的10%）中，血栓不在盆腔静脉或下肢静脉中形成，而是在心脏中形成。这可能是由于心房纤维性颤动的结果，在这里，心房不能正常搏动，或者是在已梗死的一部分心肌上形成血栓。非常偶然的时候，栓子不是血栓，而是其他物质，如脂肪或羊水。

导致盆腔静脉和下肢静脉血栓形成的条件包括：长时间不动、下肢或者骨盆骨折、腹部外科手术、妊娠、存在肿瘤或者异常凝血。Dodds夫人具有两项危险因素，包括固定不动（她卧床不起）和下肢骨折。如果血栓在下肢形成，下肢可能变得肿胀和疼痛，这就是为什么医生要检查Dodds夫人的腿。如果血栓在下肢形成，通常会发生在肌肉内的深静脉，而不是靠近皮肤的静脉。因此，这种情况通常被称为深静脉血栓（deep venous thrombosis，DVT）。已有多个病例报道，深静脉血栓及其肺栓塞发生在长途飞行缺少运动的时候，有时可发生在相当拥挤的环境下。所发生的这种病症就是所谓的"经济舱综合征"，但是，迄今仍没有明确的定论。

在肺部形成的小栓塞不会引起任何症状，也没有任何血流动力学的问题，因而常被忽视。较大栓塞，尤其是当它们导致肺梗死时，可引起临床症状，如胸膜炎性胸痛，有时会咯血。特别大的栓塞，就是危重病症。

通常情况下，肺栓塞很少在临床检查中有所发现，偶尔在听诊中有少许水泡音，偶尔出现咳嗽，在肺梗死区可以听到胸膜摩擦音。普通胸部X线片对于诊断肺栓塞不是特别有用：如果有一个相当大的栓子，那么受累的肺野就会出现"贫血征"，换句话说，在胸片上，它们显得更暗一些，因为那些区域的肺几乎不含血液。然而，这并不容易被看到。较大一点的肺栓塞增大了右心室的工作量，因为它必须将血液泵入一部分阻塞的肺循环。这会导致心电图的变化。典型变化包括Ⅰ导联的S波和Ⅲ导联的Q波及T波倒置（因此便于记忆：S1，Q3，T3），但是这种变化临床上很少见。

肺栓塞的诊断可以通过同位素扫描肺中的血流量来完成。但是现在多用肺血管造影。在这个检测中，X线造影剂注射到静脉，待其流过肺时通过快速CT扫描装置检测，肺血管内的凝块可以被识别出来。

图7.5A是一个具有较大肺栓塞患者的肺动脉造影，该CT显示的是患者的胸部横截面，正好位于肺动脉分支上方主动脉弓的位置。CT扫描通常情况下横截面是从下看的。换句话说，扫描的左手侧对应于身体的右手侧。X线造影剂在扫描图像中是白色部分，已注入上腔静脉的插管中，在暗的腔静脉中的白点就是插管内的造影剂。含造影剂的血液在升主动脉和降主动脉中都是清晰可见的。左右肺动脉中都有血液存在，然而，动脉中所见的暗区就是对应的血栓。这个肺栓塞很大，在两侧肺动脉中均可见。

病例 7.1　肺循环——血液流通和气体交换：2（续）

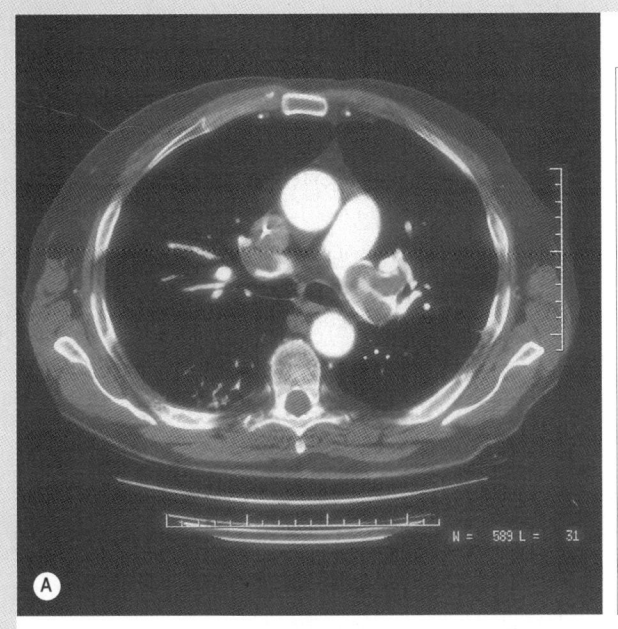
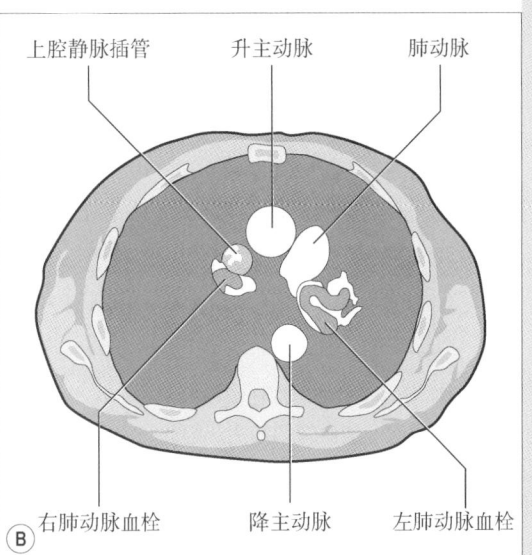
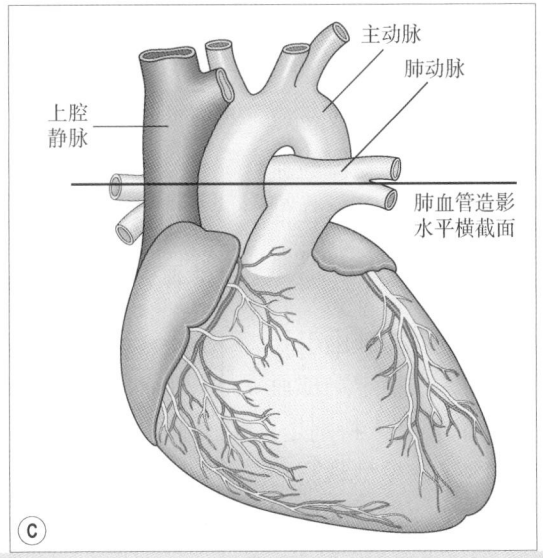

图 7.5　大的肺栓塞患者的 CT 肺血管造影（A）。CT 横截面显示的大概位置（C）。两侧肺动脉血栓为暗区，与 X 线造影剂的白色形成明显对比（Courtesy of Prof. J. T. Murchison，Royal Infirmary，Edinburgh）

1 区带：在该区带中，肺泡内的压力总是比毛细血管中的压力大。这意味着，在 1 区带没有血液流动。在健康个体不太可能存在这样的情况，但是，即使存在，它也只占肺尖部非常小的容积，在那里肺部血压就会最低。

2 区带：在该区带中，肺泡内气压大于毛细血管静脉端的血压，但小于毛细血管动脉端血压。在这个区带里，流经毛细血管的血流量受血压变化和肺泡内气压变化的影响。如果肺泡内气压升高，那么该区带毛细血管的血流量将会降低。

3 区带：在该区带中，从动脉端一直到静脉端各处毛细血管内的血压，均大于所围绕肺泡的气压。

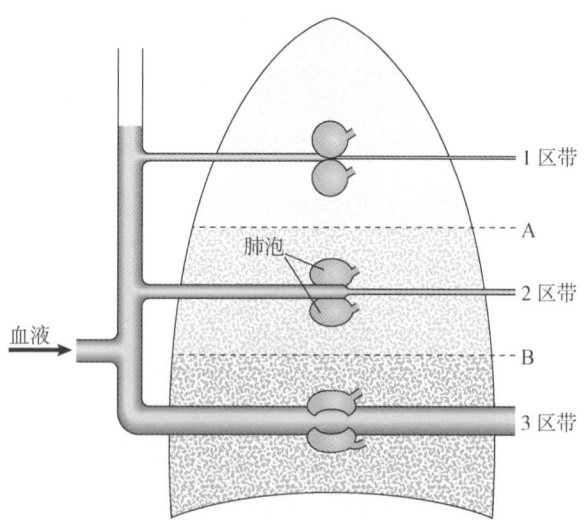

图7.6 血压和肺泡内压对肺局部血流量的影响。在1区带中，肺泡内气压大于肺泡毛细血管的压力。因此，没有血液流通。如果这样的区带在健康个体中存在，它会非常小，并且位于肺尖部。在2区带中，肺泡内气压平均值低于进入肺泡毛细血管的血压，但是比流出毛细血管的血压高。在2区带中，血流随肺泡内气压变化而变化。在3区带中，整个肺泡毛细血管的血压高于肺泡内气压，血液流经肺毛细血管不受肺泡内气压影响，在健康个体中可能大多数肺泡处于3区带中

结果，在该区带中，毛细血管的血流量只受流经血管的血压影响，而完全不受肺泡压力的影响。在健康人中很可能大部分肺容积处于该区带中，并且血流量不受肺泡内气压的影响。

这种"三区带"模型主要强调重力在肺内引导血流的作用，尽管最近的证据表明，在决定局部血流方面，重力并不像之前设想的那样重要。特别是，到肺底部最低位置的血流显然要少于该模型预测的量，因此在肺底部和肺尖部，每单位肺容积的血流量相对均衡。

此外，从肺底部起任何一个设定的高度上，肺不同区带的血流量差异非常大。这种变化的原因可能是，当一支血管分叉时，形成的两支血管的大小并不一定相同。这就导致了从肺底部起同一高度肺血流量的随机差异。在形成肺局部灌注差异中，这种影响至少与重力同样重要。

低氧性肺血管收缩

肺细小动脉对低氧的反应与体循环其他细小动

病例 7.1　肺循环——血液流通和气体交换：3

肺栓塞的治疗

治疗的主要方法是防止进一步栓塞的发生。出于这个原因，患者需要抗凝。最初使用肝素抗凝，可以抑制凝血级联反应，通常为连续静脉滴注给药，或皮下注射给药。后来改用华法林，口服药物，也是抗凝血剂，在肺栓塞后常使用几个月。Dodds夫人这样的肺栓塞患者适合进行这样的联合治疗。

在巨大肺栓塞发生后，要尝试破坏肺内的血栓。药物如链激酶，可以利用其激活纤溶途径，导致血块溶解。在一个大肺栓塞后的极端情况下，可以采用外科手术除去血凝块，尤其是当它位于肺动脉近端时。如果华法林不能阻止进一步肺栓塞，则可能有必要插入一个腔静脉滤网，这是一个适合下腔静脉的小滤网，在X线引导下，通过股静脉穿刺插入折叠的滤网，然后到插入下腔静脉时打开。这个小滤网会"捕捉"到下肢静脉来源的栓子，防止栓子到肺。

正如我们所看到的，肺栓塞有时会产生严重的后果，外科手术和活动受限会促发。出于这个原因，接受手术的患者常常会在术后几天皮下注射小剂量肝素，已证明该治疗方法能显著降低术后继发肺栓塞的风险。

病例 7.1　肺循环——血液流通和气体交换：4

大面积肺栓塞——罕见的医学急症

当大面积（50%或更多）肺循环被栓子阻塞时，就会发生大面积肺栓塞。通过大家所学习的呼吸生理学知识很容易预测这一状况将会导致什么问题发生。

正如我们所知，心输出量全部通过肺循环，因此，一个巨大的肺循环栓塞意味着整个循环的巨大栓塞。而且，右心室通常适应于低血压、低阻力的血管床泵出血液。大面积肺栓塞极大地增加了肺循环的压力，右心室只能产生微弱的肺动脉血压（可高达60 mmHg的收缩压），这也不足以维持足够的血流量。在这种情况下，右心室处在巨大的压力下，可能发生右心衰竭，导致与心绞痛相似的压榨性中央性胸痛，以及中心静脉压升高。

肺血流量减少导致通气/血流严重不匹配，从而导致动脉性低氧。通过肺的血流量减少意味着左心室的充盈减少，因此，整个循环开始衰竭。患者可能会变得苍白、休克，也可能会失去意识，严重的病例，会迅速死亡。

大面积肺栓塞的治疗初期以支持性治疗为主，供氧、输液。抗凝、溶栓、急诊手术或心脏旁路手术可能是必要的。然而，大面积肺栓塞的最终结果通常是死亡。

脉有很大的区别。体循环细小动脉在缺氧的状态下**扩张**（vasodilate），这样就会促进血液向缺氧的组织流动，增加对缺氧组织的氧气供应。

然而，肺细小动脉在低氧的状态下会**收缩**（vasoconstrict），这种作用称为**低氧性肺血管收缩**（hypoxic pulmonary vasoconstriction）。低氧性肺血管收缩对保持通气/血流匹配有重要作用，使血液绕过低通气的换气不足的肺组织。低通气的肺组织局部氧气浓度很低，因此，流经的血液属于相对脱氧的状态。在这些区域的低氧性肺血管收缩有利于血液流到通气良好氧气浓度更高的肺组织中。换句话说，将肺作为一整体来看，低氧性肺血管收缩通过增加肺局部（$\dot{V}/\dot{Q}$比值低于正常的肺组织）的$\dot{V}/\dot{Q}$比值，促进整个肺的$\dot{V}/\dot{Q}$比值优化。

低氧性肺血管收缩是为了优化$\dot{V}/\dot{Q}$比值，血管对于低O_2的血管收缩反应类似于支气管对高浓度CO_2发生的支气管扩张反应（第4章）。另外，低氧性肺血管收缩在限制血液流入无通气的肺组织时发挥了重要作用，因此也限制血液流入胎儿低氧的肺中。胎儿出生开始第一次呼吸后，肺内的O_2浓度增加，低氧性肺血管收缩作用降低，流入肺内的血量增加。

目前，对于低氧性肺血管收缩的机制还不十分清楚。目前研究表明，低氧导致肺血管平滑肌细胞膜去极化（图7.7），导致了血管壁的平滑肌收缩。目前认为，平滑肌细胞膜的去极化，至少部分是由膜上的Kv通道（Kv channel，称为Kv通道）介导。低氧状态下Kv导电能力增加，导致细胞膜的去极化，但目前尚不清楚的是通道本身对低氧敏感，还是另外还有其他的低氧监测器（detector of hypoxia）在发挥作用。

细胞膜去极化（depolarization）打开了电压敏感性Ca^{2+}通道（voltage-sensitive calcium channel），导致Ca^{2+}进入细胞内。细胞内的Ca^{2+}增加启动平滑肌收缩，从而导致血管收缩，诸如内皮素（一种血管收缩剂）、NO（血管扩张剂，由内皮细胞释放）等介质，也可以影响低氧性肺血管收缩，不过这些介质并非低氧性肺血管收缩的必需条件。

尽管低氧性肺血管收缩作用通常情况下都有利于维持通气/血流匹配，但是它可能会导致有诸如慢性肺阻塞性肺疾病的患者（长期处于低氧状态）出现问题。这种慢性低氧状态将会影响整个肺并导致普遍的低氧性肺血管收缩。这就意味着，肺循环的整体阻力要高于正常，同时肺血压升高，右心室不能适应较高的血压，这种情况下可能会导致右心室衰竭。患者呼吸将会越来越费力，随着心输出量增加，流体渗入肺泡腔。因此，患者会出现脚踝部水肿症状。右心室衰竭将会导致全身静脉压增加，这种由于肺病导致的心脏衰竭就称为**肺心病**（cor pulmonale）。

肺血管的神经作用

肺血管受交感神经和副交感神经系统的支配，控制肺血管的收缩与舒张（图7.8）。交感神经纤维释放去甲肾上腺素，作用于细小动脉平滑肌上占支配地位的α_1去甲肾上腺素受体，导致小动脉收缩。去甲肾上腺素也可作用于α_2受体上，产生血管扩张。但一般认为交感神经主要导致肺血管收缩。

副交感神经系统对肺血管的作用大部分是通过释放乙酰胆碱完成的。研究表明，乙酰胆碱作用于血管内皮细胞的毒蕈碱M_3受体上，而不是平滑肌本身。目前认为，M_3受体受到乙酰胆碱的刺激后，可以促进血管内皮细胞释放NO。NO是一种小的气体分子，可以快速降解，是机体许多器官系统的重要介质。乙酰胆碱作用使内皮细胞释放NO，导致肺血管平滑肌细胞松弛，因而，血管产生扩张作用。

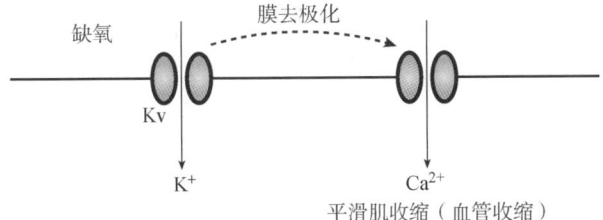

图7.7 低氧性肺血管收缩。肺血管在低氧状态下收缩，位于血管平滑肌细胞膜上的Kv通道在低氧状态下开启，导致细胞膜的去极化，引起Ca^{2+}通道开放，使细胞外Ca^{2+}进入细胞内，从而启动平滑肌收缩

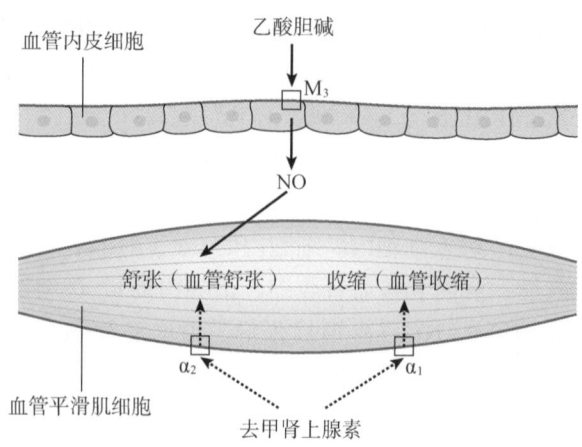

图 7.8 交感神经和副交感神经系统对肺血管的作用。交感神经纤维释放去甲肾上腺素作用于平滑肌上的 α_1 受体造成血管收缩，作用于 α_2 受体上产生血管扩张。总体而言，交感神经主要导致血管收缩。乙酰胆碱作用于血管内皮细胞，释放 NO 导致平滑肌舒张

类似于支气管的平滑肌，肺血管平滑肌也受一个非肾上腺素能、非胆碱能的副交感神经支配。这一系统内可能含有很多种神经递质。它可能通过 NO 的作用导致血管舒张，然而，它对于人类的重要性目前还并不十分了解。

肺血管的交感神经和副交感神经可能对人类维持通气/血流匹配并不十分重要。在肺移植手术过程中，交感神经和副交感神经不能被重新接上，这些神经支配的缺失对于接受这种手术的患者并不会造成严重影响。

小结 2

1. 通气不应耗费在非灌流区，血流也不应耗费在非通气区。
2. 通气/血流比值 $\dot{V}/\dot{Q}$ 测定反映了匹配程度。
3. 肺尖部和肺底部的压力梯度由重力引起。
4. 压力梯度导致肺尖部到肺底部的灌注梯度增加。
5. 与全身其他小动脉不同，肺细小动脉在缺氧状态下收缩。
6. 交感神经和副交感神经不是肺正常功能所必需的。

肺通气的区域性差异

正如我们所知，不同区域的肺血流分布是不均衡的，但流入肺底部的要多一些。同时，在肺底部开始的特定高度分布变异也很大。

幸好，通气也趋向于肺底部，这主要与肺的"下陷（sag）"有关。肺组织的重量导致肺底部的肺泡和气道趋于塌陷，同时，肺尖部的肺泡和气道又会被下面的肺组织"拉（pulled）"开。这就意味着呼吸的开始，肺尖部的肺泡比底部的肺泡更接近于"充满（full）"气体，不能得到更多"新鲜（fresh）"空气，因此，通气向肺底部增加。然而，在高气道气流条件下，从肺尖部与肺底部通气的差异就会变得不明显（甚至可能是相反的）。从肺底部开始设定高度不同区域的肺中，气流分布也存在差异，与血流分布的变异相似。这可能是支气管在形成两个气道的时候，其直径的随机性差异所致，类似的局部肺灌流同样也具有随机性。

我们已知，在设定的肺组织容积中，通气和血流都是向肺底部增加。血流增加的比率大于通气增加的比率，也就意味着从肺尖部到底部，通气/血流比值不断增加。

我们同样已知，在肺底部以上的任何设定高度，局部通气和局部血流都会有很大的变化。尽管如此，肺内 $\dot{V}/\dot{Q}$ 比值的变化范围还是相对狭小。如图 7.9 所示，通气和血流与 $\dot{V}/\dot{Q}$ 比值之间呈对数关系。正如你所知，大部分通气（空圈）和大部分血流（实圈）都出现在相对狭窄的 $\dot{V}/\dot{Q}$ 比值范围。换句话说，通气量相对较低的区域，其血流量也会相对较低。

通气和血流是如何密切匹配的，其机制目前还不是很清楚。通气和血流同时在肺底部增加是匹配的部分原因，而低氧性肺血管收缩只发挥了小部分的作用。不考虑这些影响，那么，显然是活跃的局部肺组织具有相对良好的通气、较低的血管阻力，因此也有较好的血流。据推测，肺特定区域顺应性与血管阻力之间的关系是在肺发育过程中形成的。

尽管有相当好的匹配，但在正常的肺中 $\dot{V}/\dot{Q}$ 比值还是在一定范围内波动。当肺患病的情况下，这种变化就会大幅增加。$\dot{V}/\dot{Q}$ 比值变异对气体交换会

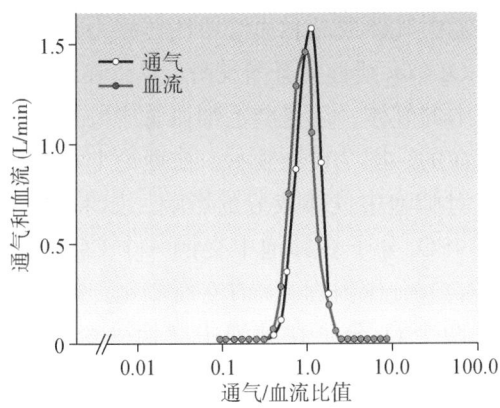

图7.9 通气（○）和血流（●）的分布。通气和血流均与$\dot{V}/\dot{Q}$比值呈对数关系。大部分通气和血流发生在$\dot{V}/\dot{Q}$比值变化相对较小的区域内

产生什么影响呢？

通气/血流匹配及其对血液中O_2和CO_2含量的影响

通常认为，通气和血流匹配过程就是指空气和混合静脉血混合的过程（尽管血液和气体在体内不可能发生物理性混合）。如果通气/血流比值高，那么混合物中空气的含量就会多于血液，这样血液中O_2分压就会较高，而CO_2分压就会较低。然而，如果通气/血流比值较低，那么混合物中血液的浓度就会较高，这样血液中CO_2分压就会较高，而O_2分压就会较低。事实上，通气/血流比值会在0到无限大区间内变化。通气/血流比值为0意味着只有血流而**没有通气**。换句话说，在血液分流的区域内血液气体的浓度接近于混合静脉血。通气/血流比值为**无限大**意味着只有通气而**没有血流**。换句话说，在无效腔的肺局部气体浓度接近于空气。因此，每一个通气/血流比值都与相应的O_2分压和CO_2分压有关。

如果O_2和CO_2的转移仅仅基于一个简单的混合效果的话，那么直接就可以计算出肺泡气成分，类似于一杯已知浓度的盐水（即血液）与已知数量的水（即肺泡气）混合，我们能够计算出其浓度变化。加入少量的水后混合物的浓度依然接近于盐水的浓度，而加入大量的水后混合物的浓度就会接近水了。如图7.10所示，盐水/水的浓度随着盐水和水的比例而改变。如果盐水代表混合静脉血（$\bar{V}$）的成分、水代表空气（I）的成分，那么它们将会是$\bar{V}$点（$\dot{V}/\dot{Q}$比值为0，无效腔）和I点（$\dot{V}/\dot{Q}$比值为无限大，分流）之间的直线关系。这条直线就代表了不同区域肺内的气体张力及两个极端值之间的$\dot{V}/\dot{Q}$比值。

然而，在该区域肺内气体交换并非是简单的一个CO_2分子交换一个O_2分子的过程。事实上，通气/血流比值的线性关联是个曲线，主要是因为氧-血红蛋白解离曲线是S形。在通气/血流比值高的区域，更多的CO_2从血液排出，但血液并不会摄取更多的O_2。这是因为在P_{AO_2}较高时，血红蛋白饱和度已经接近97%，因而几乎不能携带更多的O_2了。同样的，在肺通气/血流比值低的区域，血液会摄取更多的O_2，这是因为此处P_{AO_2}较低，而血红蛋白正好处于氧-血红蛋白解离曲线比较陡的那部分区域。然而，因为CO_2的解离曲线比氧-血红蛋白解离曲线要直，因此几乎没有更多的CO_2从血液中释放。

换句话说，排出CO_2与摄取O_2的比值（通常被称为**呼吸交换比值**—respiratory exchange ratio，R）在肺是不断变化的。整个肺的R值大约是0.8，R值

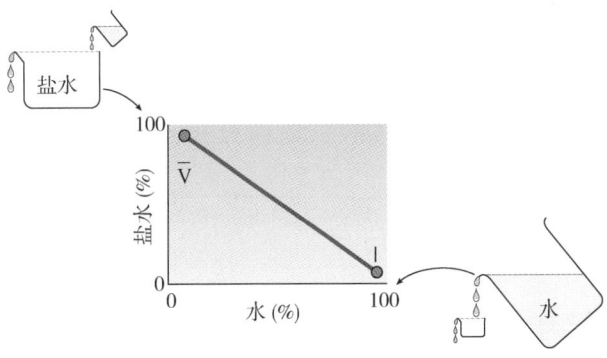

图7.10 肺通气不足和通气过度模拟图。将气体交换简化为水替代盐水，盐水代表混合静脉血（$\bar{V}$），清水代表肺泡内的空气。$\bar{V}$点代表肺内通气低下区域的血液成分，没有增加足够的水将盐冲走；I点代表通气过量的区域，几乎所有的盐都被冲走了，I的成分几乎只有清水了

变化与不同食物的代谢有关（实际上这一数值的变化与肺的通气/血流比值的变化是一致的）。在肺尖部，通气/血流比值高，R 值也高（可超过 2.0）；在肺底部，通气/血流比值低，R 值也低（可低至 0.5）。

在肺不同通气/灌流比值的区域，O_2 分压和 CO_2 分压之间的关系通常表示如图 7.11C，称为**氧气-二氧化碳线性关系图**（oxygen-carbon dioxide diagram）或 O_2-CO_2 **线性关系图**。在 $\overline{V}$ 点时，O_2 分压的值和 CO_2 分压的值就是混合静脉血的值（只有血流，没有通气，通气/血流比值为 0）。在 I 点时，代表只有空气（只有通气，没有血流，通气/血流比值为无限大）。通气/血流比值可以为两个极点之间的任意数值，每一个数值都对应着特定的呼吸气体交换比值，以及 O_2 分压和 CO_2 分压。

肺泡中气体成分和血液中气体张力可分别通过推理的 O_2-CO_2 线性关系图说明，尽管在现实中无论是动脉中的气体，还是肺毛细血管中的血液都不是单独存在的。图 7.11A 显示，在理论上不同气体交换比值对肺泡中气体成分的影响。如果 $R=1.0$，那么每一个 O_2 分子在肺泡中交换一个 CO_2 分子，O_2 分压和 CO_2 分压根据直线 1.0 而变化。如果 $R=0.5$，那么每两个 O_2 分子在肺泡中交换一个 CO_2 分子，O_2 分压和 CO_2 分压根据直线 0.5 而变化。同样的，$R=2.0$ 的直线也可以被画出来。没有直线可以通过 $\overline{V}$ 点，因为这种情况就代表 R 值不在健康的肺的 R 值范围内。图 7.11B 显示，在理论上气体交换比值对血液中气体张力的影响。在该图中，O_2 分压和 CO_2 分压之间的关系不是一条直线，因为 O_2 和 CO_2 的解离曲线不是一条直线。

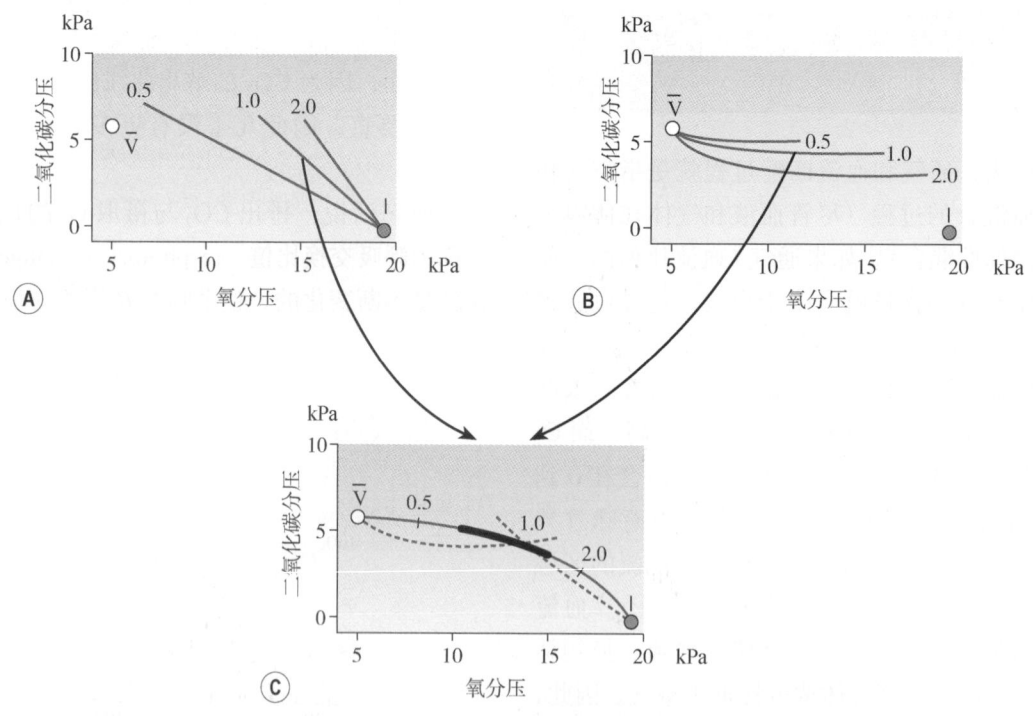

图 7.11 肺泡气体呼吸交换比值（R）以及肺泡和血液中 O_2 和 CO_2 分压的变化。气体和血液线的汇合点可以帮助我们确定任意通气/血流汇合点的 O_2 和 CO_2 分压。$\overline{V}$ 和 I 点分别相当于混合静脉血和吸入了湿润的空气。图 A 显示的是理论上不同气体交换比值 R 对肺泡气体成分的影响。图 B 显示的是理论上不同气体交换比值 R 对血液中气体张力的影响（实际上，肺泡和血液气体交换不可能彼此孤立单独发生）。图 C 显示的是肺泡气体和血液气体张力交汇点与不同 R 值之间的关系。气体 R 线与血液 R 线用虚线表示。因为气体张力一定与肺泡和血液的相等，所以气体 R 线与血液 R 线交叉点就代表血液气体张力，也是肺泡气体和肺泡毛细血管血液的实际情况。将 R 值的每一个点标出连起来就可能绘制出 O_2-CO_2 线性关系图，粗线代表通气/血流比值的正常范围

正如我们所知，肺泡和肺毛细血管的工作是相辅相成的。显然，每一个 CO_2 分子在离开血液后都进入到肺泡，而每一个 O_2 分子都是从肺泡中进入血液的。肺泡气体和肺毛细血管血液都必须是同样的 R 值。这就意味着每一个 R 值都对应着肺一个特定的区域，O_2 分压和 CO_2 分压的数值必定都在肺泡气体和血液 R 值对应的直线上，他们必定如图 7.11 所示在两条线的交点上。将 R 值的每一个点标出连起来就可能绘出 O_2-CO_2 线性关系图（如图 7.11C 所示）。注意连接 O_2 分压和 CO_2 分压对应数值的线是一条曲线。该图中粗线代表健康个体中 O_2 分压和 CO_2 分压、通气/血流比值和 R 值的范围。

由于通气/血流比值和 R 值存在区域性差异，肺尖部肺泡比肺底部肺泡 O_2 分压更高，CO_2 分压更低。这很重要吗？毕竟来自肺的所有血液都在左心房混合。确实，来自通气/血流比值低的区域的血液（O_2 分压低、CO_2 分压高），将被来自通气/血流比值高的区域的血液（O_2 分压高、CO_2 分压低）所 "平衡（balanced）"？

对于 CO_2 来说大致是真实的，来自通气/血流比值高的区域的血液，CO_2 分压和 CO_2 含量都较低；同时，与来自通气/血流比值低的区域的血液（CO_2 分压和 CO_2 含量都较高）混合，最终结果是混合后 CO_2 分压和 CO_2 含量都是 "正常（normal）" 值了。

但不幸的是，O_2 不是这样的情况，主要有以下两种原因：

1. 正如我们所知，**流到肺尖部的血液要远远少于肺底部**，来自肺尖部的血液 O_2 分压要高于来自肺底部的血液。然而，来自肺底部的血液要多得多。

2. 尽管来自肺尖部的血液 O_2 分压比较高，但是这并不能转化为更多的 O_2 含量。O_2 分压比较高的肺区域血红蛋白的氧饱和度达到 97%，因此，与 O_2 分压正常的区域相比，所能携带的额外 O_2 很少。换句话说，来自 O_2 分压比较高的肺区域的血液中 O_2 含量与 O_2 分压 "正常" 的肺区域血液中 O_2 含量相近。那么，显然他们不能 "补偿" 来自 O_2 分压比较低的肺区域血液中 O_2 的含量了。

总结以上两点：如果通气/血流比值的范围比较宽，左心房的血液 O_2 分压将会降低（因为来自肺底部的 O_2 分压低的血容量，明显大于来自肺尖部 O_2 分压高的血容量），同时血液中 O_2 的含量也将会降低（因为氧-血红蛋白解离曲线形状，来自肺尖部的血液虽然 O_2 分压高，但是血液中 O_2 含量仅比正常略高一点）。因此，肺的通气/血流比值在一个相对比较窄的范围内变化，具有重大意义。换句话说，通气和血流的匹配变得尽可能完美。通气和血流匹配不良将会造成缺氧症。在健康的机体内，通气/血流匹配是如此良好，以至于肺动脉血携带的 O_2 比理论上达到 "理想（ideal）" 状态的肺（通气/血流完美匹配）静脉血仅低不超过 2%。

尽管动脉血与来自理论上 "理想" 状态的肺（通气/血流完美匹配）的静脉血 O_2 含量明显不同，但是还有第二种相对缺氧的血。这种血部分因**解剖学分流**（anatomical shunt）而形成，解剖学分流的脱氧血引流入左（动脉）循环内，因此这就是动脉血中 O_2 含量不如理论上从 "理想" 状态的肺中流出的血液多的另一个原因。

分流

动脉系统中 O_2 的含量无法达到肺泡气体方程所测的含量。而造成这种现象的原因，一部分是由于分流（shunt）（指相对脱氧的血液直接加入来自通气良好肺泡的氧合血），一部分是由于通气失匹配。

分流的血液有两个主要来源。第一个来源为之前提过在支气管循环中通过深层的支气管静脉引流的血液。第二个来源为**心肌中心小静脉**（thebesian veins）的分流血液。来自心肌的血液大部分引流入心脏静脉，然后进入心窦（cardiac sinus）。心窦在其本质上是一个流向右心房的大静脉。通过心脏静脉系统引流的脱氧血，由于流入右循环系统，因此并不形成分流。心小静脉是一个小血管，将来自心肌的血液引流入其下心室或心房腔，因此通过心小静脉引流到左心的血液就形成短路。虽然通过左侧心小静脉引流的血流量不大，但其血液中的含氧量非常低。

分流和通气/血流失匹配（mismatching）的量可以有多种表达方式。其中一种方式是计算肺泡与体循环动脉之间的氧张力差。肺泡内的氧张力可以通过肺泡气体方程来计算，体循环动脉中的氧张力则可在血液样本中直接测量。在正常个体，肺泡-动脉差值（alveolar-arterial difference，A-a 差值）通常小于 5 kPa。

而表达分流和通气/血流失配的量的另一种方式是计算**静脉混合量**（venous admixture）。也就是说，在来自通气/血流良好区域的血液中加入一定量的混合的静脉血，形成在体循环动脉中实际所见的动脉血氧浓度。静脉混合量通常表示为总心输出量的比例（shunt fraction，**分流分数**）。静脉混合量只是一个血液体积的理论值，因为实际流经生理性短路的血液含氧量可能会比混合静脉血更高（在深层支气管静脉中）或者更低（在心小静脉中）。因此，该静脉混合量可以使用以下**分流方程**（shunt equation）进行计算：

$$\frac{\dot{Q}s}{\dot{Q}t} = \frac{Cc'_{O_2} - Ca_{O_2}}{Cc'_{O_2} - C\bar{v}_{O_2}}$$

其中，$\dot{Q}s$ 是指静脉混合流量，$\dot{Q}t$ 是指总血流量，Ca_{O_2} 是指动脉血中氧含量，$C\bar{v}_{O_2}$ 是指混合静脉血中氧含量，Cc'_{O_2} 是指当肺泡处于理想状态下的通气/血流比值时毛细血管中的氧含量。

在知道 O_2 分压和血红蛋白浓度的前提下，血液中的氧含量可以通过氧解离曲线计算得知。通过肺动脉插管可以获得混合静脉血。但如何测量来自"理想"状态肺泡毛细血管中的血氧含量呢？当然这是无法测量的，但是，可以通过对肺泡气体方程的求解计算在理想肺泡中的氧含量，然后，按上述方法计算出与这样的肺泡平衡以后的氧含量。

在正常人体中，分流比例通常不会超过总心输出量的 5%。分流血液大多数是由于通气/血流失匹配造成的，而不是真正从深部支气管和心小静脉分流。

一个有益的故事（A salutary tale）

在图书馆里，有位学生正在偷偷吃着花生，就在此时，图书管理员走到了跟前，学生吓了一跳。刚好把一个花生粒吸入，完全堵在了他的右主支气管。他跳来跳去想把这粒花生弄出来，结果我们的英雄成功地排出了一个在他腿部的大血凝块。由于他专心学习几个小时没动窝，在腿部静脉形成了大血块（这仅仅是个故事）。如果血凝块堵在了右肺动脉也许会好一点；即使他的右肺功能丧失，他的左肺还是正常的，能够维持他的生命。如果血凝块卡在左侧肺动脉，通气/血流极端失匹配将会导致严重的后果。尽管实际上他的肺总通气量和肺总血流量可维持他的生存，但两侧肺功能将失效。两种情况各有原因：一是由于没有通气而形成分流；另一是由于没有血流而形成无效腔。这个故事也许有助于你明白通气与血流匹配以及遵纪守法生活方式的重要性。

小结 3

1. 健康肺中，通气/血流比值变化范围相对较小；而疾病状态下，该比值变化范围变大。
2. 虽然肺尖部血液具有较高的氧分压，但也不是非常高。
3. 来自肺底部的血液正常情况下具有的血氧含量不能升高。
4. 通过肺但不能与足够的空气接触的血液称为"分流"，有时称为"静脉混合"。
5. 在通气/血流谱系中，"分流"和"无效腔"是其中的两个极端。
6. 由于 O_2 与 CO_2 解离曲线形状不同，这些气体的交换在通气/血流失匹配时的影响不同。

延伸阅读

Fishman, A.P., 1988. Normal pulmonary circulation. In: Pulmonary Diseases and Disorders, Vol. 2. McGraw-Hill, New York.

Glazier, J.B., Hughes, J.M.B., Maloney, J.E., West, J.B., 1969. Measurements of capillary dimensions and blood volume in rapidly frozen lungs. J. Appl. Physiol. 26, 65–76.

Hughes, J.M.B., 1997. Distribution of pulmonary blood flow. In: Crystal, R.G., West, J.B., Barnes, P.J., Weibel, E.R. (Eds.) The Lung: Scientific Foundations, second ed. Raven Press, New York.

Weir, E.K., Reeves, J.T. (Eds.), 1989. Pulmonary Vascular Physiology and Pathophysiology. Marcel Dekker, New York.

West, J.B., Wagner, P.D., 1997. Ventilation–perfusion relationships. In: Crystal, R.G., West, J.B., Barnes, P.J., Weibel, E.R. (Eds.) The Lung: Scientific Foundations, second ed. Raven Press, New York.

（龙汉安　杨闽楠　西南医科大学）

血气和酸碱平衡

本章学习目标

通过本章的学习你应该能够：

1. 掌握氧容量、血氧饱和度、血氧含量的定义及其贫血时的变化。
2. 解释循环红细胞的有利作用和异常血红蛋白引起的问题。
3. 叙述 pH、P_{CO_2}、温度、2,3-DPG 对氧合血红蛋白解离曲线的影响。
4. 解释成人和胎儿血红蛋白及肌红蛋白的区别，以及胎儿血红蛋白引起的问题。
5. 解释 CO 中毒。
6. 列出血液中 CO_2 转运特点和形式。
7. 描绘在氧合血和脱氧血中 CO_2 含量与 P_{CO_2} 之间的关系。
8. 掌握氯转移（chloride shift）和碳酸酐酶（carbonic anhydrase）。
9. 掌握缓冲的定义和血液中主要缓冲物。
10. 解释血红蛋白氧合及其相关的缓冲能力。
11. 叙述疾病时常见的酸碱平衡紊乱及其代偿机制。

简介

我们身体细胞的生存需要消耗能量，这些能量是通过氧化食物（主要以葡萄糖的形式）而获得：

$$C_6H_{12}O_6 + 6O_2 = CO_2 + 6H_2O + Energy$$

（方程8.1）

这个方程表示糖（葡萄糖）燃烧时的反应，当糖燃烧时以单爆发（a single burst）的形式释放能量，引起温度升高。当然，这在体内并非简单的一个步骤：在细胞线粒体内一系列小的连锁反应，大部分释放的能量立即以三磷酸腺苷（ATP）的形式存储起来，是由二磷酸腺苷（ADP）与无机磷酸盐结合形成的高能分子：

$$ADP + 磷酸盐 + 能量 \Leftrightarrow ATP$$

（方程8.2）

化学氧化可以通过添加 O_2 或通过去除氢（H^+，质子）进行，线粒体内的机制就属于后者。这种脱氢反应不能无限期地持续下去，因为 H^+ 积累将使反应停止，因此氢与 O_2 结合形成水，如方程8.1。葡萄糖脱氢就产生 CO_2，这个简单的描述就说明了线粒体氧化代谢的原理，通过吸收 O_2、产生 CO_2 和水，保证细胞存活。

通过扩散过程，O_2 进入和 CO_2 排出我们的细胞。从第6章中我们了解到，所有扩散必须有一个扩散物质的浓度差才能进行。在细胞外必须有高于细胞内的 O_2 浓度，细胞外的 CO_2 浓度要低于细胞内。大到周围的空气，小到肺泡气，都是高浓度的 O_2 和低浓度的 CO_2。循环的任务就是将这些条件运送到单个细胞。

血液是包含有形成分（细胞）的液态组织（血浆）。红细胞（RBC，erythrocytes）在运输 O_2 到组织和从组织运出 CO_2 方面发挥重要作用。因为没有细胞核，严格意义上 RBC 应称为血球，但一般还是使用红细胞这个词。

组织中细胞和血液之间的气体的交换，是在肺里空气和血液之间交换的一次重复。这就导致表8.1

表8.1 血液中的一些正常值		系统性动脉血	混合静脉血
氧气			
张力	(kPa)	13.3	5.3
血含量	(ml L^{-1})	200	150
饱和度	(%)	98	75
二氧化碳			
张力	(kPa)	5.3	6.1
血含量	(ml L^{-1})	490	530
血浆含量	(ml L^{-1})	600	640
酸度			
血浆 [H^+]	(nM)	40	43
血浆 pH		7.40	7.37

所示的静脉和动脉之间血液成分的差别。尽管 RBC 在携带与交换中扮演重要角色（在肺和组织携带大多数 O_2 和排出 CO_2），气体必须首先简单地溶入血浆中，然后才能由红细胞携带或加工。

血液中的氧主要是通过与红细胞内的血红蛋白（Hb）松散结合进行携带，CO_2 的携带部分通过溶解，部分通过蛋白质（特别是 Hb），但主要是以血浆中碳酸氢盐的形式。血液气体携带机制已高度进化，O_2 的吸收或丧失将促进 CO_2 的排出或吸收，反之亦然，是一组最有用的组合。

如果血液不包含有效的缓冲系统，特别是蛋白质，碳酸氢盐和磷酸盐，在组织血液中 CO_2 的增加将引起危险的大幅度酸度变化，能吸收血液中增加的氢离子，在血液偏碱性时释放氢离子，由此缓冲（抵消）酸度的变化。

氧的运输

血红蛋白（Haemoglobin，Hb）

因为我们是大型和复杂的动物，我们身体的大部分细胞远离空气。因此要靠血液将 O_2 从肺部输送给细胞。所有的气体或多或少溶解于水，但离开肺部后 O_2 在水性的血浆中的溶解量仅 3 ml/L。

病例 8.1	血气和酸碱平衡：1

一氧化碳中毒——氧气输送障碍

琼斯（Jones）先生是一位独居退休老人。一个冬天的晚上，他打开煤气炉，坐下来看电视。他的煤气炉非常老，从来没有保养，自琼斯先生有记忆时就有了这个煤气炉。随着夜色加深，琼斯先生越昏昏欲睡。最终，他熟睡了。那天晚上晚些时候，琼斯先生的女儿来看他，她发现她父亲昏迷在沙发上，就叫了救护车。在急诊科采了动脉血液样本进行血气分析。结果显示，他动脉血液气体接近正常水平。然而，他的碳氧血红蛋白水平测定为52%，确诊为一氧化碳（CO）中毒。

医院给他吸入了高浓度的O_2，在特护病房密切监测。随着血液中O_2取代了CO，渐渐地，他恢复了意识。酒精被分解和排出。那天稍后，碳氧血红蛋白降到了12%。

在这一章，我们要思考：
1. 为什么CO是有毒的。
2. CO中毒的症状。
3. CO中毒的治疗。

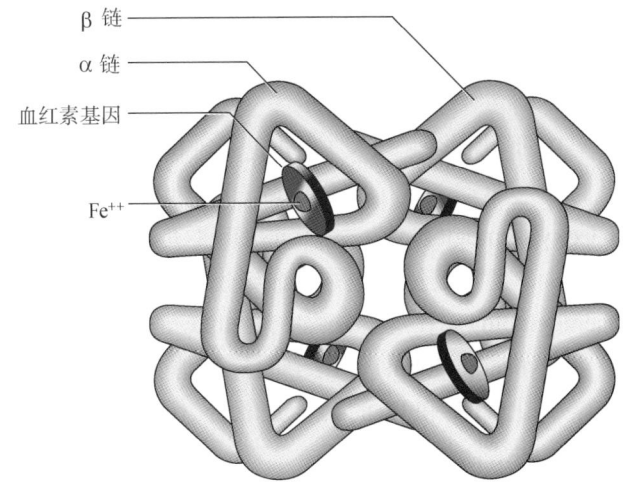

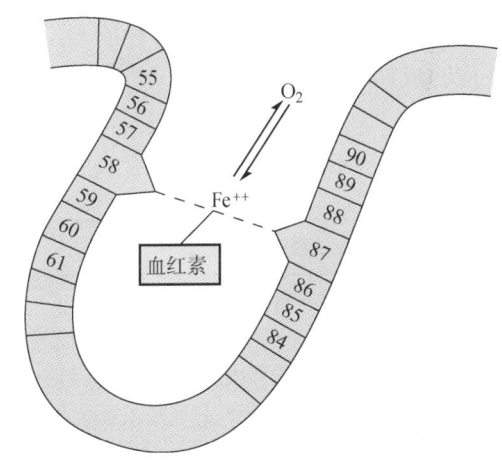

图 8.1 血红蛋白结构。球蛋白四个多肽链每个链都有100多个氨基酸形成螺旋状结构（在图上呈蚯蚓状），每个链都有一个位点结合一组血红素，每组血红素携带一个O_2分子，因此，每个血红蛋白拥有4个"挂钩"，每个"挂钩"能携带一个O_2

在高强度锻炼时，我们每分钟可能需要3 L的O_2。这意味着，如果O_2只通过一个简单的溶解形式携带，供应身体所需的O_2就得1000 L/min血液。奥林匹克竞赛运动员心输出量增加可达到30 L/min，你可以看到仍然是需要供应的O_2几百分之一。解决这个问题的方法是，像所有其他脊椎动物，我们已经进化形成了血液里的载体分子，能够荷载并释放大量的O_2，该分子就是血红蛋白（Hb）。

血红蛋白有显著的O_2携带能力与其分子结构有关（图8.1）。

每一血红蛋白分子由一个蛋白质（球蛋白）和血红素（原卟啉和二价铁）组成，球蛋白由四个多肽链构成，每个链携带一组血红素。这个结构在每个分子中重复四次，这意味着有四个位点，Hb分子的每个位点能携带一个O_2。这就解释了许多Hb的属性，稍后会介绍。四个链的每个链可出现一定形式的变异，并导致血液携O_2能力变异。该链在化学上称为α或β链，取决于他们的结构，构成该链的多肽类型，就形成了各种类型的正常和异常Hb。

成人Hb包含两个α和两个β链，每个链分别有141和146个氨基酸残基。因此，每一个Hb分子有574个氨基酸和四个血红素，分子量约64 500。胎儿Hb略有不同，但不明显。男性血液中Hb约150 g/L，女性约130 g/L。

氧气与血红蛋白结合

氧气与血红蛋白结合是可逆反应，可以概括如下：

$$Hb + O_2 \Leftrightarrow HbO_2$$

方程（8.3）

P_{O_2} 增加将驱动反应向右（到 HbO_2），P_{O_2} 降低将向左驱动。这个方程中的 Hb 是脱氧血红蛋白（deoxyhaemoglobin）——尽管 Hb 不是化学意义上的减少，但常被错误地称为血红蛋白减少（reduced haemoglobin）。在这个方程中的 HbO_2 是氧合血红蛋白（oxyhaemoglobin），出于同样的原因，Hb 不是化学氧化，Hb 和 O_2 的结合是氧合（oxygenation），比氧化的结合要松散得多。

Hb 分子中的 4 个血红素每个就代表一个与 O_2 结合的位点，更确切的描述是每个血红蛋白都可记为 Hb_4，通过四个步骤结合或释放 O_2，那么方程 8.3 应写成如下形式：

$$Hb_4 + O_2 \Leftrightarrow Hb_4O_2$$
$$Hb_4O_2 + O_2 \Leftrightarrow Hb_4O_4$$
$$Hb_4O_4 + O_2 \Leftrightarrow Hb_4O_6$$
$$Hb_4O_6 + O_2 \Leftrightarrow Hb_4O_8$$

方程（8.4）

可将一个 Hb 分子看作仅有 4 个挂钩的分子，每个挂钩能携带 1 个 O_2。

每分子的 Hb 中，血红素和球蛋白按一定比例关系在两个多肽链之间彼此相联（盐桥）。在方程 8.4 中的每个步骤中，当一个氧分子结合到每个血红素的铁离子时，分子就扭曲，使下一个氧分子结合更加容易。这种扭曲就称为变构效应（allosteric effect），与每个 Hb 分子仅有 4 个 O_2 挂钩的实际共同考虑，就能解释 Hb 被 O_2 结合饱和度 100% 时"S 形"曲线的原因，这个"S 形"曲线称为**氧合血红蛋白解离曲线**（oxyhaemoglobin dissociation curve），对于理解 O_2 运输非常重要。

得出解离曲线

如果将 5 个试管的血液每个分别暴露于不同氧分压（0，2，4，8，16 kPa O_2，图 8.2），每个试管的血液中有不同浓度的 Hb，转化为氧合血红蛋白的量取决于所暴露的氧分压。由于氧合血红蛋白比血红蛋白更鲜红（动脉血是红色，静脉血是紫色），所以每个试管的血液样品颜色不同。分光光度计通过颜色就能测算出 Hb 转化为 HbO_2 的量。这样，根据某一样本所暴露的氧分压，就能绘出饱和度（占据"挂钩"携带 O_2 的百分比）的线图（图 8.2A）。前面已介绍过，每个 Hb 分子有 4 个"挂钩"，每个"挂钩"能携带 1 个 O_2 分子。这可能提示，仅有 25%（占据 1 个"挂钩"），50%（占据 2 个"挂钩"），75%（占据 3 个"挂钩"），100%（占据 4 个"挂钩"）能携带 O_2。对于单个 Hb 分子是如此，但它忽略了一个事实，即使一滴血也含有数以百万计的 Hb 分子，其中任何一个 Hb 分子都有可能携带 0 到 4 个分子 O_2。

氧合血红蛋白解离曲线的特性

在正常的体温下，当饱和度（占据所有"挂钩"）达到 100% 时，1 g 的 Hb 携带约 2mg（1.36 ml）

病例 8.1　血气和酸碱平衡：2

为什么一氧化碳是有毒的？

一氧化碳（CO）是一种无色，无臭，无味气体，由不完全燃烧的有机物质形成。CO 中毒可能是从不良的供热系统中吸入（inhala）废气，或吸入家庭火炉废气。

CO 的毒性作用主要由于外周组织缺氧所致，干扰血红蛋白携带氧气，干扰细胞呼吸。

一氧化碳与血红蛋白结合的亲和力约是氧气的 250 倍，形成碳氧血红蛋白（carboxyhae moglobin），碳氧血红蛋白不能携带氧气，所以能够用于运输氧气的血红蛋白数量减少。这意味着动脉血氧分压可以是正常的，此外可利用的血红蛋白血氧饱和度正常。由于能够用于运输氧气的血红蛋白数量减少，血氧含量减少。此外，碳氧血红蛋白存在时，氧 - 血红蛋白解离曲线扭曲和左移。因此，在外周循环中氧气往往保持与血红蛋白结合，而不是被释放到组织中。换句话说，循环血液中氧气本来就少，有限的氧气又与血红蛋白给合，不能用于组织呼吸。

除了对血液氧气运输产生这些影响以外，CO 还干扰线粒体电子传递和与其他细胞活动。总的来说，它的作用是减少氧气在周围组织的释放，也能够减少这些组织利用已获得氧的能力。细胞 ATP 减少，重要细胞功能开始丧失。在严重中毒的病例导致呼吸系统和心血管系统的损伤，更加剧了氧气运输障碍。

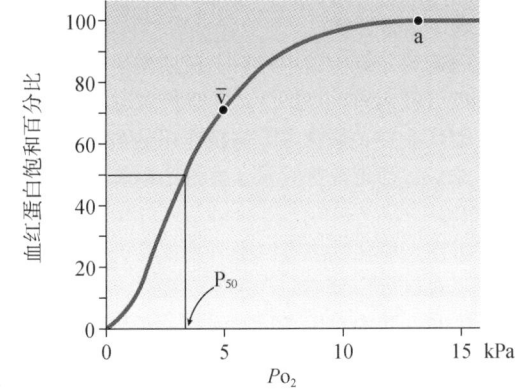

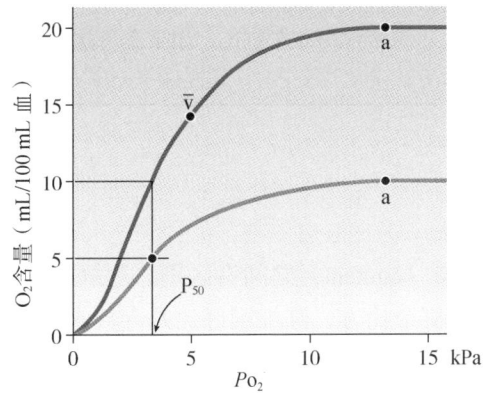

图 8.2 氧合血红蛋白解离曲线。将血液分别暴露于不同氧分压，测量携带 O_2 的总量。可通过两种方法表示。饱和曲线（A）代表已被 O_2 占据的"挂钩"的百分比（P_{50}，表示占据了50%），该曲线不能反映出携带 O_2 的量，这取决于已有血红蛋白的量，曲线（B）显示了携带 O_2 的量。下面的曲线显示了贫血状态下 O_2 含量取决于血红蛋白的量，与正常曲线在不同 P_{O_2} 时同样达到了饱和，如 P_{50} 所示，但它们携带 O_2 的量明显不同。由于温度和 pH 能影响血红蛋白的性质，需要说明的是，该曲线是在 pH7.4、37℃时得出的。动脉血重要的荷载区在（a）点，静脉血重要的卸载区在（$\bar{V}$）点，在这两点曲线形状明显不同

的 O_2。因此，1 L 的血液含有 150 g Hb，以 HbO_2 形式可运输 200 ml O_2。与单纯血浆能溶解 3 ml O_2 相比较，就能知道血液 Hb 的优势。

血液运输 O_2 并非是像外套挂在衣架上那样简单地把 O_2 分子挂在挂钩上，进化过程进一步完善了这种高效的生理过程。为了理解这些优化过程，需要

病例 8.1 血气和酸碱平衡：3

一氧化碳中毒的体征、症状及诊断

在到达急诊科时，琼斯先生清醒了很多，但仍昏昏欲睡，胡言乱语。医生采集了动脉血液样本进行血气分析。血气分析结果显示，琼斯先生动脉血液中二氧化碳的分压升高，这表明他存在通气不足（hypoventilating）。因为他在吸氧，所以血液氧分压略高于正常。然而，他的碳氧血红蛋白（carboxyhaemoglobin）含量达52%，确诊为一氧化碳中毒。

测量碳氧血红蛋白水平是诊断 CO 中毒的关键。碳氧血红蛋白通常是用总血红蛋白的百分比表示。在城市居民中碳氧血红蛋白正常水平高达 5%，在吸烟者常常高达 10%。在 CO 中毒的病例，超过 20% 就出现症状，超过 60% 常导致昏迷。然而，尽管测量碳氧血红蛋白水平在诊断 CO 中毒是有用的，但通常很难将这些测量结果与患者的临床状况相关联。这是因为，一旦患者脱离了 CO 源，血液 CO 水平很快下降，因此认为临床征象与碳氧血红蛋白峰值的关系更密切。

CO 中毒的症状和体征都与其导致的组织缺氧相关。许多器官可受累，特别是大脑、心脏和肺。

在轻症的 CO 中毒患者出现额部头痛，可能与嗜睡或躁动及思维混乱有关，特别是在老年人中。通常，这些症状表现有恶心或呕吐。在较严重的中毒时，患者可能会丧失意识或者陷入昏迷。

CO 也可累及心脏，导致心电图异常，可成为心脏衰竭和心肌梗死的一个原因。对肺的影响包括通气过度和肺水肿。

它可影响神经系统，引起半身不遂或周围神经损伤。在中毒恢复期可出现长期复杂的精神问题，如人格改变和记忆丧失，一般认为这是缺氧性脑损伤的结果。

CO 中毒患者，可表现有典型的皮肤黏膜粉红色，这是因为存在碳氧血红蛋白（亮红色）。这个体征并非可靠，在严重的 CO 中毒病例因循环障碍可能不明显。

了解以下四个定义：

- 氧张力（Oxygen tension，P_{O_2}；kPa）。虽然前面已经见过这个词，但回顾它的意义是非常有用的。氧张力有时被称为在液体中溶解 O_2 的分压。在两点之间 P_{O_2} 的差异确定了 O_2 扩散的速度和方向。这是因为在溶液中分压与浓度呈正比（亨利定律，Henry's Law）。因此，已溶解的 O_2 顺着浓度（分压）梯度扩散。活跃的骨骼肌 P_{O_2} 可能低至

1 kPa，供应肌肉的动脉血液 P_{O_2} 约 13 kPa，这样大的压差强力地"推动" O_2 进入组织。

小结 1

- 在氧化代谢中 O_2 作为质子（H^+）受体。
- 血红蛋白的存在使血液携 O_2 能力提高 100 倍。
- 每个血红蛋白分子有 4 个位点，每一个位点能携带一个 O_2 分子。
- 每一个位点对 O_2 的亲和力不同，氧 - 血红蛋白解离曲线就表现为一个 S 形。

- 血红蛋白含量（Hb，g/L）。血红蛋白有"挂钩"能够携带 O_2。"挂钩"的数量决定了每毫升血液最大携氧能力。如果血液只有 50%（假设）的正常 Hb（贫血），它将只有 50% 正常的"挂钩"，即使完全氧饱和也只能携带 100 ml O_2，而不是 200 ml O_2。

- 血红蛋白饱和度（%）。这是实际占领"挂钩"总数的百分比。现存"挂钩"的数量没有意义。现存"挂钩"数量可能会增加（红细胞增多症，polycythaemia），正常或减少（贫血）。Hb 饱和度测量在技术上是简单的，使用分光光度计（得出解离曲线，p.100），为临床评估提供有用的信息，动脉血液 100% 饱和度提示肺内气体交换良好。然而，其他测量，尤其是 P_{O_2} 和 Hb 含量，也是完整资料所必要的。

对学生来说有些想象有时候会有用处，把饱和想象成血红蛋白对 O_2 的"胃口（appetite）"。如果在 P_{O_2} 高，饱和度应该高的时候（如图 8.2 中 10 kPa），血红蛋白就感到"饿了（hungry）"，并将欣然接受 O_2 直到适当的饱和状态，感到"饱了（full）"。在低 P_{O_2} 状态（如图 8.2 中 2 kPa），就感到不是很饿；事实上，在这些情况下血红蛋白就感到吃得太多了，并吐出多余的氧气。

- 氧含量（ml/L）。在前面我们已经看到了血红蛋白含量，1 L 动脉血液中氧的含量是受其中所含 Hb 量的限制。它还取决于驱动 O_2 进入血液的肺内空气的 P_{O_2}。这就意味着"饱和（saturation）"与

> **病例 8.1** 血液气体运输和酸 / 碱平衡血气和酸碱平衡：4
>
> **一氧化碳中毒的治疗**
>
> 在确诊为一氧化碳中毒后，琼斯先生被给予了高浓度的氧气（吸入 60% 氧气），在监护病房密切监测。随着氧气取代血中一氧化碳、酒精作用的消除，他渐渐地恢复了意识。当天晚些时候，血液中碳氧血红蛋白水平降到 12%。
>
> 氧治疗一氧化碳中毒。吸入高浓度的氧气，一氧化碳与碳氧血红蛋白分离，产生血红蛋白，然后与氧气自由结合。在一些中心用高压氧治疗一氧化碳中毒；换句话说，患者在一个加压密封舱内吸入 100% 的氧气。在这种情况下，因为环境压力高，氧气分压很高。高氧分压能促进一氧化碳更快速地排出。也可能因为氧分压高，增加了血液中的溶解氧，改善了氧合作用。但是，使用高压氧治疗仍存在争议，如果能快速用上的话，这是有用的，在大多数中心，情况就不一样了。

"含量（content）"之间有区别，理解这一点非常重要。打个比方，红细胞好比是存放衣服的衣帽间，能够存储衣服（O_2 分子）的数量取决于挂钩（Hb 分子）的数量。实际存储的数量（O_2 含量）取决于衣帽间的大小（Hb）和客户想要存放衣服的数量产生的压力（P_{O_2}），所达到的理论最大值是所有挂钩都占满（100% 饱和）。

所以，如果一切是正常的，那么：
- 血液中 O_2 含量取决于 Hb 的数量和 P_{O_2}。
- O_2 饱和度只取决于氧分压（P_{O_2}）。

曲线的形状（图 8.2）

氧合血红蛋白离解曲线（图 8.2）能够表述 P_{O_2} 与饱和度之间的关系，不取决于血液 Hb 含量，或 P_{O_2}，但 O_2 含量不同。从含量的角度看曲线在贫血（Hb 含量降低）时下移。

不论是 P_{O_2} 与饱和度或 O_2 含量之间的关系，在图 8.2 中的曲线基本形状相同，这对于功能来说具有重要的意义。血红蛋白的主要功能是在肺组织加载 O_2，在组织内卸载 O_2。这个功能在曲线顶部平坦的**加载区域（loading region）**和陡峭的**卸载区域**

（unloading region）进行。在这两个点上曲线斜率的差异具有以下后果：

- 加载区域（用于肺）。超过 10 kPa，Hb 不能携带更多的 O_2：它是饱和的，因为大多数 Hb 分子携带整整 4 个 O_2 分子，因此 P_{O_2} 再高也不会超过这个数字。肺泡通气可以减少高达 25% 或无限期增加对氧含量也没有显著影响。但是，O_2 张力有变化。进化的优势正是，诸如说话、叹息、咳嗽等等正常活动，对离开肺流向组织的每升血液氧气含量并不会产生明显的改变。

- 卸载区域（用于组织）。活性组织毛细血管中的血液本身就是个低 P_{O_2} 环境，氧气从血液中扩散到组织，甚至一个微小的血液 P_{O_2} 降低都会导致大量的 O_2 卸载，即血液主要在 HbO_2 解离曲线陡峭区域工作。如果血液在组织内停留足够长的时间，血液 P_{O_2} 将与组织 P_{O_2} 相等。如果血液处于贫血状态（Hb 含量低），然而，即使是少量的氧气释放也会导致 P_{O_2} 大量下降，因为血液中几乎没有氧气能够释放了。很快到达这种情况，此时几乎没有进一步给组织供 O_2 的可能性，只有降低的 P_{O_2} 驱动 O_2 进入组织。因此，虽然动脉血液 P_{O_2} 正常且 Hb 达到饱和，贫血均可导致组织缺氧。

识别氧合血红蛋白离解曲线的陡峭位置（通常要看是否在进行合适的氧合）的方法是测定 50% 的 Hb 饱和时的 P_{O_2}：这称为 P_{50}，在正常成人动脉血液大约是 3.2 kPa。

血红蛋白解离曲线的位移（图 8.3）

Hb 随着所述解离曲线形状改变的演化具有很大的优势，更奇妙的是该曲线沿着曲线图的 P_{O_2} 轴移动，是随血液和肺之间、血液和组织之间、组织和肺之间每个循环进行的。解离曲线的这种位移反映了 Hb 功能的周期性变化，使 Hb 有更高效的携带 O_2 作用。

我们已知道（图 8.2），血液中 Hb 量的异常会影响曲线纵轴的 O_2 含量，但不会影响饱和曲线。现在我们看看影响曲线横轴的因素以及改善组织供氧的方式。

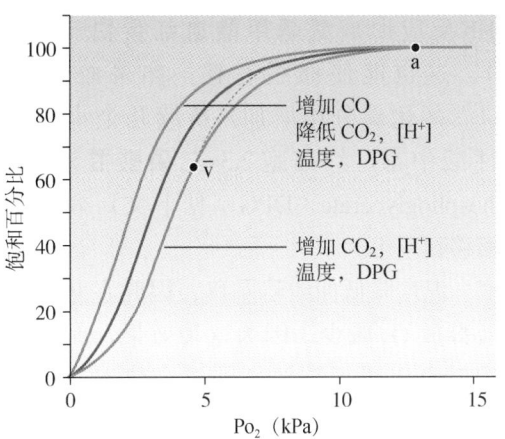

图 8.3 解离曲线的变化。在携 O_2 Hb 的加载点（肺）和卸载点（组织），$[H^+]$、二氧化碳、温度和 2,3-二磷酸甘油酸（2,3-diphosphoglycerate）对其影响非常不同。这些差异将使解离曲线发生移动，改善其携氧能力。例如，在组织中 H^+ 和二氧化碳增加使曲线右移（这称为玻尔转移），这将使解离曲线功能区变得更陡峭，如虚线所示

- 氢离子浓度。$[H^+]$ 增加（pH 降低、酸度增加）使曲线右移（图 8.3）。这种波尔转移（Bohr shift）是由于 H^+ 作用于 Hb 分子，减少其对氧的亲和力，这并不影响曲线的加载区域，因为它是横轴，所以向左或向右移动不引起饱和度变化。

曲线陡峭的卸载区就是不同的问题。在代谢活跃的组织中，酸或二氧化碳（增加 $[H^+]$）的释放使曲线向右移动。这将产生两个主要的后果，第一个相当明显，第二个就不那么明显了：

1. 在曲线陡峭的部分，在某个 P_{O_2} 点画一垂直线，图 8.3 中 4 kPa 处。如果曲线向右移动，相应饱和度处的 P_{O_2} 将下降，Hb 对 O_2 的"胃口"变小，并"吐出"多余的 O_2（见血红蛋白饱和度，p102，如上所述）。这显然是有益的，释放出来的氧气沿着浓度梯度扩散到组织。

2. 如果在 50% 饱和度处画一条水平线，虽然作用同样重要，但不像那样即刻就明显。当曲线右移时，相应饱和度处的 P_{O_2} 增加了！这就使氧分压压力梯度增加、驱动 O_2 进入组织。

酸度的影响非常强大，pH 降低 0.2 单位，即使在低 P_{O_2} 状态也能使 O_2 释放增加 25%。

- 二氧化碳。除了致酸作用以外，二氧化碳还能

与Hb反应形成**氨基甲酰血红蛋白**（carbamino Hb），这也能使曲线右移。如果血碳酸过多症（二氧化碳分压增加）持续几个小时，形成慢性酸中毒，红细胞2,3-**二磷酸甘油酸**（2,3-diphosphoglycerate，DPG，见下文）减少，曲线将回移到左边。

- 温度。温度降低曲线将左移，因此在寒冷的组织血液释放O_2减少，因为这种效果，血液在离开组织时可以仍保持较好的氧合状态。另外，寒冷会减少对O_2的代谢需求。因此，在雪地里玩耍的孩子有粉红色的耳朵和鼻子，此时他们血管收缩的（vasoconstricted）皮肤应该是青紫色。这种效果在肺部就不是很重要，因为在肺里的空气很温暖。然而，在低温心内直视手术的患者就很重要。在这些患者，即使动脉P_{O_2}低，Hb也有相对很高的饱和度，因此患者看起来并不缺氧。
- 2,3-二磷酸甘油酸（2,3-Diphosphoglycerate，DPG）。在缺氧条件下，大多数细胞将1,3-diphosphoglycerate（1,3-DPG）转变为3-磷酸甘油酸，所释放的能量以三磷酸腺苷（ATP）的形式存储。

然而，在红细胞，1,3-DPG被转化为2,3-DPG，没有能量释放（图8.4），显然是一个毫无意义的代谢反应。

研究发现这个DPG与HbO_2发生反应，导致O_2释放、解离曲线右移，这提示DPG在以下几方面具有重要作用：

1. 在慢性缺氧性疾病，或居住在高海拔地区的人，当DPG增加时，在缺氧组织中就释放氧气。
2. 持续长时间的锻炼，DPG进一步增加。
3. 当血液存储时DPG减少，比如存储在血库的血液。这样的血不会轻易释放它的氧气，就不利于接受输血的患者。
4. 在镰状细胞贫血或酶异常的患者，红细胞含有异常血红蛋白，可出现DPG含量异常。

尽管发现DPG的作用令人兴奋，但遗憾的是，迄今为止还未证明它在正常和病理条件有何重要作

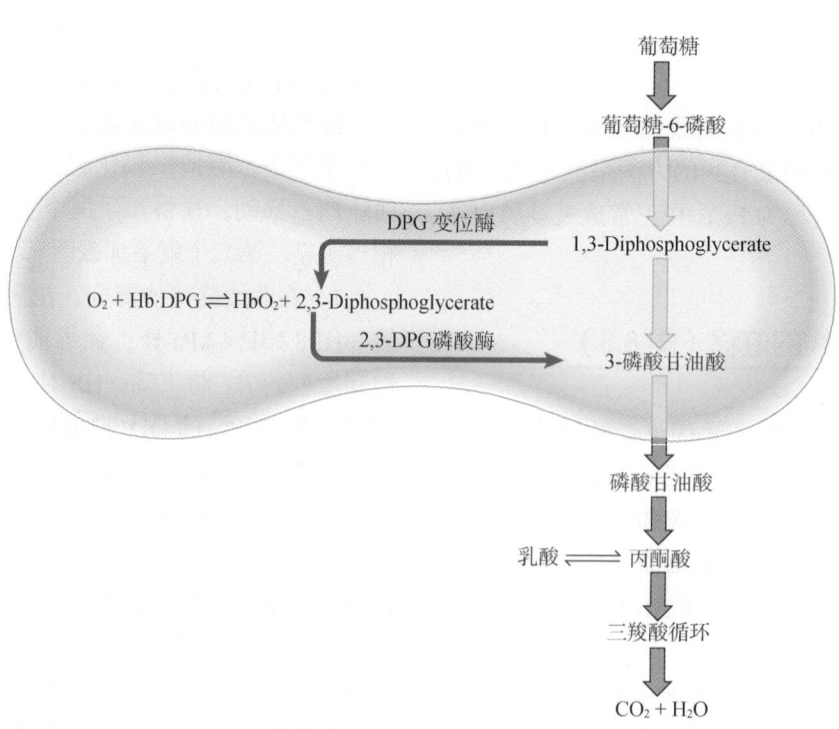

图 8.4 2,3-二磷酸甘油酸（2,3-Diphosphoglycerate，2,3-DPG）分流。红细胞在葡萄糖分解代谢中有个额外的"分流（shunt）"，产生2,3-DPG。该物质能使氧合血红蛋白解离曲线发生右移，但该作用对于功能几乎没有影响，这个代谢途径仍是生化之谜

用。即使在上述的情况下，其他生理作用要重要得多，DPG 仍然是一个需要研究的问题。

其他类型的血红蛋白

有一些呼吸性色素可自然发生，也可在正常生理条件下携带氧气时产生。也有一些异常的携带者，能够影响 Hb 的携氧能力。对于临床医生来说，及时发现任何原因所致的血液氧含量降低具有重要的临床意义，经常首先看到的是发绀。

发绀

发绀表现为皮肤青紫，常常提醒医生血液氧含量降低。这是因为血液的颜色取决于 Hb 含量和氧合血红蛋白（红色）或脱氧血红蛋白（紫色）的比例。在正常的血液，当氧饱和度约 70%、P_{O_2} 约 5 kPa 时，出现发绀：即血液含有 50 g/L 脱氧血红蛋白，引起发绀皮肤青紫。如果患者贫血，就没有足够的 Hb 产生这种效果，因此贫血的患者有严重缺氧，但不发绀。另一方面，红细胞增多症患者，伴有 Hb 过多，可能有发绀，但很少有缺氧。

肌红蛋白

肌红蛋白是在肌肉中发现的，在一定程度上使肌肉显示红色。它不同于血红蛋白，有四条链携带氧气，肌红蛋白由一个分子血红素和一个多肽链构成。其解离曲线在 Hb 的左边（图 8.5），所以它容易从毛细血管血液中的 Hb 摄取 O_2。肌红蛋白可以作为一个小的 O_2 存储站，以便于缺氧情况下使用。这对于收缩期肌肉是有用的，特别是心肌，因为肌肉收缩会切断血流。因为储存在肌红蛋白的氧气几秒钟就可耗尽，对于持续收缩的骨骼肌来说，这种效果是非常有限的。

胎儿血红蛋白

人类胎儿依赖于母亲供 O_2，总是受到缺氧的威胁。为了解决这一威胁，胎儿血红蛋白对 O_2 具有高度的亲和力，这有助于将 O_2 从母亲转运到胎儿。胎儿 Hb 在成人 Hb 的 β 链位置有两个 γ- 多肽链，在红细胞内，胎儿 Hb 与氧气的亲和力大于成人 Hb

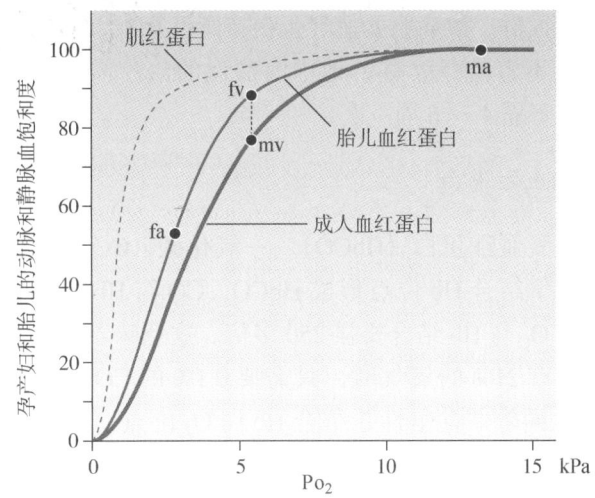

图 8.5　胎儿血红蛋白和成人肌红蛋白解离曲线。这些曲线是正常成人曲线的左移，表明这些呼吸色素对 O_2 的"吸附（avid）"比成人的大，促进 O_2 流向所需的方向：肌肉或胎儿。图示孕产妇和胎儿的动脉和静脉血饱和度

（图 8.5）。胎儿的血液在子宫/胎盘循环摄取 O_2 主要是因为它的 P_{O_2} 低于母体子宫动脉血液。此外，如图 8.5 所示，因为它的解离曲线位于母体的左侧，在多数 P_{O_2} 时胎儿的血液是更饱和——O_2"饥饿"。有助于 O_2 从母体转运到胎儿的另一机制是 CO_2 从胎儿释放到母体。我们前面已经看到（氧合血红蛋白曲线位移，p.103），二氧化碳的酸性作用导致氧合血红蛋白释放 O_2。从胎儿到母体的二氧化碳转运作用首先使胎儿离解曲线左移（二氧化碳离开血液），同理，母亲的解离曲线右移（二氧化碳入血）。这种**双波尔转移**（double Bohr shift）的整体效果是扩大了两个解离曲线之间的空隙将转运平衡移向胎儿。使胎儿血红蛋白如此有效地从母体获得氧气的机制也使得其在胎儿组织内释放 O_2 的效率降低。这导致一定程度的缺氧，胎儿组织的耐受力比成人更好。此外，由于胎儿 Hb 比成人 Hb 更酸，因此胎儿 Hb 携带二氧化碳的能力较弱，所以胎儿更易发生酸中毒。

在胎儿的血液中，存在胎儿和成人血红蛋白的混合物。出生后最初几个月胎儿血红蛋白逐渐被取代，除了遗传性疾病**地中海贫血**——顾名思义（thalassa 为希腊语，意为海）特别常见于地中海地

区的人群。该病胎儿血红蛋白持续性存在，意味着血液不容易释放 O_2。地中海贫血的治疗需终生输血，每隔 4～6 周一次。

异常血红蛋白

- 碳氧血红蛋白（HbCO）。一氧化碳（CO）与 O_2 竞争结合 Hb 位点形成 HbCO，CO 与 Hb 的结合比 O_2 与 Hb 结合要强 250 多倍。这意味着当空气中有 21% 的氧气时，只需要 0.1% 的 CO 就能与 O_2 同等"竞争性"结合 Hb 携 O_2 位点，使动脉血液含有 50% HbO_2 和 50% HbCO，这对于组织是无意义的，这相当于 50% 的贫血。即使这样一个低浓度的 CO 与血液接触 1h，要从血液中清除 CO 也需同样长的时间。吸入纯氧（用 100% 的 O_2 通气）可加速 CO 的排出，因为在高 P_{O_2} 时要比大气压时的 P_{O_2} 更有效地清除 CO。

  一氧化碳使 HbO_2 解离曲线左移，因此中毒的血液释放的 O_2 更少。

  当室内烧煤时，就像未经处理的汽油发动机运行一样，产生大量的 CO。这些气体曾是常见的自杀方法。天然气的优点是不含 CO，汽车燃烧裂解后将 CO 转化为 CO_2，这种自杀方法已不再可行。HbCO 的樱桃红色使 CO 中毒患者具有粉红色肤色和健康的外观。

- 高铁血红蛋白（Met-Hb）。高铁血红蛋白是由 Hb 二价铁氧化形成三价铁。先天性缺陷或由于诸如亚硝酸盐等氧化毒药中毒，可引起这种情况。Met-Hb 不能与氧气结合。红细胞内所见的**高铁血红蛋白还原酶**（methaemoglobin reductase）可慢慢将 Met-Hb 转变回 Hb。

- 遗传性异常血红蛋白。目前，在人类已发现了超过 100 种不同类型的 Hb，是四条多肽链中肽的变异。由于 Hb 本身发生了变化，其中一些 Hb 产生异常解离曲线，因为 Hb 本身发生了变化，或因为这些变化导致红细胞内的变化，如 DPG 含量异常。Hb 的异常有可能会改变红细胞的形状，使其脆性增加，如镰状细胞病（sickle cell disease）。

镰状细胞病

大多数血红蛋白结构变异是由球蛋白链上的单个氨基酸替换所致，血红素组正常。这些差异通常用电泳法就可确定，只有少数能引起临床表现。在遗传学方面，**镰状细胞病**是因异常血红蛋白（HbS）发生了脱氧反应，使其聚合并导致红细胞扭曲呈镰刀状。

该病杂合子的镰状细胞病遗传性状：总 Hb 中 40%～50% 是 HbS，除了在缺氧条件下，一般无症状。纯合子几乎全部发病，可在童年时致命。该病见于恶性疟疾流行区，携带镰状细胞基因的人群对疟疾有抵抗性。

大约 6 个月大出现临床症状，包括骨骼疼痛，由镰状红细胞阻塞小血管引起的疼痛性血管阻塞性危象。常见腿部溃疡，脾梗死导致脾萎缩。

胎儿血红蛋白能降低镰状细胞病的风险，这就是 6 个月前不出现症状的原因，在此之后胎儿血红蛋白就完全由成人血红蛋白取代了。

尚没有特效的治疗能防止镰状细胞病。在这种情况下的贫血状态常不需要治疗。急性发作需要静脉输液、吸氧，必要时加用抗生素。严重贫血时方需输血。可通过基因检测对携带镰状细胞病遗传性状的父母进行筛查。

溶解氧：我们真的需要血红蛋白吗？为什么要将其保存在红细胞中？

从血浆中含有 Hb 的红细胞中分离出的 Hb 具有以下优点：

1. 存在 DPG 使解离曲线右移，所以有利于在活跃的组织内释放 O_2。

2. 如果 150 g/L 血红蛋白游离在血浆中将使血液黏度值升高到无法忍受的水平，同时胶体渗透压也会大大增加。血液黏度对毛细血管产生尤为重要的影响，在毛细血管红细胞内的 Hb 使血液产生非常低的黏度（Fahraeus-Lindqvist 效应）。

3. Hb 分子非常小，能通过肾的肾小球从血液中滤出，因此会从尿液丢失。

4. 在红细胞内的酶系统有助于防止 Hb 崩解。例如，高铁血红蛋白还原酶将高铁血红蛋白转换回亚铁血红蛋白。

5. 限制在红细胞内的碳酸脱水酶（carbonic anhydrase）对于红细胞的二氧化碳转运作用至关

重要。

虽然红细胞在运输 O_2 中具非常明显而重要的作用,但是在肺内红细胞获得 O_2、在组织内释放 O_2 的唯一途径还是要溶入血浆和组织液。这些液体主要成分是水,氧气不能很好地溶于水。亨利定律(Henry's Law)告诉我们,O_2 的溶解量与其压力呈正比(在诸如空气的混合物中的分压)。正常动脉血液每升仅能溶解 3 ml 的 O_2,相比之下血红蛋白能携带 200 ml(女性约 180 ml,因为有更少的 Hb)。所以,Hb 携带的 O_2 大约是溶解 O_2 的 60 倍。

然而,根据亨利定律(Henry's Law),通过增加压力可以增加溶解 O_2 的量(不像血红蛋白携带 O_2 的量,在大气压条件下就能达到最大量)。如果一个人呼吸纯氧,肺泡和动脉 P_{O_2} 能增加 6 倍以上,溶解的 O_2 量能上升到每升血液 20 mlO_2。表 8.1 显示,我们不会释放掉动脉血液中所有的氧气,这一点很重要。混合静脉血 O_2 饱和度仍可达到 75%,在动静脉之间 O_2 含量的差别是每升血液 50 ml。如果一个人在 3 个大气压条件下呼吸纯氧,在理论上通过血浆溶解即可获得足够的 O_2,Hb 就没有必要作为 O_2 的载体。

对 Hb 重要作用更感兴趣的读者可能以为,为组织供 O_2 的交互系统,单通过增加无 Hb 的血浆流量就能为组织供 O_2,如果这样的话我们的心血管系统就要比实际的大 60 倍。

小结 2

- O_2 的加载和卸载是由于分压差所致,而且血红蛋白解离曲线的形状可清楚表示。
- 单位容量的血液所携带 O_2 的量受到血液中血红蛋白量和血液物理性状的影响,能使解离曲线发生移位。
- 饱和度是指血红蛋白荷载 O_2 位点的百分比。
- 氧含量指的是每升血液携带氧气的量。
- 胎儿血红蛋白和肌红蛋白(见于肌肉)对 O_2 的亲和力大于血红蛋白。

二氧化碳的运输

二氧化碳是新陈代谢的主要产物。它是一种最强的酸性物质,必须从我们的体内排出。

血液中的 CO_2 几乎全部来自组织新陈代谢。就像与 O_2 在相反的方向移动,CO_2 从细胞内扩散到细胞外液、血浆及红细胞内,逐渐使其浓度梯度降低。在这里进行快速的化学转化,形成碳酸氢盐(HCO_3^-),如此形成的碳酸氢盐主要存储在血浆内。在肺内,整个过程正好相反,将 CO_2 释放到肺泡内。血液中 CO_2 是以 HCO_3^- 和与**蛋白质**氨基酸群组结合的形式单纯地**溶解**,也可存在非常少量的碳酸(H_2CO_3)和碳酸盐离子(CO_3^{2-})。

血浆中的二氧化碳

血浆中的水与二氧化碳反应形成 HCO_3^- 和 H^+:

$$CO_2 + H_2O \Leftrightarrow H_2CO_3 \Leftrightarrow HCO_3^- + H^+$$
方程(8.5)

像任何连锁反应一样,该反应的总速度取决于其反应最慢的一步。

在体温条件下,血浆中该反应的第一阶段是缓慢的,100 s 达到平衡点 90%(在红细胞内这一限制会减轻,将在下文看到)。方程 8.5 中反应的产物之一是 H^+(质子),为了防止不可接受的酸度的增加 $[H^+]$,这种情况必须要**缓冲**(buffered)。化学缓冲就是有一种物质能接受或释放 H^+,因此保持 $[H^+]$ 改变的最小化。

方程 8.5 中形成的 H^+ 由能吸收或释放 H^+ 的血浆蛋白缓冲。

血浆蛋白的氨基酸群组本身能以氨基甲酸化合物的形式携带二氧化碳:

$$Protein\text{-}NH_2 + CO_2 \Leftrightarrow Protein\text{-}NHCOO^- - H^-$$
(方程 8.6)

这个 H^+ 必须要被缓冲。

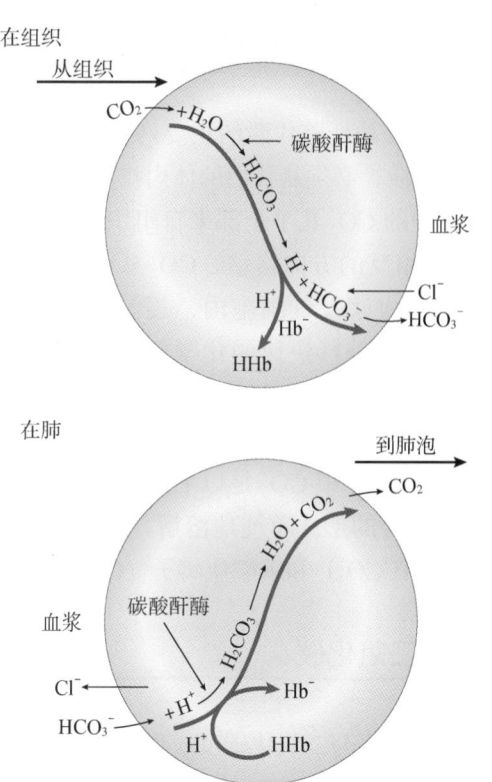

图8.6 碳酸氢盐的形成。因为含有 Hb 和碳酸酐酶，以 HCO_3^- 形式在血浆中加载与卸载 CO_2 过程中红细胞发挥重要作用

全血中二氧化碳

方程 8.5 描述的反应的第一部分（$CO_2 + H_2O \Leftrightarrow H_2CO_3$）通常是缓慢的，第二部分反应（$H_2CO_3 \Leftrightarrow HCO_3^- + H^+$）在血浆中是相当有限的。因此，即使在全血中增加少量的 CO_2 也能使血浆 P_{CO_2} 明显增加，就像发生在组织中，CO_2 扩散进入红细胞（图8.6）。

方程 8.5 中的反应也发生在红细胞内，但有重要的差异。由于存在**碳酸酐酶**（carbonic anhydrase），在血浆中未发现该酶，就使平常缓慢的 CO_2 和 H_2O 结合形成 H_2CO_3 的过程加快了。因此，在红细胞中方程 8.5 的反应向右加快，$[H^+]$ 和 $[HCO_3^-]$ 增加。这些离子很快就清除了，使反应继续向右进行。$[H^+]$ 由 Hb 所清除，HCO_3^- 扩散出细胞进入血浆，使其浓度梯度降低。HCO_3^- 离子携带负电荷到了细胞外，保持了细胞的电中性，氯离子（Cl^-）移入细胞。这种离子交换称**氯转移**（chloride shift）

（图8.6）。如果没有氯转移，带负电荷的 HCO_3^- 就积存在红细胞内，方程 8.5 中的反应被累积的 HCO_3^- 所阻滞，只有很少的 CO_2 可以被转化成 HCO_3^-。方程 8.6 中反应涉及的蛋白质包括 Hb，最重要的是 Hb 对 CO_2 的亲和力要比 O_2 大 3 倍，要比血液中血浆蛋白的浓度大 4 倍。在组织中 CO_2 与 Hb 结合形成**氨基甲酰血红蛋白**（carbaminohaemoglobin）（方程 8.7），这是方程 8.6 显示的一种特殊情况：

$$Hb\text{-}NH_2 + CO_2 \Leftrightarrow Hb\text{-}NHCOO^- + H^+$$

（方程 8.7）

这使得在肺内排出 CO_2 很容易，在肺内排出的全部 CO_2 的前 30% 通过该途径完成（图8.7）。

在红细胞内形成的 H^+ 被 Hb 缓冲，因为脱氧 Hb 比 HbO_2 酸性弱，它有更多的位点可以接受 H^+

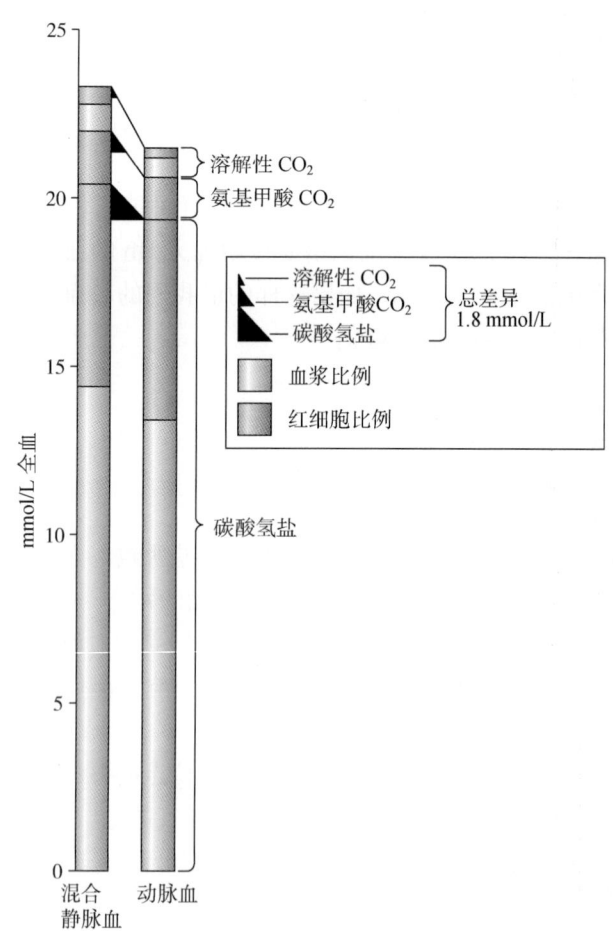

图8.7 血液中携带 CO_2 的数量。可见大量的 CO_2 在肺排出，不同的来源有不同排出比例

（质子）。因此，如果吸收更多的H^+，方程8.7的反应转向右边。换句话说，O_2从HbO_2释放到活跃组织中，在同样的CO_2分压下，允许Hb摄取和携带更多的CO_2。这种通过脱氧作用增加血液携带CO_2的能力被称为**霍尔丹效应**（Haldane effct）。应与波尔效应（Bohr effct）一起考虑（p.103），此时，在增加两种最重要的呼吸气体转运中，这两种作用达到了完美的配合。

肺内气体交换

在肺内与组织内发生的过程相反（图8.6）。随着CO_2的呼出，方程8.5，8.6和8.7的反应左移，但氯转移是相反的。Hb的氧合有助CO_2从红细胞释放到血浆和肺泡。需要记住的是，随着O_2向相反的方向移动，尽管在血浆中简单溶解的少，但CO_2是先进入血浆，再从红细胞排出到空气中。

运输二氧化碳的量

以CO_2形式在静脉血液携带的数量见图8.7和表8.1。虽然红细胞携带CO_2的总量比血浆携带少得多，但是在红细胞内的CO_2化学反应和产生的H^+缓冲明显强于血浆。红细胞的作用就像个工厂，处理CO_2并生产HCO_3^-，存储在血浆中。因此，与血浆相比较而言，在肺和组织中CO_2的交换更多取决于具有处理能力的红细胞。通过适当的药物抑制红细胞内碳酸酐酶就可证明这一点。然后，进入血液的CO_2仅仅缓慢转化为HCO_3^-，溶解在血液中的CO_2量，以及随着血浆氨基甲酸化合物的积累，导致酸中毒。

二氧化碳解离曲线

全血CO_2分压与CO_2浓度的关系见图8.8。这个情况类似于氧气（图8.2），除此之外，我们不能绘制与分压对应的CO_2饱和曲线，因为CO_2没有载体分子（氧气有Hb）可以饱和。

在CO_2分压生理范围内：从混合静脉（6.1 kpa）到动脉血液（5.3 kpa），血液中CO_2分压与CO_2总量大约呈线性关系。氧合血红蛋白对CO_2的亲和力比脱氧血红蛋白弱。这意味着氧合的血液导致曲线右移（霍尔丹转移，Haldane shift）。HbO_2酸性也强于脱氧血红蛋白，并释放H^+，驱动方程8.5，8.6和8.7中的反应向左，形成游离的CO_2。霍尔丹转移导致CO_2"功能"解离曲线（发挥功能时的血CO_2分压的正常范围）比预期更陡，因为在图8.8中它相交于a点和$\bar{v}$点。我们已经知道，氧解离曲线在陡峭的部分增加氧卸载，因此，在任何CO_2分压发生的霍尔丹转移都能加载和卸载CO_2，同时卸载或加载O_2。因为血液样本中的Hb量是固定的，血液中O_2的容量也是固定的。因为CO_2解离曲线不能饱和，所以我们血液中的CO_2含量比O_2含量会有更多的变化，即使在健康时也如此。

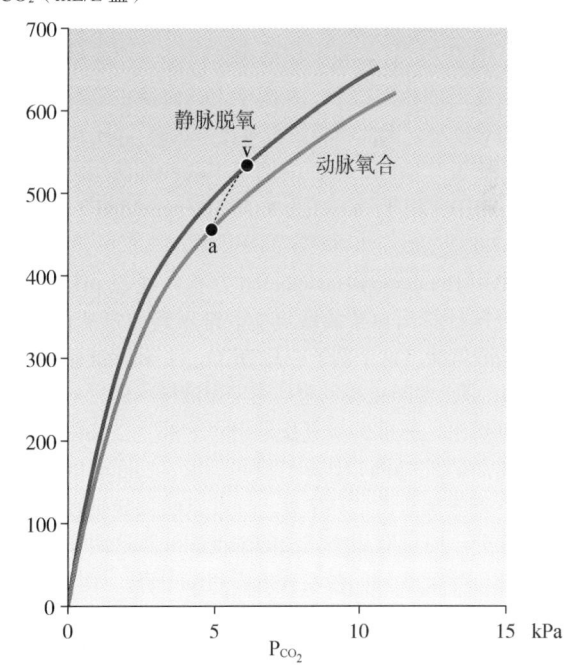

图8.8 CO_2解离曲线。在同样CO_2分压时氧合血液携带的CO_2少于脱氧血。这意味着发生在体内"真正"的解离曲线可能会比预期的更陡（虚线），因为这个霍尔丹效应导致CO_2分压比氧合血低大约0.5 kPa，有助于组织内的CO_2卸载

病例 8.1 血气和酸碱平衡：5

动脉血气的意义

血气张力的分析（通常检测动脉血）提供关于患者呼吸系统的关键信息。通常血气分析仪测量血液中氧气和二氧化碳的分压及其 pH。通过这些数据测量，机器就计算出其他值，如实际碳酸氢盐浓度和标准碳酸氢盐浓度以及剩余碱。下面是一个血气结果例子，来自非呼吸系统疾病的患者，所测结果的变化均在正常范围内：

		正常范围
pH	7.1	(7.35～7.45)
[H^+]	40 nmol/l	(36～44)
P_{CO_2}	5.3 kPa	(4.4～6.0)
P_{O_2}	12.4 kPa	(12.0～14.0)
HCO_3 act	24 mmol/l	
HCO_3 std	24 mmol/l	
剩余碱	0.1 mmol/l	

在这个例子中，pH 与氢离子浓度 [H^+] 是一致的，pH 与 [H^+] 关系的方程：

$$pH = -\log_{10}[H^+]$$

换句话说，pH 变化一个单位相当于氢离子浓度变化 10 倍。这使得 pH 在化学领域用途广泛，在化学领域氢离子浓度可能相差很大。在医学上，血液中氢离子浓度变化相对较小，因此不必使用对数。然而，pH 和 [H^+] 都仍然用于医疗实践，下面的例子中两者都使用。要记住 10 nmol/l[H^+] 相当于 pH 为 8.0，100 nmol/l[H^+] 相当于 pH 为 7.0。

使用 Henderson-Hasselbalch 方程，通过 pH 和二氧化碳分压计算出血浆碳酸氢盐。常用碳酸氢盐两个值：实际碳酸氢盐（这个例子中是 $HCO_{3\,act}$）和标准碳酸氢盐（$HCO_{3\,std}$）。实际碳酸氢盐是测定血液样本的二氧化碳分压计算而出，标准碳酸氢盐是用"正常"二氧化碳分压值（通常是 5.3 kPa）计算。换句话说，实际碳酸氢盐是样品中碳酸氢盐的估算浓度，标准碳酸氢盐是在正常二氧化碳分压时应有碳酸氢盐的浓度。计算这两个值的目的是区分呼吸性与代谢性酸中毒和碱中毒。如果患者只有呼吸性酸中毒，那么，他的实际碳酸氢盐将出现异常，但他的标准碳酸氢盐将是正常的，因为所有的碳酸氢盐异常都是由于二氧化碳分压异常所致。另一方面，代谢性酸中毒或碱中毒往往会导致标准碳酸氢盐改变。

鉴别呼吸性和代谢性酸中毒和碱中毒的另一种方法是计算剩余碱。剩余碱是指在正常二氧化碳分压时，使 1 L 血液 pH 达到正常值所需要添加的氢离子的量。这个定义的关键部分是"在正常二氧化碳分压"：换句话说，剩余碱只是评判代谢性酸碱平衡异常。如果患者发生了酸中毒，那么剩余碱将是负的，因为需要氢离子将 pH 恢复正常。

具备了所有这些信息后，通过对患者的血气分析，应该能够回答下列问题：

1. 这个患者的氧合充分吗？
2. 这个患者有酸中毒或碱中毒吗？
3. 这个患者有呼吸性酸中毒或碱中毒吗？
4. 这个患者有代谢性酸中毒或碱中毒吗？

这个患者的氧合充分吗？

知道了患者的 P_{O_2} 和吸入气氧浓度就可回答这个问题。单知道 P_{O_2} 是不够的：在 P_{O_2} 为 11 kPa 的室内呼吸的患者，显然比在 P_{O_2} 12 kPa 含氧量 60% 的条件下呼吸的患者具有更好的气体交换。

患者血液 pH/[H^+] 正常吗？

如果这个问题的答案是"是的"，并不意味着患者的酸碱平衡是正常的。记住，患者可能会有呼吸性酸中毒，被代谢性碱中毒部分代偿，导致 pH 接近正常。[H^+] 高（或 pH 低）是一种酸中毒，[H^+] 低（或 pH 高）是碱中毒。

该患者有呼吸性酸中毒或是碱中毒吗？

回答这个问题要看二氧化碳分压。二氧化碳分压升高导致呼吸性酸中毒，而二氧化碳分压降低则引起呼吸性碱中毒。

该患者有代谢性酸中毒或碱中毒吗？

回答这个问题要看标准碳酸氢盐或剩余碱。标准碳酸氢盐低表明是代谢性酸中毒，而标准碳酸氢盐高则表明是代谢性碱中毒。同样的，明显负的剩余碱表明代谢性酸中毒，而一个明显正的剩余碱则表示代谢性碱中毒。

有几个例子可很好地说明这些原则：

例 1 的结果分析

		正常范围
pH	7.26	(7.35～7.45)
[H^+]	55.6 nmol/l	(36～44)
P_{CO_2}	8.84 kPa	(4.4～6.0)
P_{O_2}	7.66 kPa	(12.0～14.0)
HCO_{3act}	28.7 mmol/l	
HCO_3 std	24.1 mmol/l	
剩余碱	-0.3 mmol/l	($^+$2.0～$^-$2.0)

这个患者患有严重的慢性阻塞性肺疾病。她腿骨折，用大剂量吗啡来控制疼痛。此时采了血样，给予吸氧（浓度 35%）。

这些结果显示：

1. 氧合功能受损——该患者的 P_{CO_2} 低，尤其是要考虑她吸入 35% 氧气的事实。
2. 患者的血浆 pH 降低，[H^+] 升高——她有酸中毒。

| 病例 8.1 | 血气和酸碱平衡：5（续） |

3. 存在呼吸性酸中毒——二氧化碳分压是很高的。
4. 既非代谢性酸中毒，也非碱中毒——标准碳酸氢盐和剩余碱都是正常的。

这个患者呼吸道疾病再加上使用阿片导致缺氧和二氧化碳潴留，二氧化碳潴留导致呼吸性酸中毒。

以下是同一患者36h后的结果，患者仍在吸入35%的氧气，然而，患者不再用阿片类药物，通过硬膜外局麻药镇痛，不会引起呼吸抑制：

		正常范围
pH	7.40	(7.35～7.45)
[H⁺]	40.0 nmol/l	(36～44)
P_{CO_2}	6.43 kPa	(4.4～6.0)
P_{O_2}	9.5 kPa	(12.0～14.0)
HCO_3 act	29.1 mmol/l	
HCO_3 std	27.6 mmol/l	
剩余碱	+3.5 mmol/l	(⁺2.0～⁻2.0)

1. 患者的氧合有所改善，尽管还不正常。
2. 患者的血液 pH 和 [H⁺] 正常。
3. 患者仍有呼吸性酸中毒（高二氧化碳分压），不过已得到了改善。
4. 患者有代谢性碱中毒（标准碳酸氢盐高，剩余碱为正值）。

患者状况明显改善：自从停用阿片类药物，她的氧合改善，二氧化碳分压回到了正常。她出现了代谢性碱中毒，在这种情况下完全代偿了她的呼吸性酸中毒。注意，这已持续了很长时间——肾排酸增加相应地引起代谢性碱中毒。代谢性碱中毒完全代偿呼吸性酸中毒是不寻常的：在这位女士她的呼吸性酸中毒得到了改善。

小结 3

- CO_2 是一种酸性代谢产物，必须予以清除，它是血液 pH 的主要决定因素。
- 在溶液中 CO_2 形成 H_2CO_3，能解离成 H^+ 和 HCO_3^-。
- CO_2 主要在血浆内以 HCO_3^- 的形式运输，HCO_3^- 首先在红细胞内形成。
- 就像血液与肺之间、血液与组织之间 CO_2 含量的变化促进了 O_2 的携带，因此，O_2 含量的变化也促进了 CO_2 的携带。
- 来自血液的 CO_2 解离曲线几乎是一条直线，与 O_2 的 S 形相当不同。

酸碱平衡

一点化学

我们的代谢主要是有氧代谢——即它使用氧气。在希腊语中"氧气"一词的意思是"酸生产者"，在我们的身体内酸不断地产生。蛋白质和核酸氧化产生硫酸和磷酸，二氧化碳水化形成碳酸，在缺乏氧气的情况下，脂肪和碳水化合物的无氧代谢释放乳酸和其他酸，例如在剧烈运动时。这些酸解离（电离）使血液 [H⁺] 增加（H⁺ 浓度）。H⁺ 是一个质子，酸性，根据定义，是质子供体。当一个酸释放质子就形成碱，作为阴离子，是质子受体。

$$HB \Leftrightarrow H^+ + B^-$$
（酸）（质子）（碱，阴离子）

方程（8.8）

在水溶液中酸增加 [H⁺]，H⁺ 与水结合形成水蒸气（H_3O^+），但通常为了更方便称为氢离子，H^+。

因为在溶液中 [H⁺] 的浓度非常小，化学家们有时用 pH 表达，使这个数字可控和可理解：

pH 是 [H⁺] 基数 10 对数的负数
$= -\log_{10}[H^+]$

(log，因为压缩规模简化，因此 log 10=1，log 1 000 000 = 6 等；负数，因为原始数字小于1，这将导致负 log，这就不好办，所以用数学的方法

$$- \times - = +$$

在这个体系中，pH7.0 表示中性，更高的 pH 代表碱性，更低的 pH 代表酸性）。

与 pH 相关的问题是，当氢离子浓度上升（即溶液越来越酸）pH 变得更低。这就不能让人直观地把握所发生的情况。

同时，因为在 pH 和 [H⁺] 之间没有一个线性关系，使 [H⁺] 变化引起 pH 相应地增加或减少。因此，含有 40 nmol/L[H⁺] 的溶液 pH 为 7.4，要使 pH 增加

4点达到7.8，必须减少24 nmol/L[H⁺]；如要使pH降低4点到7.0，需要增加60 nmol/L[H⁺]。

维持生命的血液pH仅在7.0到7.8的范围内，仅代表了6倍[H⁺]，从10.0×10^{-8}到1.6×10^{-8}。因此，更为常见的是用氢离子浓度[H⁺]直接表达酸性，不过化学家在描述较大化学现象时经常使用pH。

在体内[H⁺]累积最直接和严重的效应是干扰酶活性，这显然是一件"坏事"。在体内[H⁺]的变化要受到抵消，在化学上称为缓冲剂（buffers）。缓冲剂是化学物质，或者化学物质的结合，在酸或碱添加到溶液中时能吸收（mop up）或释放H⁺，所以能抵消[H⁺]改变。在细胞和血液中缓冲剂能中和H⁺，但其能力是有限的，只能对持续不断的新陈代谢酸性产物起到缓解作用。随着酸性产物的不断产生，超过一定时间机体必须要清除。缓冲仅是一种"透支"，使肌体维持运行，但酸的"债务"最终必须清除。

代谢性酸可分为挥发性酸（以气态的形式排除，其中唯一我们感兴趣的是碳酸，以二氧化碳的形式由肺排出）和固定或非挥发性酸，由肾排除，特别是硫酸和磷酸。正常尿液pH大约是6.0（酸性），身体产生过多的酸都通过呼吸排除，肺排除酸的负荷比肾大四倍。当然，肺不会"排泄"酸：肺排出二氧化碳，从方程8.5可见在血浆中与H⁺离子相等。[H⁺]决定pH，无论H⁺来自哪里或以什么形式排除：每个H⁺都是相似的。当诸如乳酸的酸进入血液会使H⁺增加，促使方程8.5向左反应，形成二氧化碳和水。水是无害的并可扩散，肺清除二氧化碳就使方程8.5的反应持续向左，排除H⁺，限制酸中毒。

正常健康的人每一天产生的非挥发性酸超过50 mmol。清除这些酸至关重要，但与每天产生12 mol二氧化碳相比较，这是非常小的量。如果代谢形成的酸在溶液中不电离，就可以非电离形式从肾排泄，不会引起问题。但是，唯一不完全电离的代谢酸只有单碱基磷酸，β-羟基丁酸和肌酐。所有其他的酸几乎都完全电离，生产过多的H⁺引起一些问题。在pH低于4.5时我们就不能生产尿液：尽管肾分泌的氨可以缓冲一些额外的H⁺，但这个pH

病例 8.1　血气和酸碱平衡：6

例 2 结果的分析

这些结果来自一位男性，刚刚实施大的肠梗阻急诊外科手术后回到病房：

		正常范围
pH	7.29	(7.35 ~ 7.45)
[H⁺]	51.8 mmol.l⁻¹	(36 ~ 44)
P_{CO_2}	6.27 kPa	(4.4 ~ 6.0)
P_{O_2}	21.08 kPa	(12.0 ~ 14.0)
HCO₃ act	21.9 mmol.l⁻¹	
HCO₃ std	20.6 mmol.l⁻¹	
剩余碱	-4.7 mmol.l⁻¹	(⁺2.0 ~ ⁻2.0)

患者吸入40%的氧气。

这些结果显示：
1. 氧合状况良好，P_{O_2}远高于正常。
2. [H⁺]升高，pH降低——患者酸中毒。
3. 患者有呼吸性酸中毒：二氧化碳分压异常高。
4. 患者有代谢性酸中毒：标准碳酸氢盐异常低，剩余碱异常的负。

这个患者有呼吸性和代谢性酸中毒。可能是由于术后使用阿片类药物或由于全身麻醉遗留的嗜睡，使呼吸抑制导致呼吸性酸中毒。注意，在肺健康的男性，如果呼吸补充氧气，这种程度的呼吸障碍不会导致氧合相关的问题。

大的急诊外科手术常常不会引起代谢性酸中毒。该患者很可能是在手术前发生相对脱水，这可能导致器官灌流和氧合降低，这反过来常导致乳酸的产生。

已是H⁺增加的最高值了。在这些条件下肾就难以排泄更多的酸了。

当考虑到肺和肾排除酸的相对量时，就会理解有些呼吸生理学家不把肾仅仅看作肺的轻微延伸。

体内的缓冲对

作为呼吸的教科书，在与呼吸对血液的影响的关系方面我们只考虑酸碱平衡。这只是体内涉及缓冲作用的三组体系之一（血液、组织液和细胞内液），总二氧化碳、H⁺、HCO₃⁻最不重要。从纯化学缓冲的定义来说，我们身体的细胞蛋白含量高，在化学缓冲中要重要得多，但是我们很快就会看到这在整个系统中是有限的，而呼吸系统的这种机制已进化达到了几乎无限的能力。我们将看到，细胞系统就像一个不可充电的电池：一旦用完它就报废，但涉呼吸的系统是可充电的，能够反复使用。为了解释这个系统的工作原理，我们可以将其分隔开，但在临床情况下，三个缓冲体系（血液、组织液和细胞内液）之间的交互作用是非常重要的。

正常血浆的氢离子浓度

正常血浆的 $[H^+]$=40 nmol（pH7.40），增加或减少分别导致**酸中毒**或**碱中毒**。因为 pH 是对数，每 1 个单位 pH 代表 10 倍的 $[H^+]$ 变化，在酸度控制时应该小心但不要太注重精确。增加或排除 H^+，血液就激活补偿性变化，通过呼吸排泄二氧化碳，通过肾排泄 H^+ 和 HCO_3^-。

血液缓冲

强酸是高度解离并几乎完全溶解的物质，在这种化学概念上的强不应该与浓缩相混淆。例如，盐酸是一种强酸，完全解离成 H^+ 和 Cl^-，无论是在浓缩溶液还是稀释溶液。

另一方面，**弱酸**如醋酸（HAc），并不能完全解离成 H^+ 和 Ac^-（注意：未解离的酸性分子没有酸性，只有它产生的 H^+ 才是酸性的）。

我们已经知道，缓冲就是在溶液中增加酸或碱的时候能够抵消 $[H^+]$ 变化。缓冲对由弱酸（H^+B^-）及其盐构成，能微弱地解离成 H^+ 和阴离子 B^-，在这种情况下，钠盐 NaB，更强烈地解离为离子 Na^+ 和 B^-。在以下水溶液中两个反应等式偏向左：

$$\underset{(弱酸)}{H^+B^-} + \underset{(盐离子)}{B^- + Na^+} \Leftrightarrow \underset{(酸离子)}{B^- + H^+} + \underset{(盐)}{Na^+B^-}$$

方程（8.9）

添加强酸如 H^+Cl^- 将使等式进一步向左，因为 B^- 对增加的 H^+ 具有强大的吸引力。因此，H^+ 增加的潜力被最小化。增加的 Cl^- 与 Na^+ 结合形成了中性的 Na^+Cl^-。

病例 8.1　血液气体和酸碱平衡：7

例 3 的结果分析

这些血气结果来自一位 ICU 的女性，机械通气辅助呼吸，吸氧浓度为 40%：

		正常范围
pH	7.04	(7.35～7.45)
$[H^+]$	91.2 nmol.l^{-1}	(36～44)
P_{CO_2}	5.9 kPa	(4.4～6.0)
P_{O_2}	18.8 kPa	(12.0～14.0)
$HCO_3\ act$	10.8 mmol.l^{-1}	
$HCO_3\ std$		
剩余碱	-18.9 mmol.l^{-1}	($^+$2.0～$^-$2.0)

这些结果显示：

1. 氧合充分，P_{O_2}18.8。
2. 很严重的酸中毒：$[H^+]$ 非常高 /pH 低。
3. 没有呼吸性酸中毒或碱中毒。
4. 患者严重的代谢性酸中毒（剩余碱 -18.9）。

这个患者病情很重，有非常严重的代谢性酸中毒，可能是由于肾和肝病所致。如果这个患者能够自主呼吸，她的潮气量可能会非常大，她会产生呼吸性碱中毒以代偿代谢性酸中毒。因为在机械通气，这些并没有发生。

缓冲对的 pK

缓冲系统的 pK 是从两个方向缓冲对发挥最佳作用以抵消 pH 改变。

从方程 8.9 可见，左边离子的来源是酸，右边是盐。对于这个缓冲系统，在两个方向上减少 pH 变化的最有效的时机是酸或盐的量相等。如果在缓冲系统已经有很多酸，那么它能抵消碱的效果很好，但不能处理更多的酸。如果有大量的盐，那么该缓冲系统就可以处理酸但不能处理碱。所以，在两个方向上抵消 pH 变化的理想状态是，该系统位于"中间"，缓冲盐和酸各一半；某种缓冲系统处于这种理想状态的 pH 称为其 pK。正常的血浆 pH 为 7.40，在血液中具有该 pK 的缓冲系统作用最强大。图 8.9 说明了磷酸盐和 HCO_3^- 缓冲系统的作用。HCO_3^- 系统的 pK 看起来明显不同于血浆 pH，在体内是个弱的缓冲系统，但因为还有其他作用，所以也许是体内最重要的缓冲系统，稍后还要介绍这一点。血液中主要的缓冲对有碳酸氢盐、蛋白质尤其

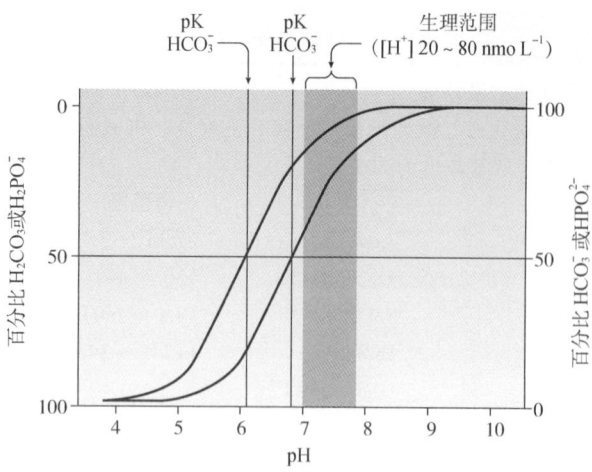

图8.9 pK。缓冲对的pK是在两组成分相等的位置，此点曲线最陡，所以，各组成分比例的变化对pH产生的影响最小，即缓冲最有效，稳定了pH。正如在这本章解释的原因，碳酸氢盐缓冲系统可能是血液中最重要的，尽管它pK的并不是血浆的pH。磷酸盐缓冲系统pK接近于细胞内的pH是血红蛋白和磷酸盐。

蛋白质缓冲

血浆蛋白和血红蛋白是主要的对增加的酸进行**化学性**血液缓冲（稍后将会看到另一个系统并不仅仅依赖化学反应，至少同样重要）。血红蛋白比血浆蛋白更重要，因为就分子对分子，这是一个更有效的缓冲剂，也因为其含量更多（Hb是150 g/L，血浆蛋白是40 g/L）。缓冲作用按方程8.6的原则发挥，可以是血红蛋白也可以是血浆蛋白。

磷酸盐缓冲

磷酸盐缓冲系统如图8.9所示，分别由**磷酸**的酸性成分（$H_2PO_4^-$）和碱性成分（$NaHPO_4^-$）及其盐组成。在血浆中，磷酸缓冲不太重要，因为相关基团的浓度低。然而，在肾调节H^+排泄中该系统尤为重要。在pH7.4，尿液中含有四份磷酸盐的碱性部分，只有一份的酸性部分。如果更多的酸排出，尿的pH将降低到5.8，也就是说，磷酸盐酸性与碱性的比值是10:1。磷酸盐缓冲体系在细胞内比在血浆和组织液中可能更重要。

碳酸氢盐缓冲

在本节开始二氧化碳运输中看到：

二氧化碳溶于水形成碳酸：

$$CO_2 + H_2O \Leftrightarrow H_2CO_3$$

方程（8.10）

碳酸是弱酸，电离之后：

$$H_2CO_3 \Leftrightarrow H^+ + HCO_3^-$$

方程（8.11）

这是一个缓冲系统：添加H^+将促进向左的反应，因为存在未离解的H_2CO_3，所以H^+被吸收，pH几乎无变化。H^+排出将促进向右的反应，产生更多的H^+，使pH变化减小。

质量作用定律（Law of Mass Action）说明可逆反应是相等的，方程8.7如下：

$$\frac{[H^+][HCO_3^-]}{[H_2CO_3]} = K_A$$

方程（8.12）

K_A是H_2CO_3的离解常数。

在血液中方程8.12可以转化成与二氧化碳、HCO_3^-相关的专用方程：Henderson-Hasselbalch**方程**，如下：

pH是$[H^+]$的负对数，所以，取方程8.12两边的值并对换，得到：

$$\log \frac{[H^+][HCO_3^-]}{[H_2CO_3]} = \log K_A$$

方程（8.13）

$$\log[H^+] + \log \frac{[HCO_3^-]}{[H_2CO_3]} = \log K_A$$

方程（8.14）

$$\log[H^+] = \log K_A - \log \frac{[HCO_3^-]}{[H_2CO_3]}$$

方程（8.15）

pH 和 pK 分别是 [H$^+$] 和 K$_A$ 的负对数。
因此

$$pH = PK_A + \log \frac{[HCO_3^-]}{[H_2CO_3]}$$

方程（8.16）

使用这个方程计算血液 pH 的问题是，或者如果我们知道血液 pH[HCO$_3^-$]，在血液中 [H$_2$CO$_3$] 太少了，很难测量。然而，这非常小的数量意味着在全血中增加 H$^+$ 将使反应迅速并几乎完全向左了。如图 8.10 所示，像水添加到容器中一样，在右边添加的 H$^+$ 增加很快就分散到左边二氧化碳的容器里，在中间 H$_2$CO$_3$ 小容器内很少还保留有 H$^+$。

在红细胞内由于碳酸酐酶的作用，将迅速达到平衡，[CO$_2$]=809[H$_2$CO$_3$]。

因此方程 8.16 可以写成：

$$pH = PK' + \log \frac{[HCO_3^-]}{[CO_2]}$$

方程（8.17）

（因为，已经从 [H$_2$CO$_3$] 转变成了 [CO$_2$]，pK$_A$ 就变成了 pK'）

溶解的二氧化碳量 [CO$_2$] 与二氧化碳分压呈正比（亨利定律，Henry's Law），Henderson-Hasselbalch 方程通常写成：

$$pH = PK' + \log \frac{[HCO_3^-]}{[\alpha P_{CO_2}]}$$

方程（8.18）

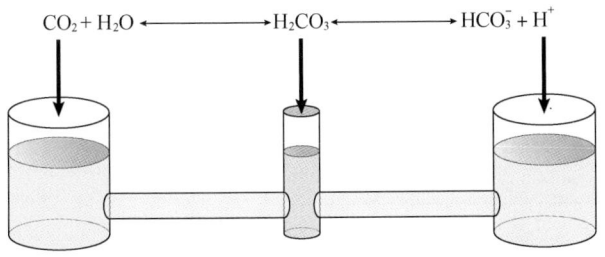

图 8.10 "水能找到自己的水平"，就像 CO$_2$ 一样，在这个反应中 H$_2$CO$_3$ 和 H$^+$ 也如此

其中 α 是在体温条件下，每 kPa P_{CO_2} 时，CO$_2$ 在血浆中的溶解度（0.23 mmol kPa^{-1}L^{-1}）。通过这种方式表达该方程的优点是，用"CO$_2$ 电极"很容易测量血液 CO$_2$ 分压。

虽然这个系统能缓冲因其他酸而增加到血液中的 H$^+$，但不能缓冲 CO$_2$ 的 H$^+$，原因如下述。记住反应：

$$CO_2 + H_2O \Leftrightarrow H_2CO_3 \Leftrightarrow HCO_3^- + H^+$$

反应达到向右平衡，碳酸氢盐浓度 [HCO$_3^-$] 要比 [CO$_2$] 大 20 倍。从这个方程可以看出，每一个分子的 CO$_2$ 形成不止一个 HCO$_3^-$，还有一个 H$^+$，所以这不是缓冲 CO$_2$。

似乎不合逻辑的是，CO$_2$ 以及 H$_2$CO$_3$ 会引起酸中毒，因为每产生 1 个 H$^+$（酸），伴随着产生 1 个 HCO$_3^-$（碱），但是，将 1 个 H$^+$ 添加到氢离子浓度 40 mol/L 溶液中产生的影响远远大于将 1 个 HCO$_3^-$ 添加到碳酸氢盐离子浓度 26 mol/L 的溶液。

虽然该系统在化学水平上不是一个好的缓冲对，但它是一个很好的 CO$_2$ 转运体系，因此所携带的 CO$_2$ 通过肺排出，与很好的缓冲体系一样发挥了缓冲作用。它减少了由于 CO$_2$ 入血所导致的酸血症。

血液运输 CO$_2$ 的能力弥补了其作为一个纯粹的化学缓冲系统的缺点。通过将 CO$_2$ 运输到肺，将 HCO$_3^-$ 运输到肾，集中其力（enlists their aid）控制这些物质的浓度，从而控制 pH。

肺排出或保留 CO$_2$，肾排泄或重吸收 HCO$_3^-$：两者共同维持 HCO$_3^-$/CO$_2$ 比值在 20∶1。虽然不是一个化学意义上的缓冲系统，但肾 - HCO$_3^-$/CO$_2$ - 肺的组合对于控制血 pH，比优秀的化学缓冲（如 Hb）更强大。Hb 处理过多的酸或碱的能力受 Hb 含量的限制，一旦"用完"就失去缓冲作用。相反，肾和肺可以处理几乎无限的过剩酸或碱，因为他们只是简单地将其排出体外。

有一个比喻对学生很有用，在漏水的划艇上的人。泄漏的水是酸性代谢产物的常数，如果任凭积累，将会导致灾难（沉船）。更糟糕的是还有大量品质最好的海绵（Hb），他可以用海绵吸水，但不能在一边拧。这些都不如有两个泵（肾和肺）好，只需给一点能量，就可以将渗入的水排出。

因此，我们必须更正对于肾不屑一顾的言论，肾"仅仅是是肺的轻微扩展"（化学，p.111），要承认他们在调节 HCO_3^-/CO_2 比值及pH方面是不可分割的伙伴。确实，Henderson-Hasselbalch方程（方程8.16）已经注定重写（Gilman和Brazeau，1953）如下：

$$pH = 常数 + 肾/肺$$

酸碱状态的计算和说明

Henderson-Hasselbalch方程很重要，因为，如果知道了任意两个变量（pH，$[HCO_3^-]$ 或 P_{CO_2}），就可以计算出第3个。此外，如果三个变量中的一个发生了改变，理论上能够计算出来将会发生什么。例如，如果将二氧化碳添加到血液，那么，pH和（或）$[HCO_3^-]$ 必然按一个明确的方式发生改变。如果知道了三个变量的值，那就能准确地评估血液的酸碱状态。例如，正常动脉血液pH7.40，pK6.10，因为

$$pH = PK + \log \frac{[HCO_3^-]}{[CO_2]}$$

$$7.6 - 6.1 = \log \frac{[HCO_3^-]}{[CO_2]} = \log \frac{20}{1}$$

所以，知道pK和测量的pH，可以计算出 HCO_3^-/CO_2 比值。在酸碱异常的患者，可用Henderson-Hasselbalch方程寻找异常的来源。现在分析动脉血液的许多自动化系统都能进行计算提供这些信息。

如果对他们的相关性不理解，这些系统提供的数据就无多大用处，其中在分析pH、二氧化碳和 $[HCO_3^-]$ 之间关系最有用的系统称为**达文波特图**（Davenport diagram）。

以图形方式在一个页面上显示Henderson-Hasselbalch关系的问题是，必须在一个二维平面上显示三个变量。达文波特图解决了这个问题，二氧化碳分压显示为一系列的**等压线**（由相同分压点组成的线），对应于血浆 $[HCO_3^-]$ 和pH，沿轴线画出了比较习惯的图（图8.11）。

正常酸碱情况的紊乱可导致**酸中毒**或**碱中毒**并引起：

- 呼吸功能障碍，通气过大（呼吸性碱中毒）或过少（呼吸性酸中毒）
- 代谢障碍，酸摄取或生成过多（代谢性酸中毒），

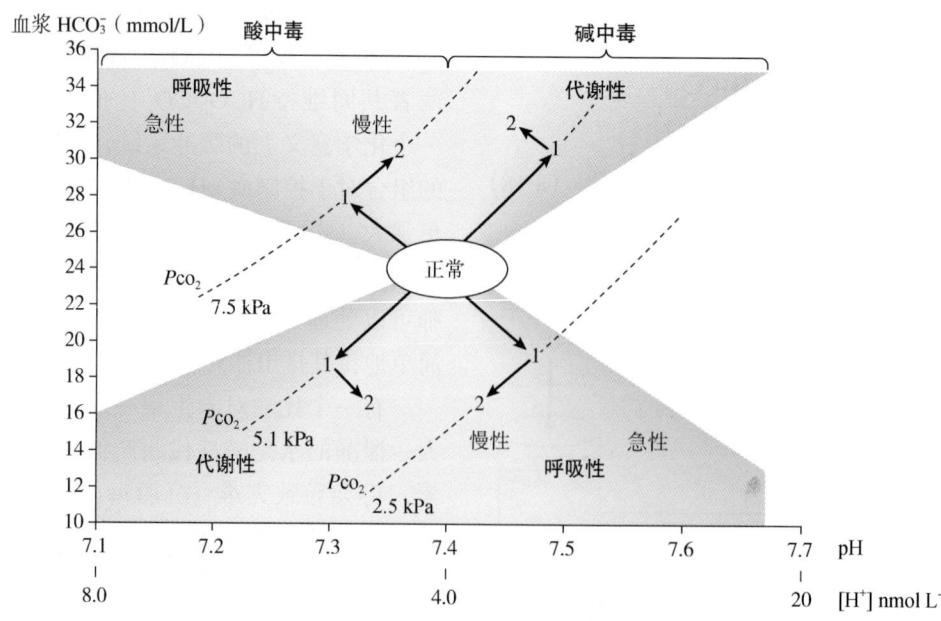

图8.11 达文波特图。显示了在正常情况下，在酸中毒和碱中毒时 CO_2、pH与 HCO_3^- 之间的关系

或酸从体内丢失，也许通过呕吐胃内容物（代谢性碱中毒）。如图 8.11 所示，可发生急性变化（1）和慢性代偿性变化（2），主要是恢复正常 pH。

临床测量

在临床上，[H$^+$] 和 P_{CO_2} 是在动脉血液样本中测定，在血气分析仪中测定，由一系列离子敏感性电极组成。通常从臂或桡动脉采血，注射器含抗凝剂（肝素）。血样隔绝空气很重要，因为血液和空气之间的分压会平衡。如果样本需要保持一段时间再分析，应该冷冻存储阻止白细胞代谢。

现代血液气体分析器能直接测量 [H$^+$] 和 P_{CO_2}，并可计算许多其他重要的参数。这些包括：

- 标准碳酸氢盐，在动脉血液样本用正常二氧化碳分压 5.3 kPa 平衡后的 [HCO$_3^-$] 预期含量。
- 剩余碱，使血液 pH 达到正常值时所需要的酸（或在碱缺乏情况下碱）的量，因此，在正常情况下剩余碱为零，在病理情况下的改变如图 8.11 虚线所示。

在解释这些生化测量的酸碱结果时，对于疾病严重程度只有数量的意义。在决定疾病的性质，是否存在多种疾病等方面，患者的临床病史是最重要的因素。

小结 4

- 氧的意思是酸的生产者，氧化代谢产生酸。
- 以溶液形式从肾排出的这些是"固定酸"，或以 CO$_2$ 形式从肺排出的这些是"挥发性酸"，一个我们感兴趣的就是碳酸。
- 抵消 pH 变化的化学物质或化学物质体系称为缓冲剂。
- 血液中的碳酸/碳酸氢盐系统在试管里不是一个强大的缓冲体系，但因为它可借助于肺和肾的排出，可以说它是最强大的缓冲体系。
- 酸/碱失衡会导致酸中毒或碱中毒。
- 由于全身性代谢障碍，或呼吸功能障碍，使通气过度或过小，均能引起这些失衡。

延伸阅读

Baumann, R., 1987. Blood oxygen transport. In: Farhi, L., Tenney, S.M. (Eds.) Handbook of Physiology. The Respiratory System, Vol. 4, Section 3. American Physiology Society, Bethesda, MD, pp. 147–172.

Davenport, H.W., 1974. The ABC of Acid–Base Chemistry, sixth ed. University of Chicago Press, Chicago.

Klocke, R.A., 1997. Carbon dioxide transport. In: Crystal, R.G., West, J.B., Barnes, P.J., Weibel, E.R. (Eds.) The Lung: Scientific Foundations, second ed. Raven Press, New York.

West, J.B., 1990. Gas transport to the periphery. In: Respiratory Physiology: The Essentials, fourth ed. Williams & Wilkins, Baltimore.

（景　丽　宁夏医科大学　孙勤暖　内蒙古医科大学）

呼吸的化学调控

9

本章学习目标

通过本章的学习你应该能够：
1. 解释呼吸化学调控和神经调控的不同。
2. 描述化学感受器的位置和适宜的刺激。
3. 阐述 $PaCO_2$、PaO_2 和 $[H^+]$ 变化对呼吸的影响。
4. 阐述上述刺激的相对效应。
5. 讨论化学刺激对呼吸的作用。
6. 解释化学感受器适应性在阻塞性肺疾病中如何影响呼吸。

简介

为了便于理解，将本章内容从下一章呼吸的神经调控中分离出来。所有的呼吸调控根本上说都是神经调控的。检测外部环境变化和血液及脑脊液成分变化的感受器细胞，大脑中的中央处理器和激活呼吸肌的输出信号，都是受神经调控的。

下一章中要介绍的"神经调控"，和呼吸的化学调控之间的主要区别，在于它们反应时间的差异。神经调控在几分之一秒内产生反应来调节个体呼吸的大小和时间。化学调控通常慢得多，以分钟为单位调节呼吸。在本质上，化学调控决定每分钟通气量，而神经调控则是决定最有效的模式来实现以最小的功完成通气。

呼吸的目的是维持动脉血 O_2 和 CO_2 的平衡（这与动脉 [H^+] 密切相关），通过保持通气量与身体代谢活动相匹配而实现的。这种匹配需要监测动脉血化学成分，这种作为监视器的感受器就是**化学感受器**（chemoreceptors）。

正如呼吸调控可以分为神经调控和化学调控，我们也可以按照感受器在解剖学上的位置，或者是根据它们对什么敏感，而把呼吸的化学调控分为几部分。

那些在中枢神经系统的化学感受器称之为**中枢化学感受器**（central chemoreceptors），中枢神经系统之外的称为**外周化学感受器**（peripheral chemoreceptors）。中枢化学感受器对多余的 CO_2 最敏感，外周化学感受器对 O_2 缺乏最敏感。

CO_2 过量或 O_2 缺乏极少单独发生：它们通常一起出现，整个化学感受器系统的示意图如图 9.1 所示。

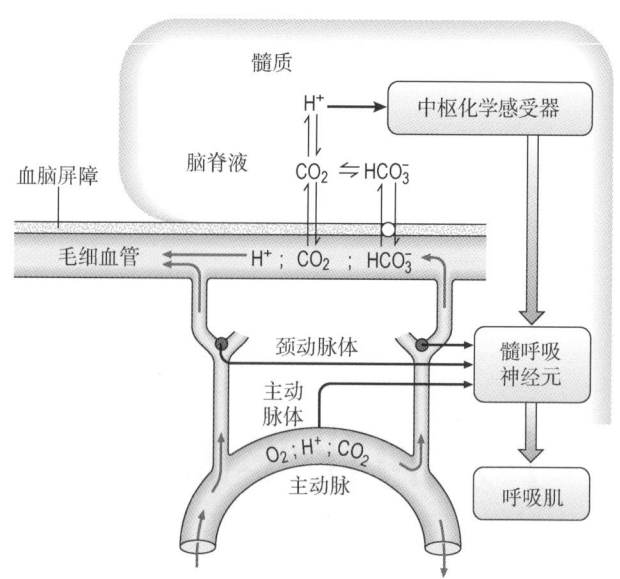

图 9.1　化学感受器及相关呼吸的化学调控示意图

缺氧

缺氧（hypoxia）的定义是在任何气体混合物或溶液中缺少氧气。动脉血中的氧气不足称为**低氧血症**（hypoxaemia）。总体缺乏氧气称之为**缺氧症**（anoxia）。利用肺部强大的气体传输性能很容易改变动脉血液气体的量。给予受治疗者一定的混合气体呼吸，几次呼吸后他或她的动脉采血就会表现出气体混合物的成分。达到平衡的速率取决于气体在体液中的溶解度，这对于麻醉有重要影响。但是这里我们所关注的气体，在经过几十次呼吸后达到平衡。感知动脉 O_2 缺乏的化学受体是**颈动脉体**（carotid bodies）和**主动脉体**（aortic bodies）。人体颈动脉体主要负责呼吸反应。它们是颈组织小的（直径 5 mm）结节（拉丁语纱线和小线球的意思，即一个毛细血管的结），位于每个颈总动脉附近的分叉处。与颈动脉体主要应答 P_{O_2} 反应不同的是，主动脉体受动脉 O_2 量减少的刺激，如一氧化碳中毒和贫血。如此看来，主动脉体是对运输到它们的 O_2 总量敏感，而颈动脉体仅对 P_{aO_2} 敏感。颈动脉体位置靠近颈动脉压力感受器区，该区域帮助调节血压，经常将它们相混淆，颈动脉体不是压力感受器。

颈动脉体的组织学、胚胎学和解剖学

颈动脉体的功能与它们不寻常的结构有关。它们有非常高的代谢率（约是大脑的三倍），但是从颈总动脉来的血液灌注它们的速度甚至更高：可能是 10 倍。这部分血液流过环绕着感受器元件（血管球或 I 型细胞）的毛细血管（图 9.2A 和 B），这些元件监测血 P_{O_2}。I 型细胞由 II 型（支持）细胞支持，

| 病例 9.1 | 呼吸的化学调控：1 |

慢性阻塞性肺疾病

安德鲁斯（Andrews）夫人是一位 69 岁的慢性阻塞性肺疾病（chronic obstructive pulmonary disease，COPD）的患者。这是她多年来大量吸烟造成的——安德鲁斯夫人从十几岁起每天吸烟 30 支。安德鲁斯夫人咳嗽，产生大量白痰。她经常感到喘不过气来和"气喘"，并使用吸入器吸入支气管扩张药物。她经常有胸部感染而接受她的医生给予的抗生素治疗。

有一年冬天，安德鲁斯夫人患了特别严重的胸部感染。她咳大量绿色痰而且喘不过气来。她的医生决定让她去医院治疗。

在医院时，安德鲁斯夫人发绀，动脉血气表明她缺氧，呼吸 Pa_{O_2} 值为 6.2 kPa。她的血气显示 Pa_{CO_2} 升高到了 7.3 kPa。一开始吸氧后她的 Pa_{O_2} 增加到 10.8 kPa，这也导致 Pa_{CO_2} 增加到 8.4 kPa。在这个阶段，她变得喘不过气来并且用力呼吸使得她筋疲力尽。她被送到加护病房接受肺部感染治疗的同时给她的肺进行人工通气。

在这一章中我们将考虑：
1. 什么原因导致慢性阻塞性肺疾病。
2. 慢性阻塞性肺疾病的临床特点是什么。
3. 氧疗与慢性阻塞性肺疾病。

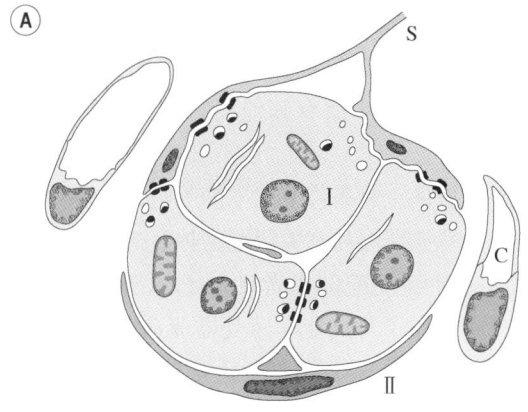

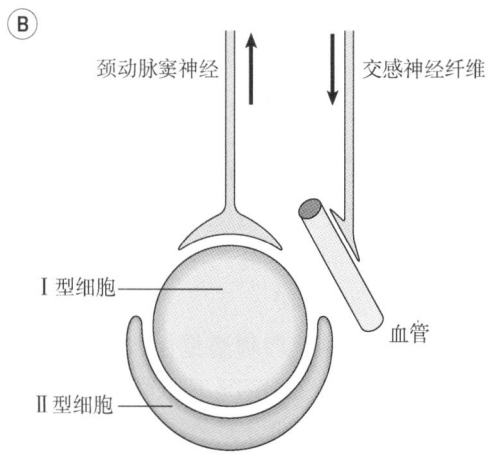

图 9.2 （A）颈动脉体细胞简图 Ⅰ，Ⅰ型细胞；Ⅱ，Ⅱ型支持细胞；C，毛细血管；S，感觉神经．（B）颈动脉体细胞类型和神经纤维示意图

其功能尚不清楚。Ⅰ型细胞通过颈动脉窦神经传入大脑发送信息，是舌咽神经一支（图 9.2A 和 B），这也为它们提供了交感神经和副交感神经的神经支配。一个来自于附近颈上神经节的单独的交感神经纤维支配颈动脉体血管。

这种广泛的交感神经和副交感神经支配，使得颈动脉体的灵敏度受下列影响而发生改变：
1. 神经对血管球细胞本身的影响。
2. 神经对供血给血管球细胞的血管影响。

从化学感受器细胞到感觉神经末梢之间的神经传递所受的影响作用备受关注，现在已经明确这些作用像许多中枢神经系统突触一样，是神经调节物质之间复杂的相互作用的结果。一般的共识是，尽管交感神经活动可能轻微地调节颈动脉体功能，但对低氧通气反应的作用并不强。另一方面，多巴胺，似乎是在颈动脉体中的一种重要的神经调节物质，抑制应答低氧通气反应。

颈动脉体的胚胎起源引发一个有趣的猜测。随着动物胚胎的发育哺乳动物结构发生变化，类似于较原始物种的连续的成年的形式，开始是最原始的形式而最后成为哺乳动物形式。这就是（有争议），"个体发生学重演系统发育"。我们在子宫内像鱼的阶段，将成为对 O_2 敏感的颈动脉体结构出现在鱼样胚胎的鳃弓。鱼类的鳃弓是它们对 O_2 缺乏的传感器。因此，推设我们的颈动脉体是残留的机制，它是我们像鱼一样的祖先在水生环境中用来检测 O_2 缺乏的。

缺氧刺激

实验测定颈动脉体的活性用颈动脉窦神经中动

作电位的放电频率来表示。其活性增加表示整个动物通气量增加。缺氧刺激外周化学感受器，这是不寻常的，因为几乎所有其他器官的活动都受到它的抑制。

在含氧量正常条件下的平静呼吸，主要是受来自于中枢化学感受器和有关清醒的神经机制来驱动。颈动脉体去神经支配的患者动脉 P_{CO_2} 升高到 0.8kPa，这一观察证实了外周化学感受器驱动呼吸。

通过给予受试者含氧量逐渐降低的气体来降低动脉 P_{O_2} 的效应见图 9.3。

可以看出，在刺激呼吸之前，P_{aO_2} 必须大幅度降低（约正常一半），非常低的 O_2 分压才抑制呼吸。

高碳酸血症刺激

动脉 CO_2 浓度增加（**高碳酸血症**，hyper-capnia）也刺激外周化学感受器的活性，可能是通过增加血管球细胞内 $[H^+]$，同时也提高了胞外酸性，从而增加化学感受器活动和呼吸。

颈动脉体的实际生理刺激是什么？很难看到缺乏什么东西，如缺少 O_2 情况下，可以成为一种刺激。许多不同的观测相结合，给我们一个线索：

1. 化学感受器有很高的代谢率，迅速用光了供应给它们的氧气。

2. 它们有一个非常高的血流量，是大脑流量的 40 倍。

3. P_{aO_2} 必须大大降低，才刺激呼吸，但呼吸增加是显著的。

4. 通过吸入富含 O_2 的混合气体来增加 P_{aO_2}，其值高于正常值（13 kPa），通过抑制化学感受器活动只少量减少呼吸。

5. 增加动脉 $[H^+]$ 对中枢化学感受器没有很大的影响，但能刺激外周化学感受器。

6. 与中枢化学感受器相比，外周化学感受器的敏感性要低得多（通过血脑屏障中枢化学感受器"受保护"防止动脉的 $[H^+]$ 变化）。

7. 交感神经活性对化学感受器的血液流动和缺氧刺激灵敏度仅有很小的影响。

这些临床观察解释了导致外周化学感受器强烈激活的两个临床条件：通气不足（hypoventilation）和出血导致的低血压（hypotension）。在这些条件下，由于 O_2 供应满足不了化学感受器的高代谢，而

病例 9.1　呼吸的化学调控：2

是什么原因导致慢性阻塞性肺疾病？

慢性阻塞性肺疾病（chronic obstructive pulmonary disease，COPD）几乎都是长期吸烟者最终的结果。COPD 导致整个呼吸系统变化，从大气管到肺泡，是长时间烟刺激的结果。

在较大的气道，气道黏膜有炎症并伴有气道壁厚度增加和黏液腺分泌增加。较小的气道有炎症，可能明显狭窄或被分泌物阻塞。小气道的狭窄和阻塞导致特征性的气道阻力增加，这是慢性阻塞性肺疾病的特征。

除气道以外有一个广义的肺损失，包括肺泡和肺毛细血管破坏，以及起支持作用的结缔组织的损失。肺泡和毛细血管的损失导致通气和血流不匹配，结果严重破坏气体交换。结缔组织损失，意味着肺作为一个整体其体积增加但这额外的体积中只有很小量通气。结缔组织的损失也加重了小气道狭窄。这是因为这些气道依靠周围的结缔组织张力保持管腔通畅，不像大的气道没有软骨或其他支持组织。

慢性阻塞性肺疾病曾经定义为"慢性支气管炎和肺气肿"，是一个与气道炎症（慢性支气管炎）和肺泡组织损失（肺气肿）有关的名字。然而，新的命名强调某一疾病后面的病因，也强调气道阻塞这一基本特征。

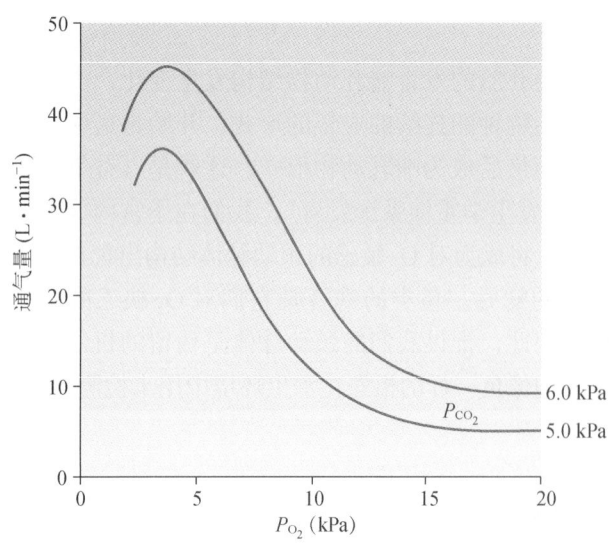

图 9.3　每分钟通气量和吸入氧分压的关系。图中显示的是两个 CO_2 水平时二者的关系

且有代谢产物的积累，其原因是血液氧气成分不充足或者是没有足够的携带氧的血流到达化学感受器并将代谢物带走。

总之，外周化学感受器受 O_2 缺乏、过量的 CO_2 和过量的 $[H^+]$ 的刺激等因素造成代谢产物的积聚，是这些受体的特异性刺激。O_2 缺乏是外周化学感受器的一种独特刺激，但 O_2 必需严重缺乏才对呼吸产生影响。为什么对于这样一个对身体非常重要的物质的缺乏，只产生这样一个温和的反应呢？

低氧与呼吸

上述问题的答案是，有一个更敏感的感知 O_2 缺乏的检测器将是浪费时间，原因在于氧合血红蛋白解离曲线的形状。如图 8.2（p.101）所示从氧合血红蛋白解离曲线可以看到，即使 P_{O_2} 降低至 8kPa，血红蛋白仍然是 90% 的饱和。同时，P_{O_2} 可以无限地上升，但血红蛋白仍只有 100% 的饱和。这个有用的情况表明，肺的通气可以减半或加倍而被携带的 O_2 量没有太大变化。同样，一个依靠 O_2 饱和度调控正常情况下呼吸的机制是缺乏敏感的，因为饱和度在局部压力大范围内并不发生明显变化。

外周化学感受器的重要性在于，事实上它们是体内唯一的由低 O_2 压力刺激呼吸的机制，当压力充分下降时这种刺激是非常强烈的。

呼吸的缺氧刺激也可以被 CO_2 和 $[H^+]$ 的变化而抵消，因为当呼吸开始受刺激时，CO_2 从血液中被冲走，动脉 $[H^+]$ 下降，这两个来源的对呼吸的驱动降低，产生所谓的低碳酸制动器（hypocapnic brake）（图 9.4）。只有向吸入的空气中添加 CO_2 并保持它在血液中的恒定水平才可以阻止制动效应，由此可见缺氧对呼吸驱动是多么强大。在这种情况下缺氧产生的效应，是 CO_2 从血液中被冲走产生效应的 10 倍。

外周化学感受器的活动主要是增加呼吸；但是它对外周血管（除皮肤）有轻微的收缩作用反射性增加心率和刺激肾上腺的分泌。这三个效应结合起来增加动脉血压。

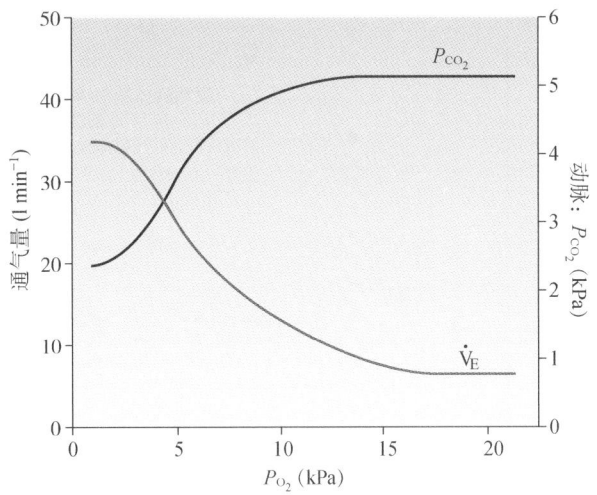

图 9.4 低碳酸制动器。缺氧造成通气量增加而去除 CO_2，低 P_{aCO_2} 对呼吸的驱动减少导致整个反应低于 P_{aCO_2} 维持恒定时的反应

长期缺氧刺激和麻醉

当高海拔或当由于疾病肺部损伤时，肺不能有效地传递 O_2 入血，此时身体应答持续的低氧产生的反应，是不同于以上急性反应的。

例如，在成人受试者缺氧持续大约一个小时后通气量迅速增加（3～5 min），紧接着下降到一个高于含氧量正常的对照组的稳定水平。这甚至发生在 P_{aCO_2} 保持恒定时，这种现象称为低氧通气下降（hypoxic ventilatory decline）。这可能是由于缺氧性的中枢神经系统抑制造成的。至少在动物中，通气适应发生在一个较长的时间范围，特点是时间依赖性通气量增加，并稳定在一个大于应对急性缺氧时反应的值（图 9.5）。这种反应有点令人费解，被称为短期缺氧适应（acclimatization to short-term hypoxia，ASTH），可能只是为了区分长期缺氧适应（acclimatization to long-term hypoxia，ALTH），后者包括高海拔地区的原住民或是长期居住者的情况。ASTH 主要机制似乎是颈动脉体对缺氧的敏感性增加（图 9.5），而不是曾经以为的那样在围绕中枢化学感受器的脑脊液发生变化。

然而，在长期的持续性临床条件，或在高海拔时，动脉 P_{O_2} 降低，刺激外周化学感受器，从而增

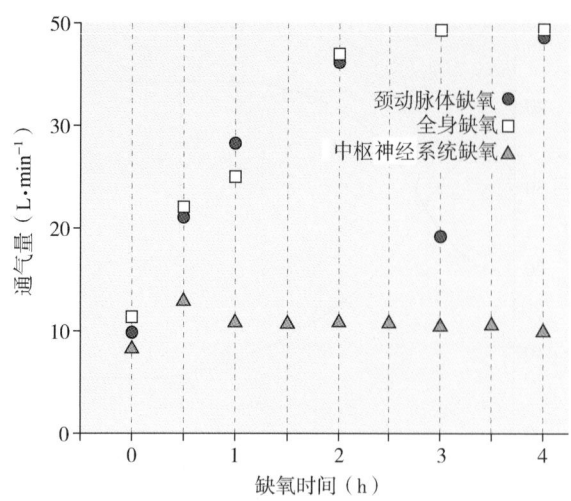

图 9.5 对缺氧的通气性适应。这种适应，尽管它发生的时间超过几个小时，仍被称之为对短期缺氧的适应，目的是与发生时间超过一年甚至终生的长期性适应相区别。图中所示中枢神经系统缺氧不起作用时，颈动脉体（CB）缺氧和全身缺氧（WB）的作用是一样的

加通气。在高海拔条件时，过度换气将血液和脑脊液中 CO_2 带走，使得它们变得更碱性，对呼吸的驱动降低（主要在中枢化学感受器），大气 P_{O_2} 降低时应该与之对应而增加的驱动水平降低。一天或者两天后血脑屏障的主动运输系统使得脑脊液 $[H^+]$ 返回到正常水平。来自 CO_2 的驱动和来自 O_2 缺乏的额外驱动部分满足对通气量的需要。在高海拔地区几周内，肾排泄多余的 HCO_3^- 和恢复了的血液 $[H^+]$，连同对周围化学感受器的缺氧性驱动，刺激呼吸到一个合适的水平。

很不幸一些呼吸系统疾病的患者没有这种补偿，特别是如果他们是被生动地描述为"紫肿型患者"（blue bloater）时。描述的患者是慢性阻塞性肺疾病者，有明显动脉低氧血症和二氧化碳潴留但是看起来不像喘不过气来。发紫是因为他们充血性心力衰竭造成的发绀和肿胀。这些患者已经适应了高动脉 P_{CO_2}，所以他们的呼吸驱动绝大部分来自于外周化学感受器检测到的氧气缺乏。这些人如果需要全身麻醉则危险特别高（见下文）。

麻醉师衡量麻醉效果使用 MAC（麻醉的最小肺泡浓度，minimal alveolar concentration for anaesthesia）。外周化学感受器对吸入性麻醉药非常敏感（图 9.6）。这样的结果就是肺部疾病患者接受麻醉是很重要的。他们无法对缺氧应答时，如"紫肿型患者"已经失去了来自 CO_2 对呼吸的驱动，如果麻醉废除了来自缺氧对呼吸的驱动作用，他们将停止呼吸。从图 9.6 可以看出，较低水平的麻醉时，在术后期发现当患者看起来能照顾他自己时，仍对缺氧的应答表现极度迟钝。

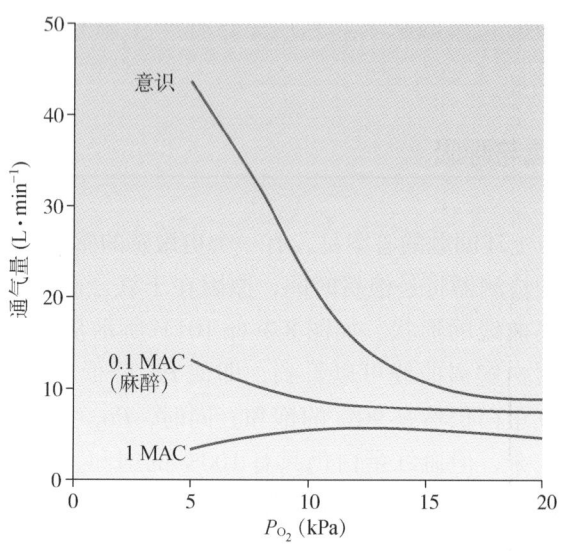

图 9.6 麻醉对缺氧反应的影响。全身麻醉几乎废除了对缺氧的敏感性。对 CO_2 的反应仍保持

病例 9.1　呼吸的化学调控：3

慢性阻塞性肺疾病的临床特征

长期的慢性阻塞性肺疾病（COPD）的定义描述了主要由多年吸烟造成的气道情况。临床上，本病的特点是慢性，大量咳嗽。痰一般是白色，但在呼吸道感染期间可能变厚、变成绿色。随着疾病的进展，患者用力时越来越喘不过气来，严重者可在休息时就呼吸困难。慢性阻塞性肺疾病患者检查时往往有胸部过度膨胀并可听见喘息。他们有中枢性发绀，通过噘嘴唇呼气企图增加气道压力，以保持小气道开放。听诊时，在胸部可能会有广泛的哮鸣音，还可以听到粗湿啰音。在疾病的早期阶段，肺功能显示 FEV_1 降低的阻塞性模式，但更严重的情况下，可看到 FVC 降低的限制性模式。胸部 X 线显示胸部过度膨胀，若有感染还会显示出感染的变化。

COPD 导致的气体交换受损，意味着 P_{aO_2} 降低。最初，该 P_{aCO_2} 是正常的，每分通气量增加在一定程度上弥补了缺失的肺功能，但在严重的情况下，在急性或疾病加重期 P_{aCO_2} 开始上升。

| 病例 9.1 | 呼吸的化学调控：3（续） |

COPD 的治疗主要是对症。要鼓励患者戒烟，但往往成功有限。急性感染时使用抗生素治疗。患者吸入支气管扩张剂会有益处，如 β-肾上腺素受体激动剂沙丁胺醇与抗胆碱能药物，如异丙托溴铵。对于哮喘患者，β-肾上腺素受体激动剂通常被认为是比抗胆碱能药物更有效的支气管扩张剂，而在慢性阻塞性肺疾病患者中，这两种药物同样有效。患者可能会通过吸入装置使用支气管扩张剂，但在疾病的后期阶段，他们可能需要一个雾化器获得足够剂量的支气管扩张药。一些患者中，吸入性类固醇也可能带来改善。在慢性阻塞性肺疾病非常严重的情况下，气体交换受损，患者需要长期吸氧和在家庭中氧疗。

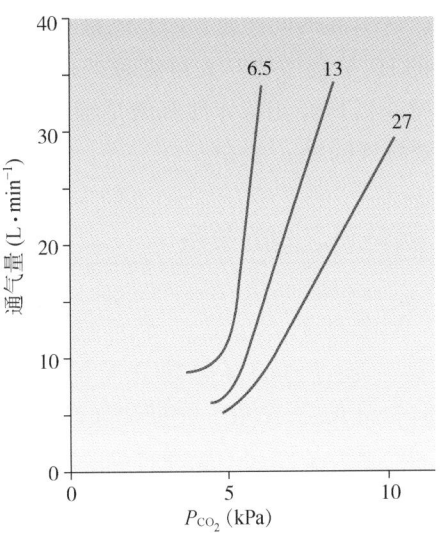

图 9.7 应答窒息的通气反应。图示 O_2 水平恒定时针对各种水平 CO_2 的反应。同样，这种关系也可以通过恒定 CO_2 水平时 O_2 的变化来说明

小结 1

- 涉及呼吸化学调控的感受器是化学感受器（中枢和外周）。
- 缺氧是氧缺乏，临床上可以是由多种原因造成的。
- 缺氧可以刺激外周化学感受器、主动脉体和颈动脉体。
- 外周化学感受器的刺激是代谢产物的积累。
- 由于"低碳酸制动"，除非严重缺氧，对缺氧的反应是相对不敏感的。

二氧化碳过量

高浓度的 CO_2 被称为高碳酸血症（hypercapnia）而低浓度时称为低碳酸血症（hypocapnia）。到达大脑的血液的 P_{aCO_2} 是正常调节通气量的主要化学因素。脑部受 CO_2 刺激增加呼吸的位点不是中枢模式发生器（central pattern generator）的元件，这部分内容将在下一章讨论，这些位点是一个独立的区域，包括中枢化学感受器。

环境空气通常含有少量的 CO_2（0.03%），而且，与 P_{aO_2} 减少不同，吸入 CO_2 的增加以线性方式刺激呼吸（图 9.7）直到达到了它作为一种有效的麻醉剂的水平。（CO_2 这种作用已在临床实践中使用）

中枢化学感受器反应

不同于外周化学感受器，中枢化学感受器不受缺氧刺激。事实上，严重的缺氧抑制成人的呼吸是直接作用于脑干的呼吸复合物。

此外，外周化学感受器在几秒钟内对 P_{CO_2} 的变化应答，而中枢化学感受器大约需要 5min 才能反应达到平衡。这种延迟被认为是与潮式呼吸（Cheyne-Stokes respiration）患者呼吸不稳定有关，还没有明确的原因能解释潮式呼吸的呼吸起落。

虽然比外周感受器反应速度慢，中枢化学感受器负责我们对 CO_2 的敏感度的 80%。反应速度上的差异可以理解为中枢受体位于大脑，位于被称为"血脑屏障"的后面。

中枢化学感受器的位点

虽然没有如颈动脉体这样的独立的结构被确定为中枢化学感受器，酸性溶液或高 P_{CO_2} 溶液灌注延髓腹外侧表面刺激呼吸。脑表面下 500μm 或更下面的神经元细胞内记录如图 9.8 所示，显示这些细胞放电的频率随细胞周围酸度或细胞间液 P_{CO_2} 的增高

而增加。这引起的问题是：CO_2 还是 CO_2 的酸化效应产生的 H^+ 是刺激物？大量细致的研究表明，中枢化学感受器神经元特异性刺激是细胞内 $[H^+]$，这主要由脑脊液的 $P\text{co}_2$ 决定。

血液/脑脊液之间的关系

CO_2 是酸性的，也是一个可高度扩散的气体，它对于通过血脑屏障建立起的血和脑脊液（cerebrospinal fluid, CSF）之间的联系是很重要的。血脑屏障的活性使浸润着脑和脊髓的脑脊液在体内受到最严格的调控。脂溶性分子如 O_2 和 CO_2 自由扩散到血浆和脑组织之间。离子如 H^+ 和 HCO_3^- 在严格的控制下移动，它们经常逆浓度梯度通过主动运输被泵到需要控制的脑环境。形成血脑屏障的毛细血管壁特化出来，从称之为脉络丛的区域的血浆产生脑脊液（图9.8B）。

二氧化碳通过向右的反应生成 H^+ 酸化中枢化学感受器的细胞内环境，H^+ 可能是中枢化学感受器的特异性刺激。

$$CO_2 + H_2O \Leftrightarrow H_2CO_3 \Leftrightarrow H^+ + HCO_3^-$$

看反应式第一眼时很难理解为什么上面的反应，产生酸 H^+ 和碱（HCO_3^-）却使得溶液酸化（但是记住，这是 H^+/HCO_3^- 比决定酸度，在血浆中 H^+ 浓度比 HCO_3^- 低；因此，每加一个离子对 H^+ 影响更大（p.116）。因为 H^+ 很难穿过血脑屏障，如果动脉 $P\text{co}_2$ 保持不变，动脉血 H^+ 的增加不影响中枢化学

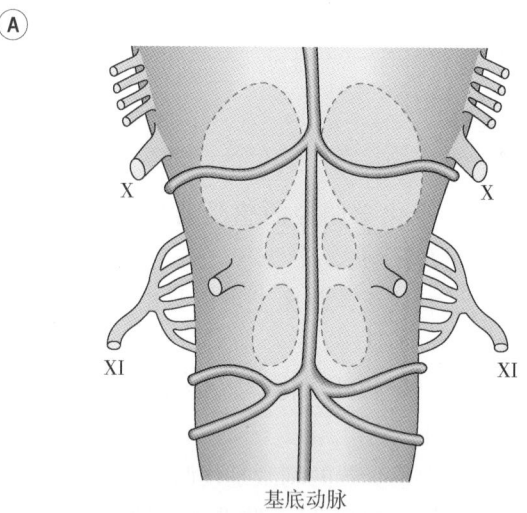

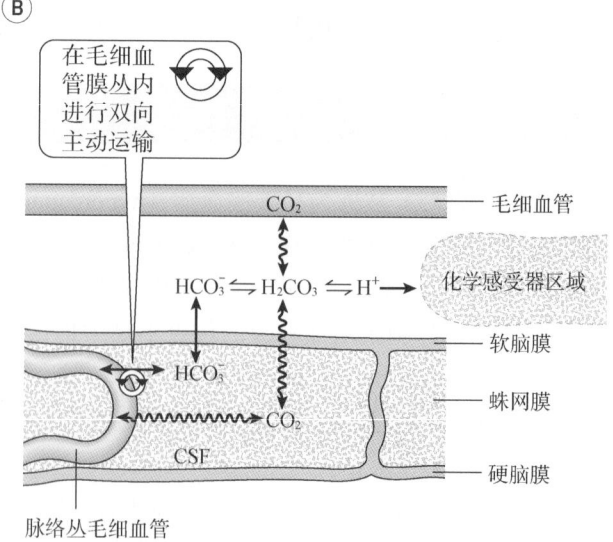

图 9.8 大脑中枢化学感受器区域。（A）这些不是第 11 章提到的传统的"呼吸中枢"；（B）它们的环境受血脑屏障紧密调控，血脑屏障允许 CO_2 的被动扩散和 HCO_3^- 的主动运输

病例 9.1 呼吸的化学调控：4

氧疗和慢性阻塞性肺疾病

为什么安德鲁斯夫人接受氧疗后 P_{aCO_2} 开始上升？我们已经看到，正常人 P_{aCO_2} 决定每分通气量。中枢化学感受器检测到 P_{aCO_2} 的上升，引发每分通气量增加，这反过来又会使 P_{aCO_2} 回到正常值。小部分重度 COPD 患者这种控制通气的机制丧失。在这些患者，P_{aCO_2} 高于正常，对二氧化碳通气反应大大降低或没有。对于这些患者，针对缺氧的通气反应是更重要的。COPD 导致的慢性缺氧刺激他们呼吸。如果这些患者有辅助呼吸的氧气，他们的 P_{aO_2} 上升，这种慢性缺氧刺激的幅度降低，每分通气量就会开始减少。这可能导致 P_{aCO_2} 的增加。在非常严重的情况下，P_{aCO_2} 增加太大以至通气量进一步减少（记住，虽然二氧化碳通常刺激通气，在很高的浓度可作用于呼吸中枢抑制通气）。

部分 COPD 患者，氧疗可能导致 P_{aCO_2} 的增加，这种增加有时可能是危险的。然而，这只发生在少数慢性阻塞性肺疾病患者。这意味着这些患者给予氧气治疗时要给予看护（使用面罩给予已知浓度的氧气并给予定期的血气监测）。然而，缺氧通常需要一段时间才能发生，但是比二氧化碳上升更危险。出于这个原因，不对 COPD 患者隐瞒氧疗是非常重要的。患者由于氧疗引起的 P_{aCO_2} 的增高，通常需要人工通气，就像安德鲁斯夫人的病例。

感受器。血脑屏障的离子泵活性对于补偿 CSF 的成分慢性紊乱尤为重要，例如长时间在高纬度停留或慢性肺疾病。血液中的 CO_2 小量急性下降，例如由于歌唱造成，并不抑制呼吸，因为处于 $P{co_2}/\dot{V}_E$ 曲线的水平部分（图 9.7）。平均说来，人的 Pco_2 每增加 0.3 kPa 每分钟通气量就会加倍。

窒息

健康个体很难见到动脉 Po_2、Pco_2 或 H^+ 任意一项改变，而其他两项没有变化（除非你落入一个呼吸生理学家手中）。你屏住呼吸或透过塑料袋呼吸，对呼吸刺激的积累，包括所有这三个变量的变化。所有的三个变化以 1945 年 Grey 修正的算式描述出来。

$$VR = 0.22[H^+] + 0.26Pco_2 - 18 + 105/10^{0.038}Po_2$$

其中 VR 是窒息时通气量与没受到刺激时的通气量的比值。这个公式更重要的是说明没有某个单一因素仅仅作为一个定量的估计来控制通气。

缺氧和高碳酸血症联合刺激呼吸的作用如图 9.7 所示，其中每个曲线表示在不同的 Po_2 条件下 $Pco_2/\dot{V}_E$ 的关系。随着渐进性的缺氧曲线变陡峭，产生的通气反应远远大于由两个刺激单独产生作用的叠加。另一方面，患者由于疾病本身而改变动脉 Po_2、Pco_2 和 $[H^+]$ 也不是不可能的。通常这种变化是 Po_2 降低，Pco_2 维持接近正常值。

呼吸的化学调控决定每分通气量，变化发生在一个或多个分钟内。组成这种分钟通气量的呼吸模式，是由神经调控决定的，几分之一秒就可以变化模式。这个过程将在第 10 章介绍。

小结 2

- 动脉 P_{CO_2} 水平增加（高碳酸血症）刺激中枢和外周化学感受器。
- 与缺氧不同，Pco_2 的最小增幅也会刺激呼吸。
- CO_2 生成的氢离子是感受器的特异性刺激物。
- 窒息是缺氧和高碳酸血症的组合，对于窒息的通气反应大于单独两个部分反应的总和。
- 由于中枢环境化学感受器的环境主动恢复到正常，慢性高碳酸血症的反应降低。

延伸阅读

Bisgard., et al., 1993. Respiratory Control, Central and Peripheral Mechanisms. University of Kentucky, Lexington 191–194..

Farhi, L.E., 1987. Ventilation–perfusion relationships. In: Farhi, L.E., Tenney, S.M. (Eds.) Handbook of Physiology. Section 3, The Respiratory System. Vol IV Gas Exchange. American Physiological Society, Bethesda, MD, p. 199.

Rahn, H., Fenn, W.O., 1955. A graphical analysis of the respiratory gas exchange. The O_2–CO_2 Diagram. American Physiological Society, Washington, DC.

West, JB., 1990. Ventilation/Blood Flow and Gas Exchange, fifth ed. Blackwell Science, Oxford.

West, J.B., Wagner, P.D., 1977. Ventilation–perfusion relationships. In: Crystal, R.G., West, J.B., Barnes, P.J., Weibel, E.R. (Eds.) The Lung: Scientific Foundations, second ed. Raven Press, New York.

（李新鸣　沈阳医学院）

呼吸的神经调控

10

本章学习目标

通过本章的学习你应该能够:
1. 识别脑干中控制呼吸模式的主要位点。
2. 描述在慢性阻塞性肺疾病中呼吸模式的变化。
3. 解释为什么"呼吸中枢"不是一个精确的术语。
4. 列举主要的传入神经对呼吸模式的影响。
5. 描述肺部的三种迷走神经机械感受器对呼吸的影响。
6. 讨论吸气的终止过程。
7. 讨论呼吸困难。
8. 比较呼吸肌的传入神经和传出神经的异同点。
9. 讨论神经肌肉紊乱时的呼吸。
10. 比较自主呼吸和被动呼吸的区别。
11. 解释如何主动呼气或被动呼气。

简介

本章节紧密联系第9章的内容，进一步阐述呼吸系统的化学调控。为了更容易学习，我们对呼吸系统的调控进行了分章节阐述。所有的化学调控包含神经感觉机制，神经机制控制呼吸，反过来化学调控系统也是维持机体化学成分的稳态调控系统的重要部分。化学调控和神经调控只是调控时间的不同：化学调控的时间一般是几秒到一分钟；神经调控在零点几秒的时间内就能影响呼吸。

"呼吸"的协调行为具有古老的起源。海葵每半小时左右张开嘴巴收缩身体更换它们体内的液体，以确保O_2供应它们的细胞。这种张开嘴巴收缩身体的行为明显需要一个协调系统，而这个协调系统很可能是神经，但是这一切还是未知的。更有意思的是，有一种不起眼的海参通过在排泄腔进行液体交换成为了它的主要的"呼吸"。我们不由自主地联想到喘息（gasp）和屏息（breath-hold）的比较，但我们戳了一下海参时，海参受到惊吓就会屏住呼吸。

通常我们不会意识到我们身体的自动系统，例如，肾、消化道、心血管和呼吸系统在维持体内平衡工作时，很大程度上超出了我们的控制并且不影响我们的意识。换句话说，在需要时，呼吸系统除了可以控制协助例如说话这样有意识的活动外，甚至还参与了一些跟呼吸无关的行为，例如当我们举起沉重的重物时，胸腔就会被固定作为框架以至于双手能举起重物。当无意识的情况下，呼吸系统就会自主工作，产生每分通气量来维持新陈代谢和控制血液中O_2、CO_2和$[H^+]$。神经调控决定了每分通气量的呼吸模式（pattern）。

每分通气量（$\dot{V}_E$）的公式：

$$\dot{V}_E = V_T \times f$$

V_T和f分别代表潮气量（tidal volume）和呼吸频率（frequency）。通过方程式我们可以得出，特定的每分通气量可以通过改变呼吸容量和频率进行调节，从高频率小容量到低频率大容量。是神经控制区为我们"选择（choose）"的特定呼吸模式，我们自己感觉不出来。

节省能量是进化过程中形成的优势，机体选择的呼吸模式在于尽量减少工作量，这就是特定的每分通气量。这项工作与呼吸肌的力量有直接关系，可能在于尽量减少呼吸肌的张力和（或）尽量减少做功。这情景就像让呼吸系统产生"共鸣（resonate）"，每分通气量的共振频率（resonant frequency）取决于每分通气量和肺的机械性能（这部分已经在第3、4章节中介绍）。

呼吸模式与肺的物理性质的匹配过程可以比作一个人荡秋千的过程，在荡秋千的过程中，如果你抓住了正确的时机，你只需要用很小的力量就能保持秋千不停地摇摆，而这时机的把握取决于秋千的物理性质（绳索的长度）。

呼吸起源于脑干（图10.1），脑干一般包括延髓（延髓部分下连脊髓）和脑桥（上连接大脑），脑干内神经性呼吸的基础是中枢模式发生器（central pattern generator），其输出到呼吸肌的作用接受大量输入信息的调控。来自中枢神经系统的神经冲动通过膈神经和肋间神经使呼吸肌收缩，进而引起呼吸，呼吸肌主要是膈肌和肋间肌。其他附属的神经肌肉（例如喉）在呼吸期间协同收缩。

节律发生器

呼吸是一个有节律的过程，而这种节律性开始于中枢神经系统的中枢模式发生器。这就产生了一个"简单而基本（rough and ready）"的呼吸模式。这种呼吸模式通过大脑其他区域和肺部及胸部的特殊受体的传入信号进行调节、完善，保证呼吸效率，进而形成高效呼吸并随环境变化而做出反应。

这种基本的呼吸模式起源于脑干，脑干主要连接脊髓和大小脑，如图10.1所示，更具体细节如图10.5所示。这个区域主要包括延髓和脑桥。如果延髓以上的大脑被切除（图10.5中的Ⅱ），呼吸运动仍旧正常进行，只有在切断延髓和脊髓连接时呼吸才会停止（有些证据表明在脊髓的节律发生器能够引发呼吸运动，但是这种情况只有在一定的条件下才会发生并且影响非常小）。主要的基础呼吸节律发生器位于延髓，并且受到大脑的高级神经中枢和机体其他部位感受器（receptor）活动的影响。

在死囚犯被执行绞刑的时候可以清楚地看到中

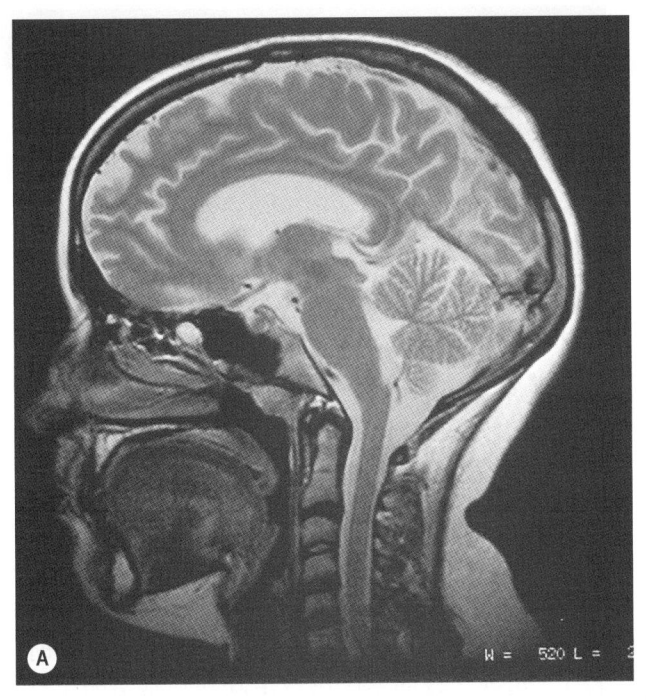
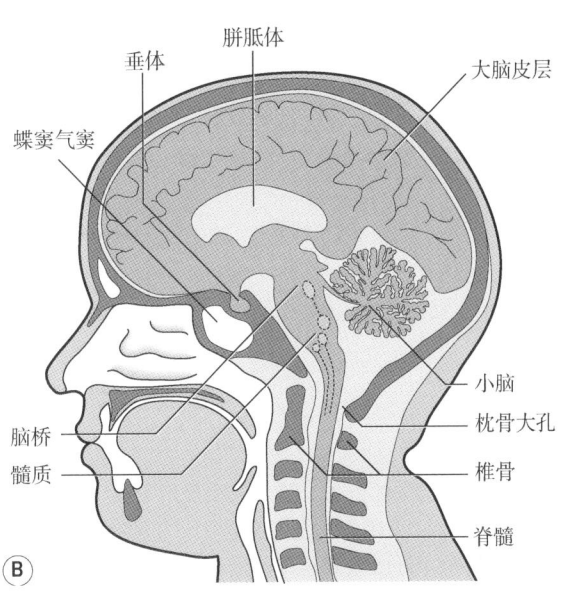

图 10.1 呼吸节律的解剖起源。扫描图显示的中枢神经系统区域（脑桥和延髓）就是基本呼吸模式起源部位，这些区域受到许多外周传入冲动的影响

枢模式发生器的重要性和位点，其死因并非像很多人猜想的那样由绞刑绳套导致窒息，而是由脊髓阻断所致，是延髓到膈神经和膈肌的神经信号传输阻断引起呼吸停止。

产生呼吸节律的神经调控机制仍不完全清楚，呼吸的节律性包括吸气接着呼气，再接着吸气的规律性等等。

因为没有理由能够说明，这样一个系统不应该是简单的"按压（stick）"打开或关闭的位置就能够使吸气或呼气"卡住（stuck）"，所以，通过一组神经元简单地增加或减少活动导致膈神经波动性活动的观点是站不住脚的。这种争论也常被用到持续很久的老观点，该观点认为存在能够产生吸气或呼气的两组神经元，并互相抑制（图10.2）。

所有似乎合理的中枢模式发生器模式都始自于吸气神经元，这是由于所有的呼吸模式都要在平静呼吸时，先主动产生吸气，呼气是一个被动的过程。大部分模型都与延髓某种形式的自限性负反馈有关，操纵"关闭开关（off switch）"进而限制吸气（图10.3）。

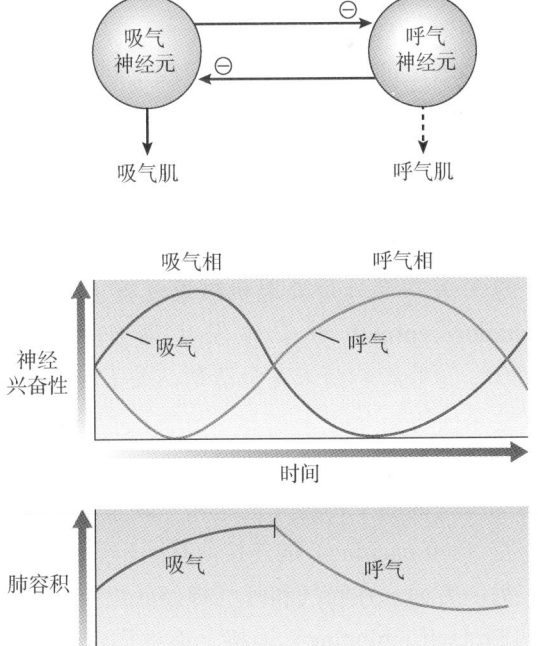

图 10.2 呼吸产生的波动模式图。吸气神经元组和呼气神经元组相互交替抑制另一组。这个模型表明每一组导致开关自动关闭来"自我抑制"，否则呼吸将被阻断在呼气或者吸气过程

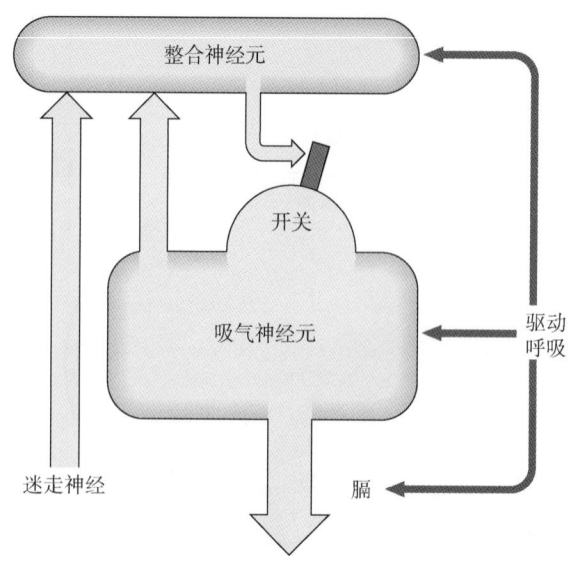

图10.3 呼吸的关闭开关。这个模型提出了吸气驱动形成并将压力施加于"关闭开关"。当这个压力足够关闭开关时，呼气开始，整个呼吸系统复位。该观点的要点在于迷走传入神经的活动，传递肺容量和容量变化速率信号，并驱动呼吸，其活动与吸气神经元本身的反馈信息进行整合，然后再作用于关闭开关

呼吸的两个时相（吸气时相 inspiratory duration，t_I；呼气时相 expiratory duration，t_E）的调控是相互独立的，因此可以单独发生改变或是同时变化。两者都会受到肺容量的影响。因此，当呼吸增加时，呼气时相会伴着潮气量的增加而缩短，吸气时相保持稳定，只有当达到阈值时，吸气时间才明显缩短（图10.4）。

这种关系部分是**外周机械感受器（peripheral mechanoreceptor）**对节律发生器作用的结果（p.130）。这些影响尚未完全清楚，关于呼吸基本模式产生可简述如下：

所有参与吸气的脑干神经元是相互联系的，所有参与呼气的脑干神经元也是相互联系的，通过自我兴奋（self-exciting）的连接使其同步活动。

另一方面，在吸气和呼气神经元组群中存在自我抑制（self-inhibiting）连接，能够限制各组活动的持续时间。

在平静呼吸时，呼气神经元群组的任何活动都不会激起腹壁呼气肌的运动，在正常平静呼吸状态下，呼气是被动的。

慢性阻塞性肺疾病的呼吸模式

如图10.4所示，在疾病状态下，V_T，t_I和t_E三者的关系被破坏。例如，在慢性阻塞性肺疾病，整个每分通气量（$\dot{V}_E$）可能是神经驱动呼吸的物理表现，会随着疾病的进展而增加。这可在某种程度上补偿由$\dot{V}/\dot{Q}$比值失匹配导致的呼吸效率降低，并引起肺的力学变化。

随着$\dot{V}_E$的增加，呼吸模式也会发生变化。最初V_T是增加的，但是随着病程的发展，气道阻力增加，V_T逐渐减少低于正常值。在疾病进展过程中，呼吸频率增加。吸气时间和潮气量（t_I和V_T）的关系反映在呼吸控制上。吸气时间和总呼吸时间（t_I和t_{Tot}）的关系反映了单次呼吸时间被分为肺充满气体的时间（t_I）和排空回到起始状态的时间（t_E）。当然，这两个阶段是由肺和呼吸道的机械性能所控制。当气流限制不断加重，达到引起呼吸衰竭最大值的时候，中枢驱动的呼吸必然增强。这种增强能有效地导致V_T的增加，直到增强的呼吸能够克服气流的限制和使V_T降低为止。这时候能够增加患者每分通气量的唯一方法就是增加其呼吸频率。这种策略的问题在于，由于疾病导致的呼气气流限制，要求每一次呼吸中呼气的比例变大，吸气比例

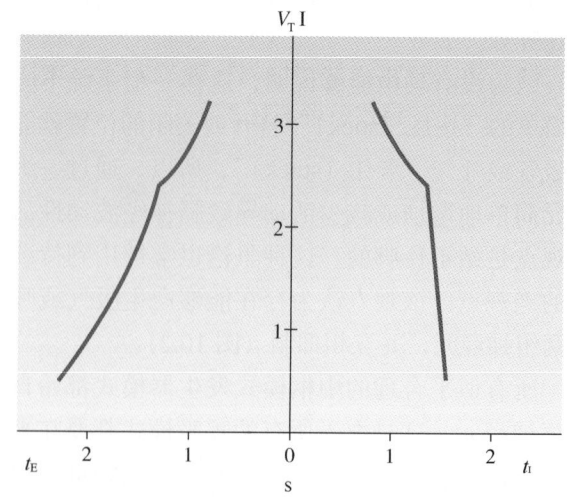

图10.4 人类的呼吸模式。当呼吸受到刺激每分通气量增加时，潮气量（V_T）随着吸气时间（t_I）和呼气时间（t_E）的减小而增加。在个体之间实际呼吸模式有很大的变异

病例 10.1　呼吸的神经调控：1

Coning

Coning 是颅内压升高时大脑呼吸区受挤压的情况。

约翰·汤普森（John Thompson）是 21 岁的男子，在一个充满雾气而黑暗的早晨骑自行车去上班。尽管他有头盔，但是他很少带头盔，今天也不例外。

不幸的是，约翰发生了交通事故。他模模糊糊地拐出小巷，突然一辆轿车从侧面驶来撞到了他，将他从自行车上甩了出去，约翰的右腿两处被撞骨折，头重重地摔到了旁边的路缘上，约翰丧失了意识躺在路上的血泊中。

急救车迅速赶来，将约翰紧急送到附近的医院。到达医院后，约翰陷入深昏迷，血压很低。医生迅速地给约翰气管插管人工通气，将骨折的右腿进行固定，给予静脉输血输液使血压恢复到正常。接着给他做了 CT 扫描和颅脑扫描。

在本章需要考虑以下几个问题：
1. 如何识别严重的颅脑损伤和为什么颅内压升高是个问题？
2. 颅内压升高如何处理？
3. 颅内压升高如何压迫脑干导致死亡？

不得不减小。严重的 COPD 患者会感到气短，就会用一种快而浅的呼吸模式来增加肺容量。高容量呼吸（持续的气道开放，成为"自动呼气末正压—auto-PEEP"）时气阻和主观感到气短，会使严重的 COPD 患者采用快而浅的呼吸模式来增加肺容量。这种呼吸模式的效率是很低的，主要原因除了气流受阻外，还使呼吸肌处于机械性劣势，在一定程度上增加呼吸功，导致患者消耗。

呼吸"中枢"

脑干不同水平的损伤会有不同的影响，切断或阻滞迷走神经输入信号也会产生严重的影响。这就造成了早期研究人员错误的观点，他们认为在脑桥中有各种各样的解剖"中枢（centres）"。这些中枢与来自周围神经系统（主要是迷走神经）的传入活动一起，对脊髓节律发生器活动进行调节，形成有效的呼吸模式。如果"呼吸中枢（respiratory centres）"的意思是存在大体观或镜下观能明确界定的大脑解剖学核团或区域，那么"呼吸中枢"这一术语是不正确的。呼吸"中枢"较正确的意思是扩散的神经元网络，这些神经元一起作用引发相同的呼吸效果。然而，在大脑特定的区域发现有共同作用的较高密度的神经元，可以把这些区域看做"中枢"。

将脑桥上部与脑干断离（图 10.5，横断面 I）能够消除脑桥呼吸组（pontine respiratory group, PRG）的作用，发现组成该中枢的神经元分布在臂旁内侧核（the nucleus parabranchialis medialis, NPBM）的内部及周围。

当切到横断面 II（图 10.5）时，随着迷走神经被切断，呼吸变得缓慢而深沉。这种 PRG 频率控制和容量限制，可能是在吸气过程中延髓吸气神经元群组刺激 PRG 的结果，通过这种方式受到刺激时，在短暂延时后，PRG 发送抑制冲动到吸气神经元，通过经典的负反馈调节减少它们的活动（因此膈神经会放电到膈肌）。通过这种方式缩短呼吸时间意味着下次呼吸会开始得更早一些，也就是说，呼吸的频率会增加，而呼吸的容量会减少。这也提示，PRG 启动调节快而浅的呼吸（气促 panting），而产热或感情则由大脑更高级的部分控制。

消除 PRG 的作用只有在切断迷走神经时才能看到，因为不论是 PRG，还是迷走神经均产生相同的作用，缩短吸气时间和抑制吸气容量（inspiratory volume）。

消除 PRG 和切断迷走神经导致**长吸式呼吸**（apneusis）——长而有力的吸气伴随简短的呼气（apneusis，希腊语，意思为没有呼吸），这就提示在脑桥下部存在长吸式呼吸中枢（apneustic centre）。这种观点已有些过时，目前认为这种横断产生的作用是损伤的普遍结果，而不是某个特定中枢切断的结果。

延髓组

脑桥将延髓与大脑更高级的区域连接起来，当这些区域受到损伤时（图 10.6），通过直接脑电记录和不影响节律的时钟样观察（缓慢而深的呼吸模

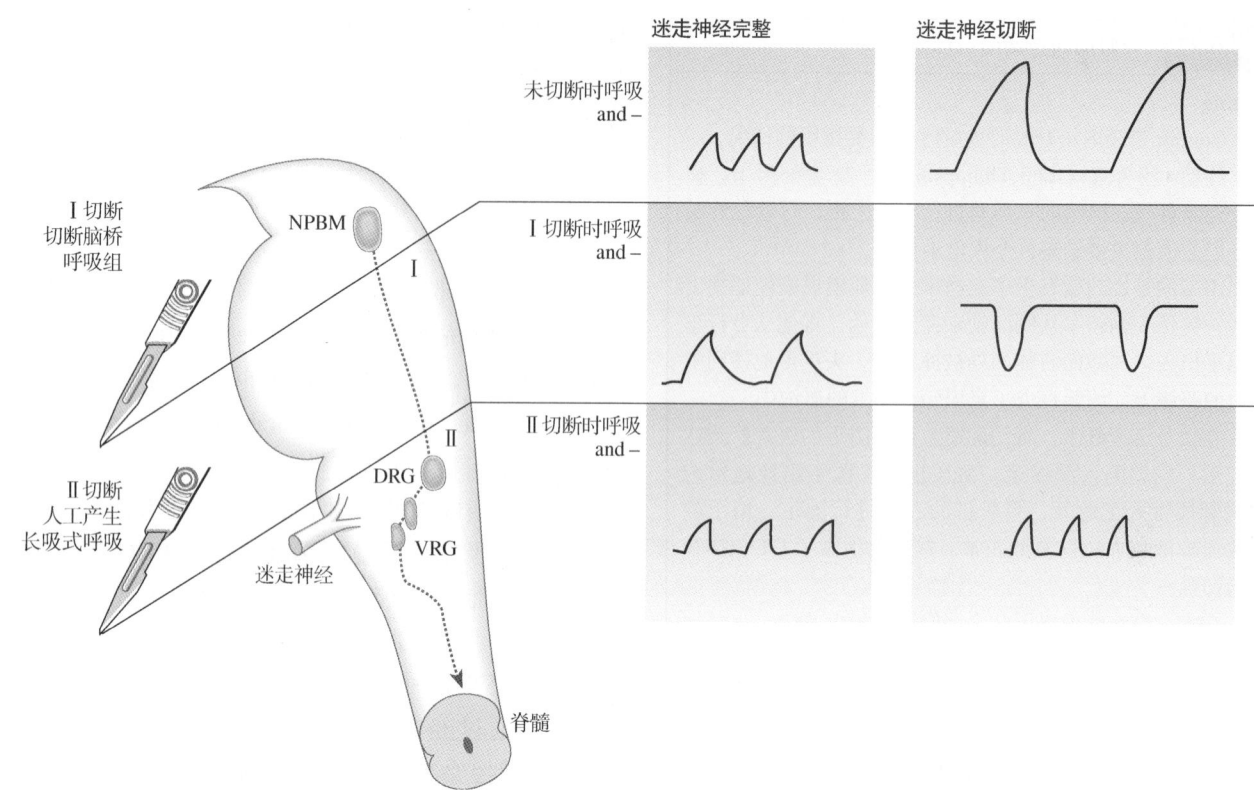

图 10.5　在脑干和迷走神经横断后的呼吸模式。诸如横断大脑神经通路的实验已用于分辨大脑不同区域对呼吸模式的影响，这样的实验具有破坏性，实验结果的解释需慎重

式和长吸式呼吸)，在延髓可以识别出两个清楚的功能性神经元组。

背侧呼吸组

孤束核（solitary tract）区域只有吸气神经元组成，这些神经元整合来自化学感受器和机械感受器关于呼吸的相关信息。DRG（**the dorsal respiratory group**）的神经细胞能够自发节律性放电，与呼吸节律相似，并且与吸气运动同步，能够随着环境的变化而改变呼吸节律。这就提示，DRG 的神经元可能是最基础的呼吸节律的起源位点。

腹侧呼吸组

主要由吸气和呼气运动神经元组成（不像 DRG 只有吸气神经元）。在 DRG，吸气活动会刺激吸气而在 VRG（**the ventral respiratory group**）则会抑制呼气。在疑核（nucleus ambiguus）头部和后疑核（retroambigualis）尾部可见 VRG 细胞。后疑核的前部支配身体同侧的**辅助呼气肌**（accessory muscles），例如喉部肌肉，核团的尾部支配对侧膈肌、对侧呼气肋间和腹部肌肉、同侧和对侧吸气肋间肌肉。VRG 也可能是 PRG 和脑桥长吸式呼吸中枢（如果存在）转换站。

小结 1

- 呼吸起源于脑干（脑桥和延髓），按照动作电位输出到呼吸肌。
- 通过控制呼吸模式来提高呼吸效率。
- 在脑干产生的简单呼吸模式，通过周围感受器将信号经迷走神经传入大脑来"完善（improved）"呼吸模式。

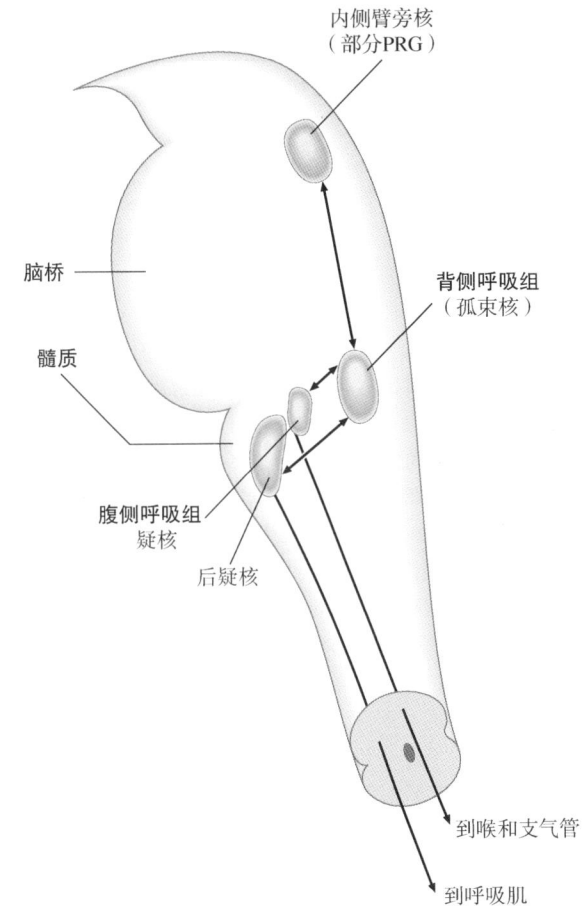

图 10.6 脑干呼吸"中枢"。本图展示的脑干区域神经元比例高，在呼吸的特定时相发挥作用。存在特定解剖学"中枢"的观点是没用的，只是"中枢"一词一直在习惯性应用。PRG，脑桥呼吸组

呼吸的意识控制

目前认为所称的呼吸控制是由脑桥以上大脑的自动独立完成的。然而，在未麻醉的人，大脑的更高级部分在情感活动、高热以及运动时不由自主地影响呼吸，另外在某些情况下需要有随意控制（voluntary control）我们的呼吸肌，这些情况主要是呼吸、说话、吹气、吹口哨，或者出于其他目的，例如我们撑起胸廓作为手臂活动的支架，或者当我们排便时，增加腹内压。在所有情况下，有随意控制呼吸总是双侧的：我们不能只让一半膈膜或者一半喉收缩。这种呼吸控制可能起源于运动皮层（motor cortex）。随意控制通路绕过脑干的 PRG 和节律发生器，直接下行到锥体束（pyramidal tracts，图 10.7）。

这些随意控制通路可以被毁坏成独立的自主控制通路（involuntary pathways），例如卒中时。卒中患者的呼吸正常，对反射和化学刺激有自然反应，但是不能自主改变他们的呼吸模式；他们的咽喉受到刺激时会发出咳嗽，但是不能自主咳嗽。偶尔会见到有相反的情况，自动控制通路被损坏但是锥体束保持完好。当患者睡觉时，可以出现有意识的呼吸，但不是自动的呼吸。这种情况被称为"Ondine's 诅咒（Ondine's curse）"，来自民间传说，有一个凡人和水中仙女交往。仙女的父亲是水中精灵的国王，反对仙女和凡人的关系（像父亲那样），并且对那个凡人下了一个诅咒，如果他不记得执行他身体的重要功能，例如呼吸心跳，那么这些功能就中止。当然，当他睡着时他就死了。所幸的是这种情况以及精灵几乎没有。

在脊髓中随意和自主呼吸通路也是分开的。自主呼吸通路起自脑干作用在前角区接近腹侧根部出口处，而随意呼吸通路则下行到更边缘的区域。

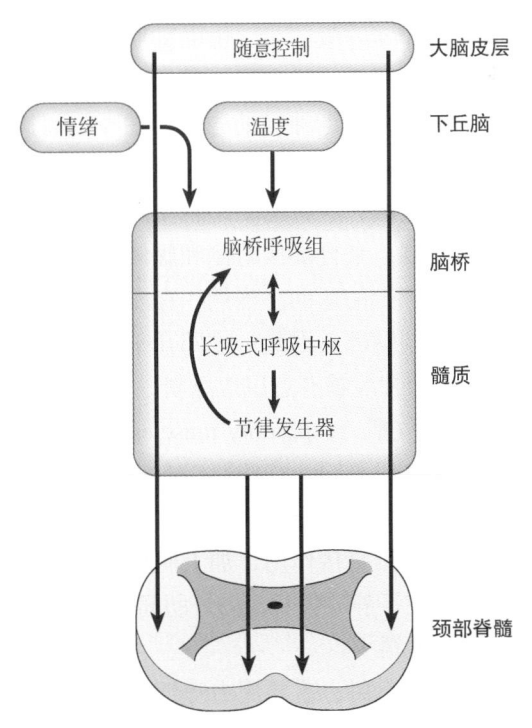

图 10.7 与呼吸有关的中枢神经结构示意图。中枢和发生器是神经元的功能集合在一起，并非特定的解剖结构

呼吸肌的神经支配

膈肌的运动神经支配是很不寻常的。与其他大多数骨骼肌神经支配不同,膈**直接**受到颈椎区域(C3、4、5维持膈肌活动)α运动神经元的支配。这些α运动神经元也是不同寻常的,它们缺乏到 Renshaw 细胞的反馈。在其他的运动神经元,控制身体其他肌肉的 Renshaw 细胞能够缩短后放电活动。此外,仿佛为了防止膈肌疲劳,这些运动神经元"轮流"激活刺激膈肌不同的肌纤维群,自己"轮流"工作维持了吸气。

脊髓的吸气运动神经元在呼气时受到抑制,呼气运动神经元在吸气时受到抑制。这种相互抑制防止了吸气和呼气肌同时收缩。和骨骼肌群不同,这种抑制不是**肌梭**(muscle-spindle)反射引起的,而是背侧和腹侧呼吸组直接激活运动神经元的结果。这种直接控制两组相反吸气和呼气肌群的调控类型是必要的,因为膈肌梭支持很差,其他拮抗肌执行了交互抑制。这种肌梭缺乏就解释了为什么在相同情况下,我们感觉不到膈肌疲劳而能感觉到其他肌肉疲劳。膈肌的有些活动会持续到呼气阶段,导致对呼气比率和呼气延长时间进行"刹车(brake)"。

喉部的动作与呼吸同步,由喉部肌肉引起,而这些肌肉又受到喉上神经和喉返神经的支配,喉上神经和喉返神经是迷走神经的分支。在吸气时声带分开,减小气流进入肺的阻力。在呼气时,声带闭合,减缓呼气气流。这些运动是自主的——我们不能有意识地控制。来自疑核前侧和腹侧呼吸组的神经冲动会增加声带的运动。当然,在发声时我们能够有意识地控制咽部。因此,喉部几乎是呼吸的控制模型,自主节律可被有意识地压制。

主要的呼气肌(expiratory muscles)是腹部和肋间肌肉。与膈肌不同,这些肌肉有很好的肌梭并且行为更像其他的自主肌肉,它们收缩主要是受到膈肌的肌梭外纤维直接作用,加上肌梭内肌梭间接作用引起的。在平静呼吸时,内外肋间肌都会收缩,但是收缩的程度很小。

当运动或咳嗽时,需要用力呼气,这时才需要腹部的肌肉参与。当运动变得更剧烈或者在疾病中呼吸变得更吃力时,才会有更多的辅助肌(例如肩

病例 10.1　呼吸的神经调控:2

如何识别严重的颅脑损伤和为什么颅内压升高是个问题?

扫描显示约翰遭受了严重的颅脑损伤。他的颅骨骨折并且有严重的脑损伤。有相当严重的挫伤以及脑挫伤,颅内出血且破入脑室。扫描还显示脑损伤引起颅内压升高。约翰被送入重症监护室,并且用呼吸机,输液和注射镇静药物。

医生在他的头骨上钻了个小孔插入一个小的压力监测器,压力监测器显示约翰的颅内压非常高。

有很多原因会引起颅内压升高,包括脑外伤和脑肿瘤等。颅内压升高是非常危险的,会导致许多患者死亡。

任何能增加脑容积的事情都会增加脑内的压力,例如挫伤、出血、肿瘤等,因为大脑就像装在颅骨这个坚硬的箱子里,颅内压升高会导致大脑的血液供应减少,反过来会导致脑缺血,脑缺血会引起脑组织肿胀,从而进一步增加了颅内压。因此,颅内压升高形成了一个"恶性循环"。

颅骨最大的"洞"是枕骨大孔,里面有脊髓通过。在枕骨大孔的上方是延髓,含有控制呼吸的区域。如果颅内压突然升高或是颅内压长时间升高,就会导致脑干变形压迫枕骨大孔。枕骨大孔的边缘和周围的颅骨就会压迫脑干,导致脑干的供血减少(图10.1)。呼吸中枢和其他维持生命活动的重要区域受到损伤,最终会导致死亡。

部韧带肌肉)参与呼吸运动。在用力运动和举重时,腹部和胸部的肌肉也会参与到摆姿势。所有的这些运动中,只要不过于剧烈,呼吸和发声也能很好参与气流的调控。这种能力在歌剧演员达到顶峰,他们似乎能以任何不寻常的姿势唱歌。

神经肌肉紊乱

呼吸需要几个步骤,大脑的呼吸神经元发出的信息经过脊髓通过周围神经到达呼吸肌,这几个步骤的每一步和每个过程的连接处都很容易受到损伤而紊乱。

呼吸肌无力会减少肺容量特别是肺活量。这将导致通气量减少,吸气肌无力。同样,呼气肌的无力会导致咳嗽的效率降低。这会导致黏液清除减弱和频繁的肺部感染。

病例 10.1	呼吸的神经调控：3

颅内压升高的治疗

针对约翰的颅内压升高，医生给他运用甘露醇（一种糖）治疗。这种药降低颅内压的原理还不十分清楚，但是，它能够通过降低血液黏度来改善脑组织血供（增加氧气释放），它也能够减轻脑水肿。

尽管 ICU 里的每个人都尽全力治疗，但是约翰的病情在第二天还是恶化了，颅内压变得越来越难控制了。

几天后，重症监护室的医生认为约翰的大脑可能失去功能了。为了证实这一点，他们进行了一系列脑干死亡的测试。其中包括断开约翰的呼吸机，氧气通过肺导管进入肺，他的肺含氧量达到 100%。甚至在血中二氧化碳浓度达到能够刺激呼吸的时候，约翰也没有任何的呼吸动作。通过不同的医生反复做脑干死亡测试之后，约翰被宣布死亡。

脑干的呼吸区和其他生命区域的损伤能够导致脑干死亡。由于心脏不受脑干的神经调控而自主运作，并且约翰的肺依靠人工通气，所以不能立即证明他的大脑失去功能，他的器官不再有生命支持的作用。脑干死亡测试确认脑干已经受到不可逆的损伤，在这种情况下，继续重症监护是徒劳的。

- 中枢神经系统。脑和脊髓损伤的程度和部位，会导致部分或全部呼吸功能丧失。作为外伤的结果，呼吸道神经支配的不可调控的活动增加常常引起血管收缩、高血压、黏液分泌和水肿。

  半脑卒中会干扰随意呼吸通路。累及延髓背侧中枢的脑干卒中（图 10.6），会引起致死性呼吸暂停。

  帕金森病（Parkinson's disease）患者常出现呼吸困难（见下文），呼吸肌无力和清除分泌物的能力受损。这将导致肺炎，肺炎是这些患者死亡的常见原因。

- 脊髓灰质炎。由于接种疫苗，这种疾病现在很少见。大约有 25% 的感染者在急性期需要机械通气。许多呼吸肌恢复力量是由于去神经纤维的再生。

- 白喉。白喉杆菌产生外毒素引起脱髓鞘病变，如果累及呼吸肌将导致呼吸衰竭。抗毒素是唯一的特效治疗方法。

- 肉毒中毒。肉毒梭菌是一种厌氧菌，可通过食物传播，侵袭婴儿的肠道或感染的伤口，产生一种毒素，阻滞神经肌肉接头处乙酰胆碱的释放。一旦累及呼吸肌神经支配，必须进行人工通气。尽管如此，10% 的患者仍会死亡。呼吸肌的神经支配似乎特别脆弱，需要几个月的人工呼吸通气。治疗主要包括清创伤口，早期阶段应用青霉素和抗毒素。

- Duchenne 肌肉营养不良（Duchenne's muscular dystrophy）。这是一种 X 连锁基因隐性遗传性疾病，会影响肌营养不良蛋白的产生。患者从 10 岁开始，肺活量逐渐下降。在 20 岁左右，患者首先发展成夜间低氧血症，常因肺部感染继发呼吸衰竭而死亡，机械通气是缓解呼吸衰竭的唯一选择。

小结 2

- 从脑干到呼吸肌存在随意和自主呼吸通路。
- 膈（主要的呼吸肌）直接受到神经支配，几乎没有肌梭。
- 呼气肌有肌梭，在平静呼吸时呼气肌的活动是无关紧要的。

病例 10.1	呼吸的神经调控：4

脑干压迫

颅内压升高是非常严重的情况，会导致许多患者死亡。引起颅内压升高的原因很多，包括脑外伤和脑肿瘤。

任何能增加脑容积的事情都会增加脑内的压力，例如挫伤、出血、肿瘤等，因为大脑就像装在颅骨这个坚硬的盒子里。

正如病例 10.1：2 (p.136) 中所阐述的那样，颅内压升高能够导致呼吸中枢和其他维持生命活动的重要区域损伤，最终会导致死亡。

在约翰的案例中，一旦撤除维持约翰生命的呼吸机，约翰就会死亡。所采用的脑干死亡测试用来测试延髓其他区域的功能，例如前庭中心区。

迷走神经反射

也许是因为我们拥有能说话的特殊功能，人类和其他动物的呼吸调控反射是不同的，产生这种不同的原因迄今为止还没有令人满意的解释（至少不能让作者满意）。

第十对颅神经（迷走神经）对大多数哺乳动物的呼吸调控都有重要影响。迷走神经是分布于颈部两侧平行气管的两条很大的神经。迷走神经传递来自身体其他部位的信息，但来自肺的信息对呼吸的神经调控特别重要。它有三种类型的受体：

- 慢适应肺牵张感受器（slowly adapting pulmonary strech receptors，PSR）
- 快适应（有时称激惹，irritant）感受器（rapidly adapting receptors，RAP）
- C-纤维感受器（J感受器）

慢适应肺牵张感受器和快适应感受器通过直径大或小的有髓神经纤维将信息传到大脑。

顾名思义，C-纤维感受器通过直径较小的无髓神经（C）纤维将信息传到大脑。

研究最多的是慢适应感受器（PSR）和快适应感受器（RAP）。

适应（adaptation）速度用来描述一个感受器（在肺部，或身体其他地方）对刺激做出反应的方式。

一个感受器如果不断受到刺激，那么它就会逐渐适应它，受体放电的频率（每秒动作电位）会减少，甚至受到刺激后感受器都不会改变（图10.8）。

根据反应的速率来定义感受器的种类，慢适应即放电频率只能缓慢回复到静息频率，快适应即放电频率迅速恢复正常。

慢适应肺感受器（肺牵张感受器）

气管支气管壁的主要成分有平滑肌，位于平滑肌上的感受器很容易受到各种影响支气管张力因素的影响，它们的特异性刺激就是张力。呼吸道壁的张力受到肺容积（lung volume）的影响：肺充气越多它里面的结构拉伸得越厉害，包括呼吸道。因此，肺牵张感受器信号能够实时反映肺的容积。这种信号以动作电位形式表现：肺的容积越大动作电位的频率越高。在吸气过程中肺的容积增加动作电位的频率也在增加。据研究，当动作电位的频率达到一定"阈值（threshold）"时，就会启动某种神经"关闭开关（off switch）"，使吸气运动停止。在每一次吸气过程中，这个"阈值"都会降低[关闭开关变得更敏感（图10.9）]，并回复到原来呼气时的敏感性，此时吸气神经元是不活动的。

在Hering-Breuer扩张反射（Hering-Breuer inflation reflex）中肺牵张感受器对呼吸模式的影响很明显。当麻醉动物在保持肺扩张时，在一段时间里，它不再努力吸气（图10.10）。学生有时会对这种反射感

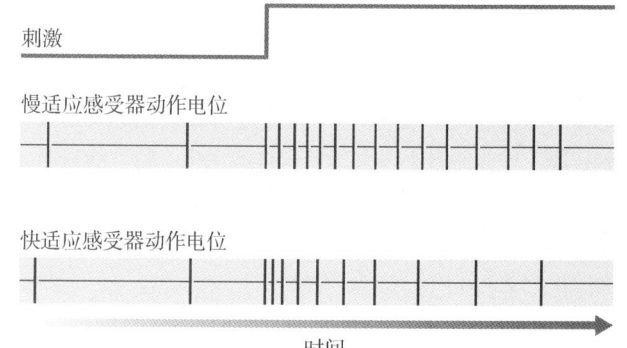

图10.8 适应：肺部的慢适应（肺牵张受体）或快适应（肺刺激或收缩）受体在受到持续变化的刺激时，放电率的方式

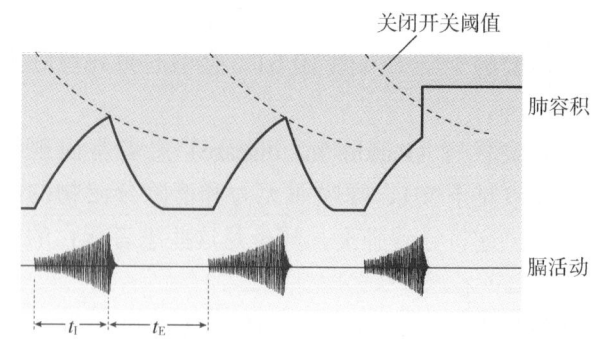

图10.9 关闭开关阈值。肺扩张信号通过肺牵张感受器传入大脑，当这个信号达到一定阈值时，就会关闭吸气，开始呼气。经过一个呼吸周期之后，大脑对这种信号更敏感（关闭开关的阈值降低）。一旦关闭开关启动，其敏感性复位就启动新的呼吸周期。如果在任何时间将肺进行人工充气达到以上阈值，吸气就会立刻切断，这就称为Hering-Breuer肺扩张反射

到困惑，认为呼吸是被扩张压物理阻断了，很像把你的手臂压在一个人的胸部并挤压阻止他呼吸。应该是，扩张的肺产生了一个反射。在肺扩张过程中就如同缺少膈神经活动，甚至不再呼吸。最终 CO_2 在血液中积累，迫使呼吸重新开始。

在开始呼气肺已排气时，肺牵张感受器仍处于活跃状态，有些肺牵张受体在整个呼吸周期里一直处于活跃状态。这对了解肺牵张感受器在呼吸的两个阶段起到什么作用是很重要的。通常被称为终末吸气（terminating inspiration）和限制性潮气量（limiting tidal volume），同样重要的是，它们能够延长呼气的时间。这就是我们能看到的 Hering–Breuer 肺扩张反射。它们在这方面的作用是很重要的，因为在静息状态，呼吸的呼气阶段通常是最长的，同时，对决定呼吸的频率也非常重要。

肺牵张感受器的活动不是节律性呼吸所必需的，即便迷走神经被切断，呼吸仍能继续。然而，至少在动物上，肺牵张感受器能够对呼吸模式进行调节。另外，从通气能量需求角度讲，这种调节使呼吸更有效率。肺牵张感受器会"留意（take note）"肺的机械性能，并反馈到中枢控制机制，以便随时对呼吸模式进行调整。例如，如果肺的顺应性降低，肺牵张感受器就会释放更大的电位（顺应性降低意思是肺变硬，对牵张感受器牵拉更强）。更强烈的电位释放将会更早地结束吸气运动，使呼吸变得浅快。对僵硬的肺来说这是最有效的模式。

我们已经注意到人类呼吸的神经调控可能不同于其他动物，因为人类进化具有语言能力。这种差异在部分肺牵张感受器上表现突出。在动物中，这些受体在呼吸调控上起到最重要的作用，然而，这些受体在人类平静呼吸调控上的重要性仍是有争议的。例如，在人类中，更大的肺扩张（超过 1 L）就会抑制吸气。然而，在人类存在这些感受器并且他们的活动在迷走神经中得到记录。Hering-Breuer 反射存在于人睡眠的时候，而且婴儿要比成人更明显。

在运动时，肺扩张得更迅速，这增强了牵张感受器的活动，比正常更早地启动了关闭开关，这可能是这些感受器在人类中的作用之一。在运动中，肺牵张感受器反射性使气道扩张和心率加快，有利于减小呼吸道阻力和增加心输出量。肺牵张感受器正如它的名字一样是机械感受器（mechanoreceptors），但是，可被 Pco_2 升高所抑制（有更多的酸性气体如 SO_2 还能够完全阻滞）。当吸入 CO_2 加速呼吸时，这种对 CO_2 的反应可能在部分程度上缩短呼气过程（可能是因为去除了肺牵张感受器的作用）。

快适应（激惹）感受器

这些机械感受器对持续的物理刺激的反应是动作电位的频率迅速恢复到静息状态（图 10.8）。因此，在呼吸过程中刺激在不断变化，动作电位高度不稳定且难以计量。这些感受器受到吸入的刺激性气体和蒸汽的强烈刺激，如氨气或烟雾等，所以这些感受器有了另外的名字叫**激惹感受器**。使肺扭曲变形的过程也能刺激这些感受器，例如气胸（气体进入胸膜腔导致肺塌陷），所以偶尔也会把这些受体叫做"放气感受器（deflation receptors）"。这些显然不是正常的情况下这些感受器常见的生理性刺激，因此使用**快适应感受器**（rapidly adapting receptors）

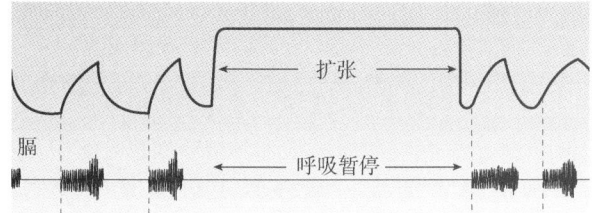

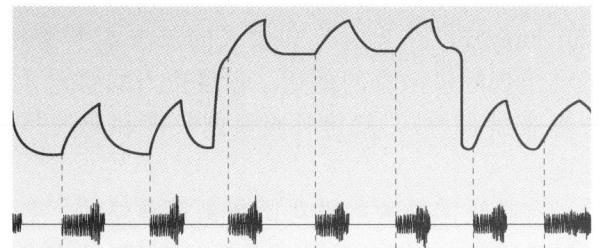

图 10.10 Hering–Breuer 肺扩张反射。当人为地使肺扩张时，肺牵张感受器激活启动吸气关闭开关，并终止吸气。这就是 Hering–Breuer 肺扩张反射。通过切断迷走神经该反射消失证实，它的传入神经是迷走神经。这个反射在人类非常弱

这个名字更恰当。这些感受器的生理刺激不是肺容量（肺牵张感受器是如此），但是有可能是**肺容量变化的速率**（the rate of change of lung volume），当然这主要与气流进出肺的速率有关。

在肺部的快适应感受器无神经末梢，接近气道上皮的表面和集中在气道的分叉处。这些感受器的表浅位置和快速适应放电的模式与喉部及气管处引起反射性咳嗽的感受器相似。与咽喉部咳嗽产生感受器不同，在肺部的快适应感受器反射性地产生两种截然不同的（也可混合）呼吸模式：

1. 快速浅呼吸，主要是由于呼气缩短。
2. 长而深的**增强呼吸**（augmented breaths），吸气时间长达正常的两倍（图10.11）。

在哺乳动物中，这种增强呼吸会定期发生（人类在静息时每5~20 min就发生一次），用以恢复静态呼吸过程中肺的缓慢塌陷。

直到最近的研究才发现这似乎是相矛盾的，刺激这些感受器产生浅快呼吸和截然相反的深慢增强呼吸模式。对这种现象的解释可能是这样的，每一个增强呼吸后，接着至少2 min的"**不应期**（refractory period）"，在此期间不再出现另一次增强呼吸，但在此期间由于呼气缩短，可交替出现浅快呼吸。因此引发增强呼吸的机会就取决于最后一次发生的增强呼吸。

快适应感受器对激发新生婴儿的第一次深喘气有重要的作用，有助于引发成人的吸气运动，并且可能参与运动时呼吸加速的正反馈调节。快适应感受器受到由于肺部疾病导致的肺结构改变的刺激，也会受到引起肺疾病的刺激性气体或微粒的刺激。因此，这些感受器与肺部疾病时呼吸模式的改变有关，与这些病变伴发的**呼吸困难**（dyspnoea），一种压迫性呼吸困难，反射性支气管收缩、呼吸道黏液分泌等病理变化有关。

C-纤维感受器

细小的无髓传入神经纤维被归类为C-纤维，在肺部这一类迷走神经的末梢接近肺的毛细血管。因此，它们的另一名字是**J感受器**（J receptors）（肺毛细血管旁感受器—juxtapulmonary capillary receptors）。另一组C-纤维终止于支气管壁。当肺部受到损伤时，组织间液增加（水肿）、组胺、缓激肽、前列腺素释放都会刺激C-纤维感受器。这些感受器受到剧烈刺激时的反射性反应可见呼吸暂停，其次是快速浅呼吸、低血压、心动过缓、喉部痉挛、由于脊髓的运动神经元受到抑制导致的骨骼肌松弛。在严重肺损伤动物这些反应可能有益。尽管在传入迷走神经有许多C-纤维，但是在人类正常呼吸过程中C-纤维的作用迄今尚不清楚。

呼吸困难

肺病患者的唯一或多数主诉就是呼吸困难（dyspnoea）。这种情况很难准确定义，通常被描述为"困难呼吸（difficult breathing）"或"气短（air hunger）"。当通气和供气的需求不平衡时，就会出现呼吸困难的感觉。呼吸费力的感觉（检查呼吸肌张力），就是呼吸肌肉长度和通气并不匹配。

有呼吸困难的病史对诊断是很重要的。突发的呼吸困难和急性心肺事件有关，例如肺栓塞或左心衰竭。慢性的呼吸困难通常和呼吸系统疾病有关——COPD、哮喘、肺纤维化——但是这些疾病会导致心脏疾病，尤其会导致肺静脉淤血。

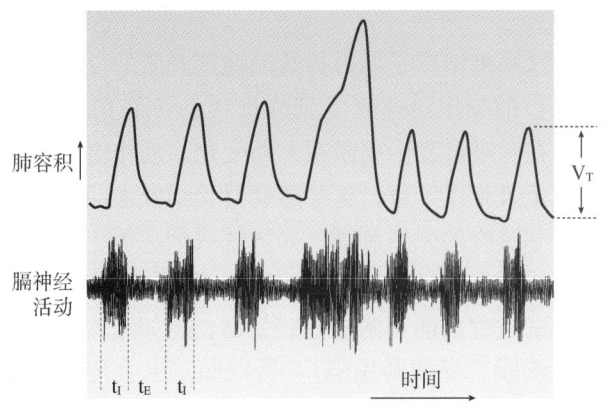

图10.11 增强呼吸。人类每隔几分钟就会发生这样的"叹息"来帮助塌陷的肺重新充气，快适应受体活动增加，信号通过迷走神经传入大脑而引起

其他反射

非肺源性呼吸模式的反射性改变对人类和其他动物是很重要的。例如，在我们同类之间通过非语言的交流，传递友好或其他的情感，这是很重要的。当一个人很享受地抠自己裸露的脚趾时，旁观者就会嗤之以鼻并且自己的呼吸模式也改变了。因此，情感和疼痛会通过中枢神经系统更高级区域的神经通路改变呼吸模式。

鼻和咽

这个区域的大部分反射保护较低位气道免受异物、有害气体和蒸汽的侵入。来自上呼吸道的多种多样的反射大部分是其他系统的次副作用。例如，心血管系统和摆姿势的骨骼肌系统都会因打喷嚏而受到影响。

打喷嚏（sneezing）经常是由鼻黏膜上裸露的神经末梢受到刺激，将刺激信号发送到大脑的三叉神经引起的。打喷嚏是一个相当典型的反应，包括先深吸气随后关闭声门，压力增大，声门突然打开和尽力呼气产生气流的速度接近音速，排出侵犯的刺激。打喷嚏与咳嗽有许多共同的特点，但是有意思的是，不像咳嗽，打喷嚏很难模仿并且几乎无法抑制。以通过刺激除了鼻以外的身体其他区域也能引起打喷嚏。有些人通过强光刺激或性高潮引起打喷嚏。

鼻咽部位于软腭和口咽的后面，与喉连接。上呼吸道区域产生嗅觉的反射类似于更强的**吸气反射**（aspiration reflex）。这需要强有力的吸气和声门持续打开。这些作用是要把鼻咽的阻塞物推向口咽，被咽下或吐出。

吞咽

尽管吞咽反射常与食物有关，但是当刺激舌的背面、软腭和会厌时也会引起吞咽反射。当吞咽时，无论在呼吸运动的哪个阶段，呼吸都会被抑制，吞咽反射启动。这种反射防止了食物吸入。有趣的是，在新生儿用水、糖水和牛奶可以引起吞咽，但生理盐水和羊水则不会。在胎儿9个月的时候被羊水包围，这种反射的优势就会显而易见。婴儿的上呼吸道解剖结构容易使用鼻子呼吸，并且在哺乳时具有好处（曾经一度认为婴儿被迫用鼻子呼吸，但事实不是这样的）。有人认为，婴儿吃奶时每秒吞咽四次，同时保持呼吸，显然这些反射是非常精确的集成。

胸壁

同膈肌不同，胸壁的骨骼肌有**肌梭**（muscle spindles）并且是脊髓反馈机制的一部分。像其他肌梭一样，这个机制有一个快速的负荷检测系统。肺的顺应性降低或呼吸阻力增加都会使负荷增加，呼吸系统迅速地通过增加肋间肌的强度进行补偿，维持通气。

咳嗽

上呼吸道，特别是喉和气管，表面上包含引起咳嗽的**快适应神经末梢**（rapidly adapting nerve endings）。肺深部的快适应受体反射产生快而浅的呼吸，而咳嗽受体产生的反射，类似于打喷嚏，缓慢而深的吸气之后，突然呼气。咳嗽受体提供一个清晰的演示，呼吸的神经调控具有强制性。刺激一个咳嗽受体将抑制肺部其他受体的活性，产生咳嗽。

躯体和内脏反射

内脏或躯体的疼痛往往对呼吸模式产生相反的影响。牵拉肠道或扩张胆囊或胆管都会抑制呼吸，而躯体疼痛通常导致快速浅呼吸。

冷水淋浴到皮肤上会产生一个喘息和每分通气量增加，不受不愉快的经历影响。把脸浸到水里特别是冷水里，会导致呼吸困难和心血管变化，这种现象叫做"潜水反射"。这种现象在一些会游泳的哺乳动物上表现得更明显，例如海豹。

在运动过程中通气量增加的确切原因，仍然有争论。在某种程度上，肢体的主动或被动运动（处于麻醉状态的个体）可能与通气量的增加有关。

小结 3

- 人类的呼吸更多是自主呼吸，反射控制比其他动物少。
- 肺的慢适应、快适应和 C-纤维感受器通过迷走神经将信号传输到呼吸中枢。
- 胸壁肌肉的肌梭形成快速负荷检测机制。

延伸阅读

Acker, H., 1989. Po_2 chemoreception in arterial chemoreceptors. Ann. Physiol. 62, 389.

Bruce, E.N., Cherniack, N.S., 1987. Central chemoreceptors. J. Appl. Physiol. 62, 389.

Davies, A., Roumy, M., 1982. The effect of transient stimulation of lung irritant receptors on pattern of breathing. J. Physiol., 324–389.

Dallak, M., Davies, A., Pirie, L.J., Davies, A., 2007. The influence of pulmonary receptors on respiratory drive in a rabbit model of pulmonary emphysema. Respir. Physiol. Neurobiol. 156 (1): 33-39.

Eyzaguirre, C., Zapata, P., 1984. Perspectives in carotid body research. J. Appl. Physiol. 57, 931.

McQueen, D.S., Pallot, D.J., 1983. Peripheral arterial chemoreceptors. In: Pallor, D.J. (Ed.), Control of Respiration. Croom Helm, London.

（贺茂涛　景　丽　宁夏医科大学，
张润岐　西安医学院）

肺功能检查——测定肺功能下降的程度

本章学习目标

通过本章的学习你应该能够：
1. 理解肺功能检查如何量化肺功能下降的程度，结合临床病史做出合适的疾病诊断。
2. 根据肺功能检查的结果解释由限制性和阻塞性肺疾病所致的静态及动态测定结果。
3. 描述如何测得的流量-容积环（flow/volume loops），COPD 的流量-容积环发生了怎样的改变。
4. 体积描记法的基本原理和主要优点。
5. 解释血气分析的结果。
6. 描述针对测量 $\dot{V}/\dot{Q}$ 比例失调的灌洗技术。
7. 解释进行运动试验的必要性。

简介

对于外界环境来说人类机体唯有呼吸系统存在独有的薄弱环节。比如说，呼吸系统是毛细血管直接与外界空气接触并不断地进行气体交换的唯一部位。毫无疑问，尽管空气在达到呼吸道表面之前已经进行了适当调节，但损害呼吸系统及其功能的情况则比比皆是。尽管我们永远不期望自己患冠心病或出现肾衰竭，但我们一生中有可能患上呼吸系统方面的疾病，哪怕仅仅是普通感冒也在所难免。

大多数呼吸系统疾病由临床医生采集病史并结合辅助检查之后得以确诊，辅助检查包括具有一定复杂性的影像学检查、微生物学和细胞学检查、血液检查、肺部灌洗术、支气管镜检查及其他独创性的检查，目的都是用来确诊或推翻最初的诊断。

无论如何，通常需要诊断明确，但患病后对呼吸系统功能和生活质量的影响无法进行准确量化，这便是肺功能检查所涉及的领域。

在实验室这些检查涉及的范围从相对简单到较为专业的肺功能检查，大体上把这些检查按照难易程度逐步增加的顺序进行叙述。

肺功能检查（spirometry）

一个简单的肺量计（spirometer）（图 5.2，p.61）即可提供有关患者肺部诸多有用的信息。体型较大的人与体型较小的人相比有较大的肺，年龄施以相反的作用。比如对肺活量与身高之间的关系等进行深入研究能够归纳出许多表格（见附录）。

用肺量计所得到的检查结果可以分为：
- 静态指标，即该指标仅仅表达的是呼出量。
- 动态指标，即该指标表达的是测量过程中呼出一定的气体量所需要的时间。

尽管检查结果中诸如补吸气量（inspiratory reserve volume，IRV）和补呼气量（expiratory reserve volume，ERV）等指标可以提供有用的信息，但是最常用和有用的静态肺功能检查指标是用力肺活量（forced vital capacity，FVC），此处"用力"是指嘱咐患者尽力尽快地吸入气体和呼出气体（图 11.1），该指标之所以被归为静态指标是因为它未涉及到时间这一因素，在检查中该指标往往要与动态指标 FEV_1 结合起来进行分析：

- 第一秒用力呼气量（forced expired volume in one second，FEV_1）：嘱咐患者尽可能多地吸入空气并尽可能快地用力呼出气体，在 1 s 内呼出的气体量即为第一秒用力呼出量。

通常使用 FVC 的百分比来表示 FEV_1。考虑这个问题的出发点在于体型较小的人（他拥有很小的、非常健康的肺）在 1 s 内将无法呼出与体型较大的人（即使他的肺可能不太健康）相同的气体量。我们可以希望正常人在 1 s 内至少能够用力呼出其肺活量的 70%。在限制性肺疾病中，如果单独使用这个百分比就可以出现一个问题，由于肺扩张受限使得 VC 和 FEV_1 两项指标均降低，但是两者的百分比有可能是正常的。有鉴于此，应该测量两项指标的绝对值和百分比。很多年以前可以接受 FEV_1 占 VC 的 70%，这是缘于当时普遍认为吸烟是正常的。但在今天则需要更高的百分比。

正常人、慢性阻塞性肺疾病（肺气肿/支气管炎）患者、限制性肺疾病（肺纤维化）患者肺功能检查特征曲线见图 11.1。

尽管肺气肿是"经典"的阻塞性肺疾病，但也只能在做尸检的才被确诊（病理学家是唯一能够确诊的人，但为时已晚）。所以，对于肺部疾病的阻

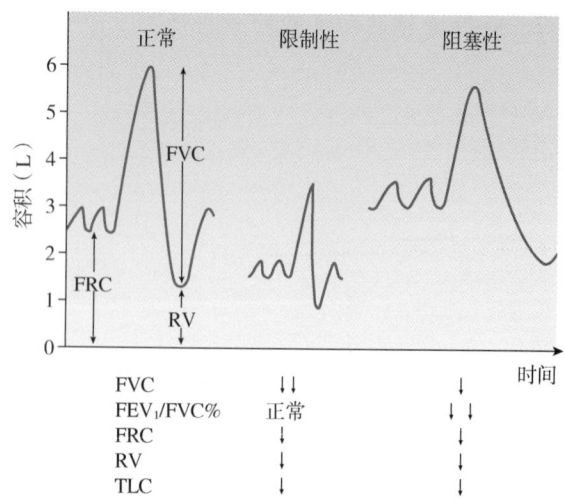

图 11.1 肺功能检查。在肺功能检查中由限制性或阻塞性肺疾病所引起的肺容积变化

塞类型描述为哮喘（可逆的）或慢性阻塞性肺疾病（COPD，不可逆的）。
- 功能余气量（functional residual capacity，FRC）和余气量（residual volume，RV）。由于受试者无法呼出肺部所有的气体，所以需要采用体积描记法（详见下文）和稀释法来测定这两个肺容积的指标。由于哮喘、支气管炎和肺气肿可以增加气道阻力，故 RV 和 FRC 通常是增加的，尤其在肺气肿时肺部气体滞留过多而导致 RV 增加。

氦气稀释法（helium dilution method）的测定原理较简单，即测定患者呼吸过程中的 FRC 或 RV。把呼出气体的管道与肺活量计相接，肺量计中储有已知体积和浓度的氦气，嘱咐患者在适当的一段时间内正常呼吸，就会测得氦气被肺部的 RV 或 FRC 所稀释的程度，患者呼吸过程中的呼吸曲线被详细记录，在整个测定过程中氧气以相同的速率增加，而始终保持肺容积和肺量计容积数值之和恒定（图 11.2）。

分别由体积描记法和氦气稀释法来测定 RV 时可以发现一个有趣的差别，体积描记法可以测得未到达口腔而过多滞留在肺部的气体量，但氦气稀释法无法测得这部分气体量。

限制性肺疾病的 TLC、FRC、RV 和 VC 均降低，往往最先受到影响的指标是 RV，肥胖患者的情况可以解释这种结果，由于肥胖患者胸壁向外的弹性回缩力减小从而导致 FRC 降低。

阻塞性肺疾病由于气体滞留在塌陷气道以下的肺组织中致使 RV 增加（详见上文），这类患者由于肺的弹性回缩力下降引起 FRC 和 TLC 增加，同时肺自我调节并试图保持气道开放而使肺容积增加。

气体流量测定

呼气流量峰值（peak expiratory flow）是指受试者的最大呼气流量（L/s），当然该指标依赖于受试者的个人主观想法，即使是在健康的肺，该指标的优点是它可以用简单的仪器进行测定，让受试者吹动仪器的桨叶来测定气体流量数值。虽然并不十分准确，但是对于哮喘患者来说在日常生活中该指标已经是最有用的指标。

流量 - 容积环（flow-volume loops，流量 - 容积曲线）。伴随着受试者呼吸运动使用呼吸速率计（图 4.6，p.45）测定气体流量，再结合所提供的容积即可绘制出呼吸气量与容积的关系曲线（图 11.3）。该环是由患者呼吸流量所构成，肺总量值下降数倍甚至低至余气量的程度。该曲线在评估慢性阻塞性肺疾病（COPD）病情时非常有用，尽管患者肺总量有所下降，但是曲线的吸气部分是正常的，

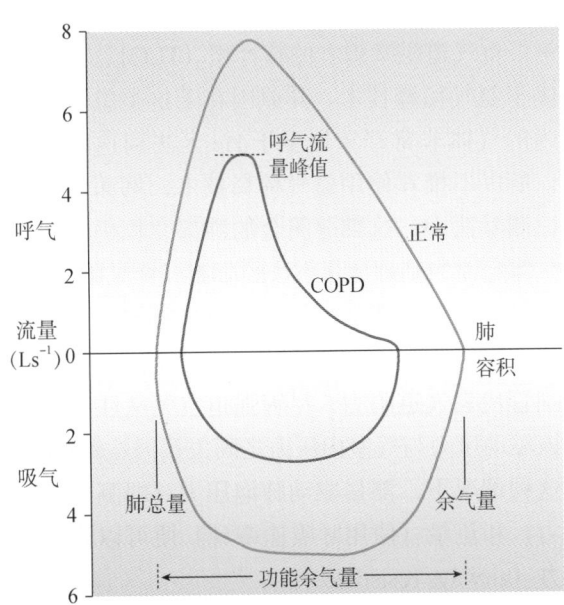

图 11.3 流量 - 容积环。通过呼吸速率计测定患者最大吸气量和最大呼气量针对流量与容积之间的对应关系绘制一个曲线，该曲线的形状对于诊断非常有用

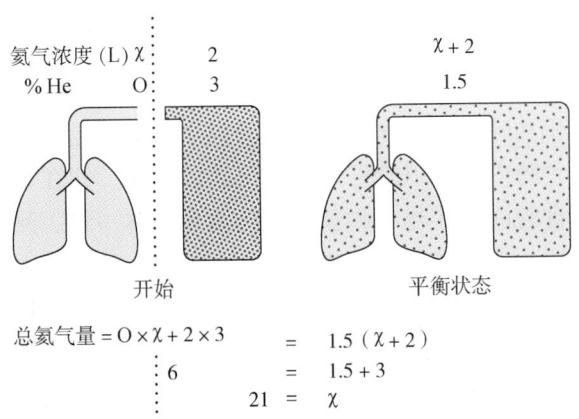

图 11.2 氦气稀释法。不能直接用肺量计测定（比如 FRC 和 RV）的肺容积可以采用氦气稀释法来测量

但呼气部分则呈现特征性的"挖勺状",这是因为气道塌陷限制流量的缘故。

体积描记测量法

本书曾在第4章中描述过该仪器,该仪器由一个密闭的气室所组成,受试者坐在其中。为了理解该仪器的工作原理,可以把受试者的胸腔看作注射器,把膈当作注射器活塞。

首先让受试者屏气,相当于注射器颈部受阻。

根据气体定律所出现的情形如图11.4A所示,其中含有气体(气室中的内容物)的大容积密闭气室,包绕在小密闭空间气体(肺部的空气)周围,当小空间容积发生压缩或者解除压缩的时候其容积就会出现增加或者减少的现象,注射器容积的变化会压缩或者解除压缩气室中的空气,所以气室中的压力会出现相应比例的变化,而且这种变化与肺内压力变化相反。

当受试者屏气时,通过测量气室中压力变化则能够计算出肺内的压力(图11.4),所以根据气体定律来计算肺容积,这一方法通常被用来测定**功能余气量**(functional residual capacity,FRC)和**余气量**(residual volume,RV)。

体积描记测量法(plethysmography)也被用于测量严重气道阻塞患者的肺容积(TLC),其效果往往优于氦气稀释技术,其原因在于这类患者滞留在肺内的气体非常严重以至于He无法到达闭合的肺部,所以不推荐使用氦气稀释技术,然而,在体积描记测量法中,这部分闭合的肺部容积仍然会受到以气体定律为基础测量方法的限制(详见附录)。

气室内压力和肺内气道压力之间的关系并不依赖于"注射器"(相当于肺)是否密闭,在图11.4B中细管代表气道阻力,尽管强迫空气从注射器出入但该驱动压力与气室内压力之间关系仍然保持稳定。在这种情况下,测量驱动肺泡压力(即测量气室内压力)和流量(使用呼吸速率计)便可以测量**气道阻力**(airways resistance)。

体积描记测量法提供了一个近乎理想的方式来测量许多肺容积指标,但主要限制是许多受试者对锁在一个密闭的气室里表示不能接受,该现象可能

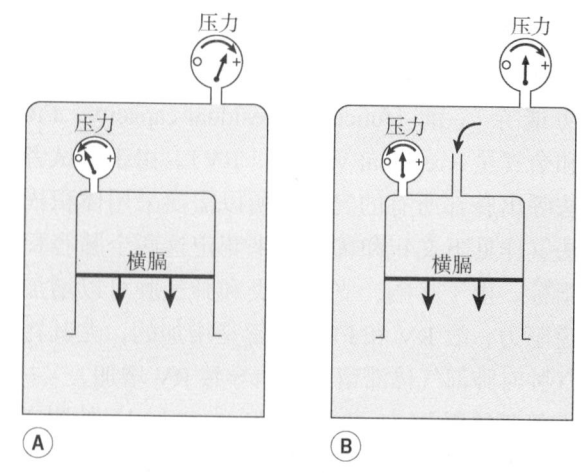

图11.4 体积描记测量法的原理。体积描记测量法是让受试者置于一个密闭的气室中,用于测量受试者肺内空气压力的变化。为了理解其工作原理,我们把"注射器"视作受试者的胸腔,注射器柱塞代表膈,注射器的"颈部"代表连通肺部的气道,在(A)中注射器的颈部处于关闭状态(相当于闭嘴),让柱塞下降以减少肺内压力,并压缩气室内的空气,使得气室内空气压力上升,让柱塞上升出现的效果刚好相反。当受试者屏气的同时立即测量气道压力和气室内压力,能够建立气室内和肺内压力之间的关系,当空气从肺内呼出和吸入(B)的时候这种关系也可建立,那么通过测量气室内压力的变化很容易测量出肺内气体压力的变化

反映了群体中的幽闭恐惧症或者对呼吸生理学家持有不信任态度的发生率。

肺力学(lung mechanics)

顺应性

计算肺顺应性(compliance)需要的指标是肺容积和肺容积变化所产生的肺内压(胸膜腔内压),用食管内压可以较好地估计胸膜腔内压,即在数值上食管内压变化与胸膜腔内压变化基本一致。测量方法是让受试者吞入测量导管到胃部,然后向上拉回一半到食管内,通过导管末端的小球囊来测量食管内压。首先让受试者完成一系列吸气动作吸入相当于肺总量的气体,在两个时相之间屏气,同时用肺活量计测量每一阶段吸入气体的量并测定当时的食管内压,之后让受试者完成一系列呼气动作呼

出所有气体并测量相同的指标。

由于肺的顺应性依赖于肺的大小，曲线也不呈线性特征（图11.5），另外膨胀曲线和回缩曲线之间存在滞后性，所以常规是通过测量肺容积来计算总肺容积预测值的百分比，通过曲线中1L处的回缩部分估算出上述功能余气量预测值来确定肺的顺应性。

气道阻力

目前测量气道阻力最常用的方法是前述的整体体积描记测量法，换句话说，如果需要测量气道阻力（气体流量和驱动气体流动的压力）的话，像测定肺顺应性所采用的方法一样，应该测定一些指标，即采用呼吸速率计（测定流量）和食管内球囊（测定压力），通过测定食管内压和肺容积而估算出气体流量，它与肺的弹性回缩力密切相关。该类型的测量方法也被称为肺阻力（包括组织所产生的阻力）的测量方法。

转移系数（扩散容量）

在第6章（p.80）中介绍了测量转移系数（transfer factor）方法的理论，已经开发出基于若干

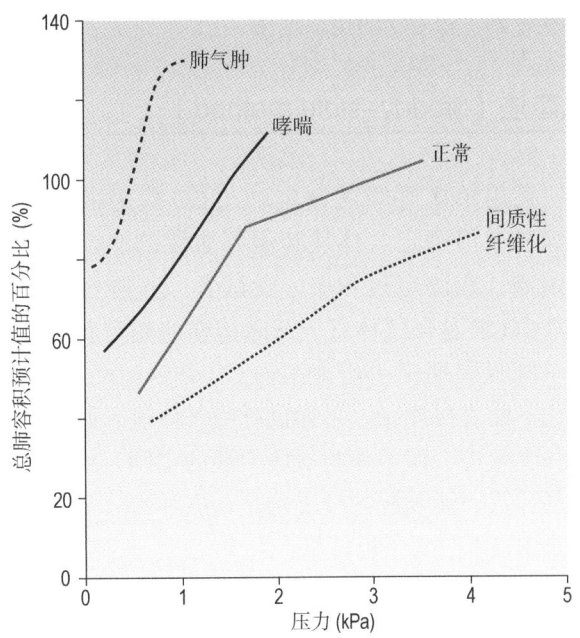

图11.5 肺顺应性。肺顺应性与肺压力和容积有关，根据特性曲线通过测量胸膜腔内压（相当于食管内压力）和肺容积（相当于预测总肺容积的百分比）即可获得肺顺应性的情况

问题的假设来间接测量 O_2 转移系数的方法，但实际上仅仅停留在理论层面上。

转移系数是在稳态或者是单次呼吸状态下通过 CO 来测定的，首先需要知道驱动从吸入气体到血

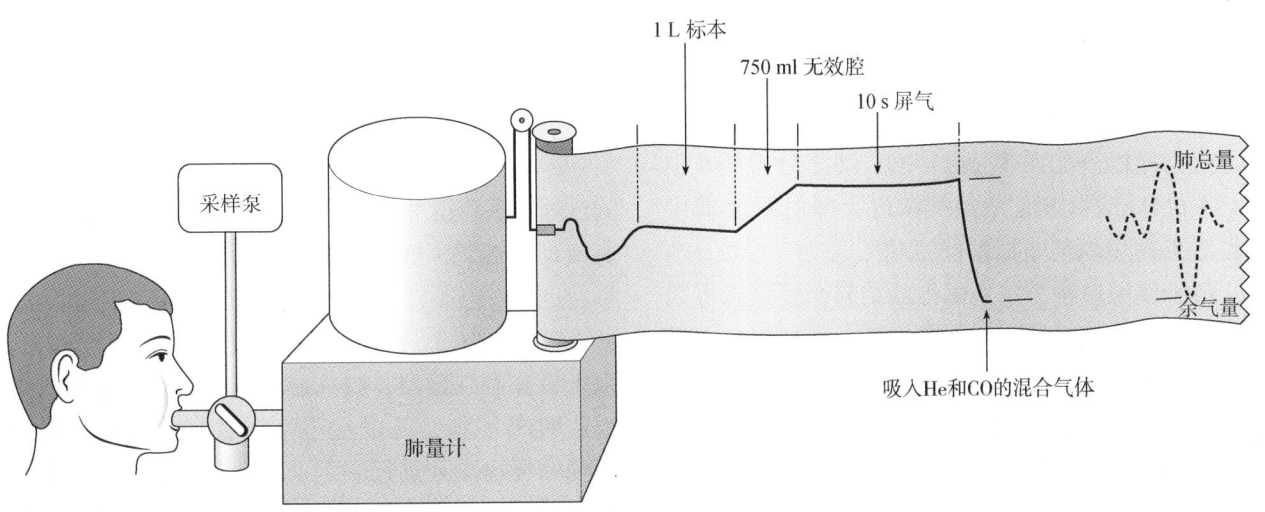

图11.6 转移系数。采用单次呼吸法通过容量变化测量转移系数。令受试者呼出余气量然后尽可能地吸入 He 和 CO 的混合气体，屏气10 s，然后通过采样泵呼出气体。首先呼出的750 ml气体不采样，目的在于避免无效腔气量的影响，然后对后面呼出的1 L气体进行采样

液中的 P_{CO} 和 CO 的摄取速率。

稳态法（Steady-state method）

采用单次呼吸法测定肺与 CO 接触的时间比较容易，但测定气体从肺泡到血液的驱动分压较为困难。在测定过程中，受试者一直呼吸含有约 0.2%CO 的混合气体直至解除这样的稳定状态，在整个呼吸周期中由于肺泡内 CO 分压始终在波动，因此不能直接测量，可通过呼吸气体进入肺泡的浓度和无效腔（即不参与气体交换的空间）中的浓度进行计算。无效腔的大小则是依据呼出二氧化碳的量采用以下公式进行计算：

$$V_D/V_T = (P_{ACO_2} - P_{EO_2})$$
$$= (P_{ACO_2} - P_{ICO_2})$$

公式中 V_D 和 V_T 分别是生理无效腔与潮气量，P_I、P_A 和 P_E 分别是在吸入肺泡气、动脉血和呼出气中二氧化碳的分压，这种方法依赖于估计肺泡气中 CO_2 的浓度，同时部分由于不准确的引入，现在已被单次呼吸方法所取代。

单次呼吸法（single-breath method）

在该方法中，首先令受试者呼出余气量，然后以肺活量吸入含有 0.2% CO 和已知百分比（大约 10%）氦气的混合气体，屏气 10 s，然后通过气体分析仪进行呼吸（图 11.6），首先呼出的 750 ml 气体放弃采样以消除无效腔的影响，随之分析样本中的 CO 和 He 的浓度，从氦气浓度下降的程度即可获得 CO 在肺中被气体稀释的程度。

由于使用这种方法所测得的结果会受到以下因素的影响：受试者肺容积及其血液中血红蛋白含量（已清除了 CO），因此，用转移系数表示 CO，按照每升肺容积（kCO）TCO，对实验室检查的肺功能进行矫正，矫正后形成标准血液血红蛋白浓度。

稳态法和单次呼吸法均各有其特点，如果进一步讨论它们则超出了本书的范围。

想说清楚低转移系数较为困难，因为可能涉及不均匀通气、不均匀灌注、不均匀排空和扩散特性等诸多因素的影响，可以强调这样的一个事实，即对于量化肺功能下降来说肺功能检查比准确的诊断更为重要。一般而言，肺气肿患者呼吸道的正常结构遭到了破坏使得转移系数下降，但支气管炎患者由于组织受损较少使得转移系数受到影响较小。

血液气体

调节动脉血气以使灌注组织获益是呼吸系统的职责，测量受试者静息状态下动脉血的情况，如有必要时测定增加运动量以后的血液气体情况可以了解呼吸系统的功能状况。

动脉血的指标 P_{O_2}、P_{CO_2} 和 pH 是通过血液与电极接触进而导致电流或 H^+ 浓度发生变化来测定的，血液中 P_{O_2}、P_{CO_2} 和 pH 决定电流或者 H^+ 浓度。将血液和标准混合气体相接触，通过计算获得这些指标，现代血液气体分析仪还能够计算其他指标，如**标准碳酸氢盐**（standard bicarbonate）**和剩余碱/缺失**（base excess/deficit），尽管这些仪器取代了测量血气和 pH 的其他方法，但它们仍然取决于操作人员采集标本是否正确。在采集标本过程中出现错误的原因主要有标本与空气接触、推迟分析导致标本储存期间氧气被消耗；其次还有温度的影响，用一滴（离体）血所测定的 P_{O_2} 结果比受试者体内血液中实际的 P_{O_2} 低（大多数先进的血气分析仪能够自动保证分析期间的温度和人体体温一致以确保能够消除这种影响）。

采集动脉血液标本并非一个简单或不需要技能的过程，该项技术是刺破毛细血管采集不超过 0.1 ml 血液即可测量 CO_2 张力、血氧饱和度和乳酸浓度，目前也开发出了许多非创伤性的替代方法。

曾经临床上应用光学原理来测定血氧饱和度，由于氧合血红蛋白、脱氧血红蛋白对特定波长的光线吸收率不同，可以在手指或者耳垂部位检测对光线的吸收率来进行测定。这项技术存在的问题是测定部位的血液主要来自于静脉或毛细血管而不是动脉。现在该技术几乎完全被**脉搏血氧仪**（pulse oximetry）所取代。在该技术中，由于血液流入是在脉搏峰值，检测耳垂或者手指特定波长光线通过的量，比较脉搏峰值与脉搏之间接收到额外光信号的差别，与感应器接收到来自于血管的脉搏压力波进行关联和比较来测定血氧饱和度。

另一种方法是采用微型 O_2 和 CO_2 电极加热皮肤，检测电极下方扩张血管内血液气体张力。经皮测量（Tc）对于新生儿更加合适，因为新生儿较成年人拥有血流更为丰富且薄嫩的皮肤，因此经皮测定 TcP_{O_2} 是动脉血 P_{aO_2} 的 80%，经皮测定 TcP_{O_2} 比动脉血 P_{aCO_2} 高。

小结 1

- 肺力学方面的检查需要测量压力、流量和容积，这些指标通常使用体积描记仪来测定。
- 转移系数采用一氧化碳的摄取率来测量。
- 可以采用经皮测量血液气体以避免从动脉采集标本。

气体灌洗（gas washouts）

吸入到整个肺当中的空气是否均匀分布对于有效地实现其功能（假定灌注到肺的血液均匀分布）非常重要，可以采用单次或多次呼吸法经口测定吸入惰性气体的分布情况来判断通气均匀的程度。

单次呼吸灌洗曲线（single-breath washout curves）

在这项检查中，单次吸入 O_2，在后续呼吸过程期间持续测定呼出气体中 N_2 的浓度，通气较好部分的肺余气量成分（包含有在单次吸入 O_2 之前气体成分）比通气较差的部分的肺 O_2 稀释得更明显。健康受试者刚开始呼出气体中残留 N_2 的浓度是零（图 11.7，位于第 1 段，是无效腔中的气体）。

无效腔气体被排出后氮气浓度则迅速增加（第 2 段），紧接着在平台期略有上升（第 3 段），其主要原因是由于肺不同部位通气情况存在差异。病变

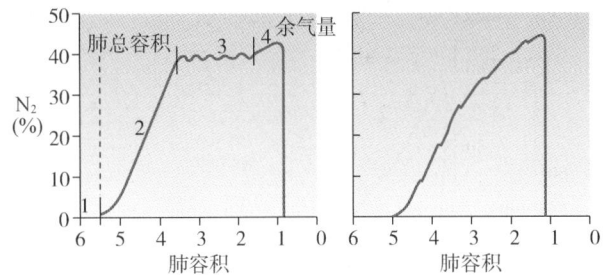

图 11.7 单次呼吸灌洗曲线。受试者吸入一次纯氧之后呼出气体，采用快速氮气测定仪测定呼出气体中的氮气浓度。在左图中健康受试者呼出气体中的氮气浓度快速上升到平台期，而患者由于通气分布不均匀使得曲线无明显的平台期

时由于局部通气严重异常致使第 2 段变得较为平坦，并导致第 3 段平台期明显倾斜。

正常人当肺容积接近 RV 的时候平台期末端略有上升，这是由于位置较低肺叶气道关闭使得其中的气体不能排出，而位置较高肺叶中氮气百分比略高所致的结果，由于阻塞性气道疾病会增加气道闭合的程度使得呼气的开始阶段肺容积就非常接近闭合容积（p.53）。

多次呼吸灌洗曲线（multiple-breath washout curves）

在这项检查时，受试者首先呼吸室内空气，然后从装有单向阀仪器并连接有纯氧气囊吸入 O_2，同时采用 N_2 测定仪检测呼出气体中 N_2 的浓度，伴随着每次呼吸运动可以发现经鼻呼出气体中残留 N_2 的浓度在逐步下降，该过程类似于反复漂洗已染色布料的过程：随着不断地漂洗布料，水中的颜色会变得越来越淡。将 N_2（或染料）浓度下降的过程绘制出一条指数曲线，如果在曲线上选取一个 N_2 浓度即可找到对应的摄取 O_2 的呼吸次数，正常人该曲线近似一条指数曲线。如果我们按照呼吸次数画 N_2 浓度的对数曲线，那么正常人该曲线近似一条直线，在 5~7 min 内 N_2 完全被排出（图 11.8）。

正如在患者身上发现的那样，通气不均匀时，曲线变得较为平缓，且呈非线性关系，完全排出氮气的时间增加。

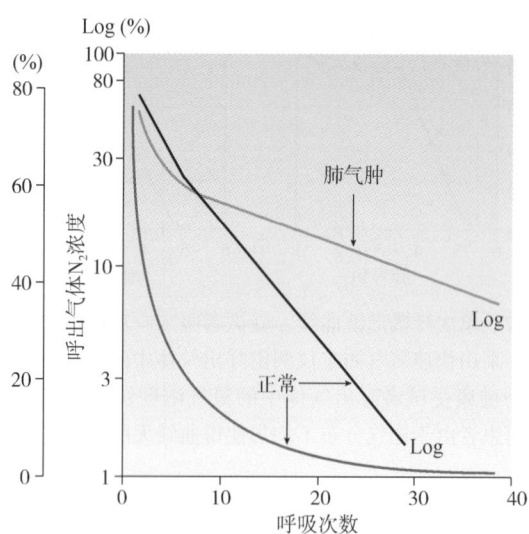

图 11.8 多次呼吸灌洗曲线。受试者反复吸入气囊中的纯氧，同时采用快速氮气测定仪测定呼出气体中的 N_2 浓度。伴随着连续呼吸过程残留在肺部氮气 N_2 的百分比在下降（如图所示，假定受试者的肺是健康的）。如果把获得的函数值类型在曲线中转换成对数类型，就可以得到一条直线（更容易进行量化），肺气肿患者 N_2 浓度百分比的对数相对应的呼吸次数曲线如图所示

惰性气体灌洗法（inert gas washout）

血液氧合不正常最常见的原因是肺内血流分布不均匀，不幸的是，测定不均匀灌注比测定不均匀的通气更加困难。

向血液内注射放射性气体来测定放射性物质在肺中积聚的情况已经被开发用于测定局部的血液灌注情况，但许多方法都只是限定在实验室内进行研究。

血流分布不均匀中一个重要概念就是**虚拟分流**（virtual shunt），它涉及不同程度的血流分布不均匀，正像是一个单纯的"分流"，血液从肺血管的动脉端直接到静脉端而未与肺泡空气接触（图11.9）。重要的一点是，存在这种分流的受试者即使让他们吸入纯氧仍将不能改善动脉血液中的氧合情况，分流的血液不能结合氧气并不断地把"静脉血掺杂"到动脉血中。

另一方面，即使受试者吸入空气或纯氧，这种患者虽然血液灌流到肺泡毛细血管但不能携带更多

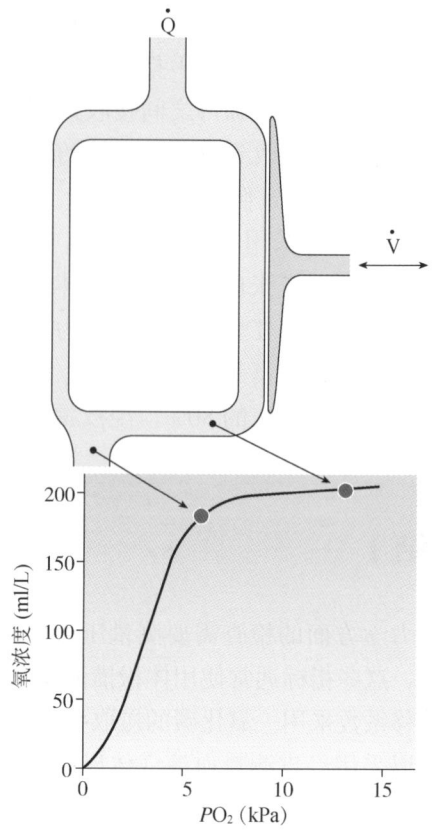

图 11.9 虚拟分流。假如"分流"的血液流经的部位是肺未有效与空气接触的区域则构成静脉血掺杂到动脉血的结果。由于能够与肺泡接触的血液已经完全被肺泡中氧气动脉化而不能携带更多的氧气，即使增加吸入气体的氧含量也不能改善这种状况。事实上，动脉血氧含量降低有可能是这种极端情况所导致的 $\dot{V}/\dot{Q}$ 比值明显降低的结果，然而虚拟分流仅仅是一个概念，为此所绘制的等分流图有助于临床大夫估算给患者增加吸入气中氧气的量

的 O_2，所以在氧解离曲线平坦部分氧分压明显降低，临床上常用等分流图来估计存在"虚拟分流"患者的肺功能（图 11.10），计算出的分流基于一种假设，即动脉/混合静脉血氧含量差为 50 ml/L。

临床上经常用这些"等分流（isoshunt）"图来调整吸入气体的 O_2 浓度使得患者获得所需的动脉血氧分压。

多种惰性气体灌洗法（multiple inert gas washout）

估算分流不能用整个肺的 $\dot{V}/\dot{Q}$ 比值来描述（就

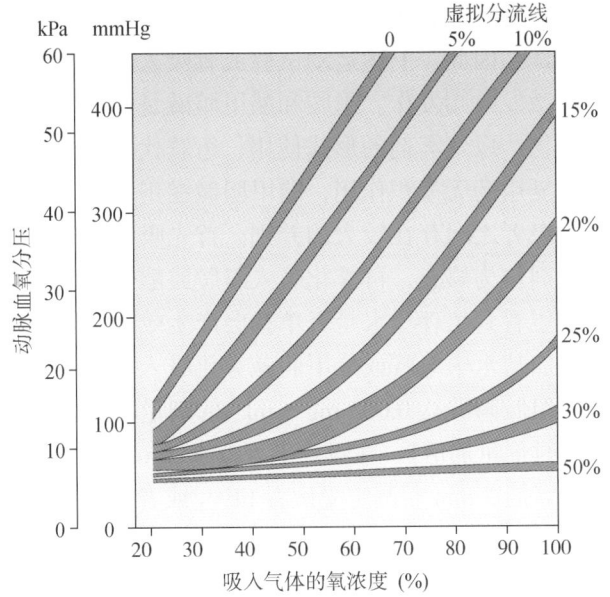

图 11.10 等分流图。在假设动脉/混合静脉血氧含量差为 50 ml/L 的基础上才有可能构建等分流图和产生虚拟分流这一概念。从图中可以看出，如果分流的程度是相同的，则每个吸入气体氧浓度就会有一个与之相对应的动脉血氧分压值，这使得临床大夫可以达到所要求的氧分压而不必给予过高浓度的氧气。例如，对于存在 15% 虚拟分流的患者，如果吸入 90% 的 O_2 则 P_{aO_2} 可以达到 41 kPa，相应地，想达到 12 kPa 的 P_{aO_2} 则需要吸入浓度为含氧 40% 的气体

间的关系。正常受试者曲线如图 11.11A，请注意，对于肺小叶的 $\dot{V}/\dot{Q}$ 比值是对数值，它向外延伸则为低 $\dot{V}/\dot{Q}$ 比值，对于患者（如图 11.11B）比值分布则显示为许多肺小叶与低 $\dot{V}/\dot{Q}$ 比例之间的关系，有 5% 的总血流量（单独计算）灌流到通气不良肺小叶的肺泡毛细血管（分流）。

运动试验

运动试验（exercise testing）通常是安全的，因为他们并不像假设的那样需要最大程度的活动，运动试验旨在获得患者进行合理、舒适负荷运动之后

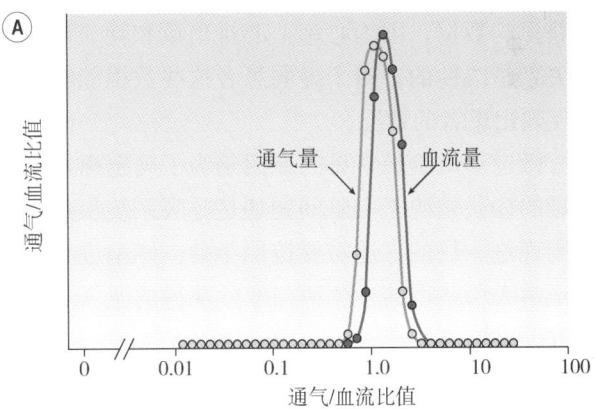

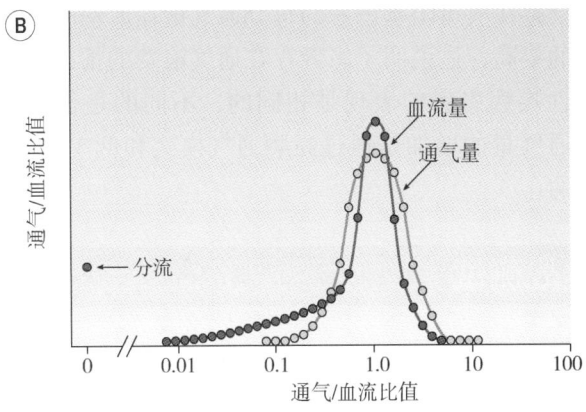

肺而言有多少具有特定的比值？），这便为由于疾病所导致的缺陷确定其性质提供了有价值的信息。

已经开发出了使用惰性气体来测量肺小叶有多少血流量、多少通气量而获得不同 $\dot{V}/\dot{Q}$ 比值的方法。该方法认为肺由肺小叶所组成（通常是 50 个），每个肺小叶都独立于其他肺小叶而存在。把不同溶解度的多种惰性气体（通常是 6 个）的混合物连续地注入血液中，同时测定或者计算出它们在呼出气体、动脉血和静脉血中的浓度，由于每个肺小叶的肺泡气体及其相对应的肺毛细血管内的血液都在各自的分区内，那么有针对性地根据每一种惰性气体滞留（动静脉血中气体浓度比值）和排出（呼出气体和静脉血中气体浓度比值）的情况与该气体的溶解度之间的对应关系绘制曲线，其中滞留/溶解度曲线说明血流分布和 $\dot{V}/\dot{Q}$ 比值之间的关系，排出/溶解度曲线说明通气分布和 $\dot{V}/\dot{Q}$ 比值之

图 11.11 多种惰性气体灌洗试验。在这种类型的分析方法中，肺被分成 50 个肺小叶。把混合溶解在生理盐水中的六种惰性气体连续注入静脉中，当每一种气体的滞留或排出达到平衡状态后绘制浓度与溶解度之间的曲线，该曲线说明灌注或通气定量分布状况与对应肺小叶 $\dot{V}/\dot{Q}$ 比值之间的关系，正常受试者的曲线为（A），存在 5% 总血流量分流患者的曲线为（B）（$\dot{V}/\dot{Q}$ 比值为 0），许多肺小叶 $\dot{V}/\dot{Q}$ 比值降低

的指标。由于经常发生心律失常，这种类型的试验应有内科医生在场。对所有年龄大于40岁和疑似合并心脏病的患者都应有持续的心电图监测。如果需要评估肺功能丧失的程度和手术适应证，陪伴患者步行或者让患者上楼梯是传统的、有用的方式。

由于呼吸系统拥有强大的储备功能，上述大多数试验都是在需要增加运动量的情况下实施。更复杂的运动试验包括患者在跑步机或固定自行车上运动，尤其要测定不同运动强度情况下患者每分通气量、呼吸模式、呼出气体的成分、O_2消耗量，还有心血管系统指标如血压、心率和ECG等，这些指标均有助于评估患者肺功能下降的程度。通过测量每分钟最大氧气摄取量（V_{O_2max}）可以评估运动能力。这是通过逐步增加活动强度直到患者不能耐受所直接获得的数据，因为心率、心排出量和耗氧量之间的关系是线性的，对于虚弱患者这些数据能够较多地反映出患者的情况。

做运动试验最常见的原因是为了确定患者呼吸困难的症状是源于心脏问题还是呼吸系统疾病，为了实现这一目的，还需要按照年龄、体型进行配对的正常人所获得的预测值与实际获得的通气量和心率进行比较。

例如，对于心脏瓣膜受损的患者在低于正常工作负荷时即达到最大心率。

存在气道阻塞患者的每分通气量在活动时比预期的要高，这说明了患者存在通气浪费的情况。限制性疾病患者的表现是相同的，不同的是他们每分通气量的增加是通过高频通气模式和低V_T来实现的。

挑战测试

为了获得良好的诊断，我们希望看到患者最好（或者从患者的角度来看是最糟糕的）状态下的指标，哮喘患者尤为明显，在哮喘并未发作时，他们的各项指标均正常。通常对于哮喘患者，进行测试时需要激发哮喘发作，但是还有许多其他的测试。包括气道反应性试验，利用哮喘患者吸入特异性过敏原和受到非特异性理化刺激后支气管异常收缩进行测试。因此，上述运动试验或者吸入冷空气均有可能激发哮喘发作。组胺和醋甲胆碱是最常用的试验药物，以气雾剂的形式使用，组胺代谢迅速，因此重复用药无累积作用，醋甲胆碱在正常受试者和哮喘患者之间存在较大的差别。首先吸入生理盐水气雾剂作为媒介，再雾化吸入组胺或醋甲胆碱，我们期望看到生理盐水是否单独会产生效果，然后逐渐增加盐水中组胺或醋甲胆碱雾化吸入量（通常先吸入组胺磷酸盐 0.003 mg·ml^{-1} 的剂量，后面每次吸入时剂量加倍），在吸入生理盐水 2 min 和试验药物气雾剂 3 min 后测定受试者 FEV_1 或者气道特性指标。在间歇 10 min 后重复这一试验过程，药物剂量每次都加倍直到 FEV_1 下降 20% 以上。记录到能够导致 FEV_1 下降 20% 的药物浓度即为激发浓度，该激发浓度报告为 PC 20。

小结 2

- 灌洗曲线测量通气分布不均匀的状况。
- "虚拟分流"的概念用来表示不均匀灌注的状况。
- 多种惰性气体灌洗曲线可以说明 $\dot{V}/\dot{Q}$ 比例失调的状况。
- 活动试验和吸入药物试验的突出目的是诊断呼吸系统疾病。

延伸阅读

Cherniack, N.S., Widdicombe, J.G., 1986. Control of breathing. In: Farhi, L.E., Tenney, S.M. (Eds.) Handbook of Physiology. The Respiratory System, Section 3 Vol 2. American Physiological Society, Bethesda, MD.

Porter, R. (Ed.), 1970. Breathing: Hering–Breuer Centenary Symposium. Ciba Foundation Symposium. Churchill Livingstone, London.

Whipp, B.J. (Ed.), 1987. The Control of Breathing in Man. Manchester University Press, Manchester.

（隋建峰　第三军医大学）

附录

基础科学知识

物质状态

世界上由粒子（分子）组成的物质以三种状态存在：固体（solids）、液体（liquids）和气体（gases）。呼吸系统涉及以上三种物质。

固体

分子彼此相连并紧密地结合在一起，固体里的分子运动受限制，极少的分子从固体表面逸出。

液体

在液体中的分子能比较自由地移动，移动最快的分子逸出到液体上面的空间形成气体，产生蒸气压。然而，液体中的分子紧密地相互结合在一起，液体表面的分子被下面的大部分液体紧紧吸引住。这就形成一层膜，这层膜拥有表面张力（图A1）。这就是雨滴为圆球形、在没有液体打湿的表面液滴不会扩散开形成薄膜的原因。我们特别感兴趣的情况是液体形成气泡或连成线状的细小气泡（肺泡）（参见表面张力和下面的气泡）。

气体

在含气管腔内气体分子完全自由移动（它们移动的速度相当快，室内空气中的分子以 500 m/s 的速度移动，相当于左轮手枪子弹那么快；因为它们太轻，所以我们感觉不到它们的影响）。气体中的分子因为离得远，所以气体分子之间吸引力相对较弱。这些分子对容器壁产生的作用形成压力，压力的大小取决于温度（温度决定分子的速度）和分子数量。

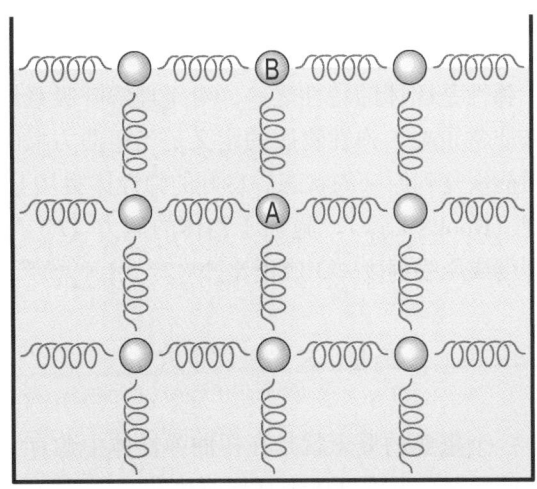

图A1 表面张力的起源。分子相互吸引。在液体内部大量分子可以向任何方向自由运动。A 分子在各个方向都均衡地被吸引住，因此轻微的不平衡就能引起它的运动。B 分子位于液体表面，只被下面和侧面的分子吸引，以维持在液体表面。水平的势能形成表面张力，就像各个角被拉展的床单

一种有趣的现象是混合气体中一种气体的成分与其他气体完全独立，仅产生自身的压力，仿佛别的气体不存。在混合气体中的某种特定气体产生的分压是总压力的一部分，与这种气体占总气体的比例相关。例如气筒中装有100% O_2，那么100%的压力是由O_2产生的。如果气筒中装有25% O_2，那么总压力的25%是由O_2产生的，与总的压力无关（参见Dalton定律，p. 155）。

逸出到液体上方空间的分子产生分压（partial pressure），该压力与温度呈正比，因为温度越高，分子就拥有足够的能量而更容易逸出；但不同于气体的分压，这种蒸气压（vapour pressure）独立于液体上面的全部总压力，这种作用在水和挥发性麻醉药效应方面特别重要。在体温条件下水产生的分压是6 kPa，也就是说，在肺组织中水蒸气处于饱和状态，如果大气压是100 kPa的话（接近于海平面正常压力），那么就仅剩94 kPa（100-6=94 kPa）由大气中的其他气体产生。这在海平面是没有问题的，如果到高原的话，肺内温度相同，因此肺内水产生的分压仍然是6 kPa，由于总气压下降了，所以水产生的影响就变大（不受总气压的影响）。这对于身体O_2供应是特别重要的。同样，用作麻醉剂（如氯仿）的物质的蒸发也产生分压，能够明显减少O_2分压。

弹性以及瘢痕肺

弹性是固体的特性之一，对于理解呼吸系统的工作非常重要。弹性物质的定义是当扭曲力撤除时物质能恢复到原来的状态。良好的弹性体服从Hook定律（Hook's Law），施加于物体的压力（F）与伸张程度或压缩程度（x）成正比。

$$F=Kx（K是硬度常数）$$

一个重要的概念就是在扭曲弹性体中贮存了能量，能量释放后弹性体恢复到原状。

当我们扭曲一个物体的时候：

压强（stress）是作用于物体上的每单位面积（a）的力量（F）（单位是N/m^2）。

张力（strain）是压力所致单位长度增加，即长度的增加产生的力量 [长度 增加（e）以及单位长度（l）单位相同，张力没有单位]。

对于特定材料构成的物体，Hook's定律有不同的表达形式：

$$\frac{压强}{张力} = \frac{F/a}{e/l} = 一个常数（该物质弹性的Young公式）$$

不要混淆有弹性的（elastic）和弹性（elasticity）。当扭曲压力释放时能恢复到原状，且不产生热量的物体，称之为弹性良好。另外，对一些高弹性模数（modulus）的物质我们日常不说其有弹性。因此Young模数（Young's Modulus）（N/m^2）如：

$$钢铁 = 2 \times 10^{11}$$
$$橡胶 = 2 \times 10^6$$
$$弹性蛋白（结缔组织的一种成分）=6 \times 10^5$$

如果一个钢球无意间落到钢板上，那么它的高弹性是清晰可见的。钢球几乎达到它落下的高度，表明钢球几乎释放了使其与钢板接触并回复原状的全部扭曲动能。这就是执行官台面的"牛顿摆（Newton's Cradle）"用钢球制成而不是玻璃的原因之一。

呼吸系统的弹性表现为，通过肺和胸壁恢复到终末呼气状态而引发的正常静态呼吸。在纤维化肺疾病，肺形成瘢痕而硬化，肺弹性降低，引起呼吸困难。肺气肿（emphysema）时由于弹性改变使肺组织更"松软（floppy）"，导致肺组织塌陷，气体滞留在肺内。

气体定律

就像固体的弹性能被准确地定义一样，气体混合体的压力体积及温度也能精确计算，这就称为气体定律（the gas law）。通过这些定律来测量疾病中肺功能的丧失：

Charles 定律。恒压中气体的体积（V）与绝对温度呈正比关系：

$$V \alpha T$$

Boyle 定律。恒温中气体的压力（P）与其体积（V）成反比关系：

$$P \alpha 1/V$$

这两个定律能够结合到一起来描述不同状态下气体压力、温度、体积之间的关系。这被称为通用气体方程（General Gas Equation）：

$$P_1V_1/T_1 = P_2V_2/T_2$$

其中 1 和 2 为两种不同状态。

通用气体方程在分析吸入的冷空气容量有何变化、何时变暖这方面是没有意义的。在肺功能测定中对于测量肺的吸入气体量很重要（参见 11 章），因为测量到的呼出气体的温度和压力会随着室温和当天的大气压而变化。另外，肺组织内气体的温度基本是恒定的体温 32℃。记录呼吸模式的体积描计仪会用到通用气体方程（pp.46，146）。

Dalton 气体分压定律（Dalton's Law of Partial Pressure）。混合气体中单一气体所产生的压力与其单独占据该容积时产生的压力相同。换句话说，混合气体中的各气体之间没有任何影响，彼此"忽视（ignore）"。另一种表达方式是，一种气体的分压（P）是占混合气体总气压（T）的百分比%：

$$P = \% \times T$$

如果总气压是 100 kPa，含有 21% O_2 的 O_2 分压是：

$$100 \text{ kPa} \times 21/100 = 21 \text{ kPa}$$

这一定律对于监护重症患者、麻醉患者或诊断许多肺部疾病方面有很重要的作用。输给患者气体的成分以及从患者肺内取样气体的成分常以分压的形式在分析报告中出现。

Graham 扩散定律（Graham's Law of Diffusion）。众所周知，分子量轻的物质比分子量重的物质移动速度快，Graham 定律表明：同样温度和气压条件下，两种气体的扩散速率（D）与它们分子量的平方根成反比（MW）。

$$D_1/D_2 = \sqrt{MW_2}/\sqrt{MW_1}$$

其中 1 和 2 表示两种气体。

因为空气中 O_2、N_2 和 CO_2 的分子量分别为 32、28 和 44 道尔顿（Dalton），所以这几种气体在肺泡中的扩散速率差别不大。这并不意味着气体的吸入与呼出以及从血液中释放是相同的，因为还涉及其他因素（见下文）。

Fick 扩散定律（Fick's Law of Diffusion）。物质的扩散速率与膜的面积（A）以及膜内物质的溶解度（S），浓度梯度 ΔC 成正比，与膜的厚度（t）和分子量的平方根成反比：

$$\text{扩散速率} = AS(\Delta C)/t.\sqrt{MW}$$

长期进化使得肺迎合了 Fick 扩散定律，包括在空气和肺内气体之间的大面积薄膜、通气和灌注之间的巨大浓度梯度。组织液中 CO_2 的溶解度是 O_2 的 23 倍，即使它分子量大于 O_2，在相同浓度梯度下 CO_2 的扩散速率仍是 O_2 的 20 倍。因此，肺内进行扩散的呼吸膜减少，或因疾病受损时，CO_2 排出之前，O_2 的吸入先受阻。

Henry 定律（Henry's Law）。这一定律描述了气液交界面的扩散。在均衡状态，一定温度下，在一定容量的液体中溶解的气体量与液体上面气体相中该气体的分压呈正比。

在生理情况下，这种情况稍有些复杂，因为，尽管根据 Henry 定律，单一气体的溶解量与其分压呈正比，但是，不同气体有不同的溶解系数，因而在相同分压时不同气体有不同的溶解绝对量（例如 CO_2 的溶解量多于 O_2）。

另一复杂的情况是，与液体中其他物质发生化学结合而被"封闭（locked away）"其中的气体，并被包裹其内，与均衡状态无关。例如，O_2 必须溶解于血液中，才能被血液中的血红蛋白负载。没有结合血红蛋白的 O_2 溶解系数低于结合血红蛋白的 O_2。这种储存现象改变了运载的数量，而不能改变气体的分压，平衡态时溶液中溶解气体的分压与溶液上方气体的分压相同。

气流（可因疾病受阻）

流体（液体和气体）从高压区流向低压区。在流动过程中，由于在驱动流动时消耗了能量，压力就回落。这种能量消耗就是黏滞性（viscosity）的结果，牛顿称其为"滑动缺失"（lack of slipperiness）。流动有两种类型：层流（lamina）和湍流（turbulent）。在层流中，液体与其引导管壁平行流动，称其为层，多少有点像旧式望远镜，镜筒在其他镜筒中滑动，就像缓缓流动的河流。"滑动缺失"的意思就是流动阻力取决于流动的速率（V），液体的黏性（η），管壁的长度（l）以及管壁的半径（r）。

Poiseuille 定律（Poiseuille's Law），在相对长而光滑的管道，两端的压差（ΔP）驱动流动。

$$V = (\Delta P)\pi r^4 / 8\eta l$$

这一定律只适用于直的环形坚硬的管道，管道长管壁光滑，不适用体内的许多管道。但是，在许多情况下是很相近的模型，例如肺气道和血管的流动，无需精确计算伴随的湍流。这一定律对于了解哮喘患者非常有意义，哮喘发作时，平滑肌收缩气道变窄，气道半径减小，严重影响气流通过。

当上述长的直的光滑的管道流动超过一定速率时，层流能转变成湍流。在这样理想的管道就能通过计算 Reynolds' number（N），计算出这一转变发生的时间。

$$N = \rho v D / \eta$$

其中 ρ 是液体密度，v 是流速，D 是管道直径。当 N 超过 2000 时层流很有可能转变为湍流。

人体内不存在长的直的环形光滑的管道，因此存在湍流。湍流就是液体流动的主体部分不是沿管道轴心方向，朝各个方向形成涡流，甚至逆主流方向流动形成回流。湍流在流速飞快的山涧中非常常见。推动湍流向前移动要比层流困难得多。如果其他条件不变，将层流倍增需要两倍的驱动压力，而要将湍流倍增则需要四倍的驱动压力。湍流很重要，能够使微粒沉积在鼻子里，以防止肺受到污染。

表面张力和肺泡：为什么早产儿的肺容易塌陷？

呼吸系统中肺的表面是湿润的，表面有液膜被覆，发挥表面张力的作用。呼吸管道和表面都是弯曲的（主要的呼吸表面、肺泡接近圆球形），这就使其表现出气泡的属性。因为气泡内的气压高于气泡外，所以能维持球形。这部分高出的压力对抗表面张力引起的肺泡塌陷。如图 A2 所示，在圆球中并非平坦的液面，分子间的吸引力向曲线中心集中。

Laplace 定律（Laplace's Law）表明液态球体内的压力（P）与表面张力 T 呈正比，与半径（R）呈反比：

$$P = 2T/R$$

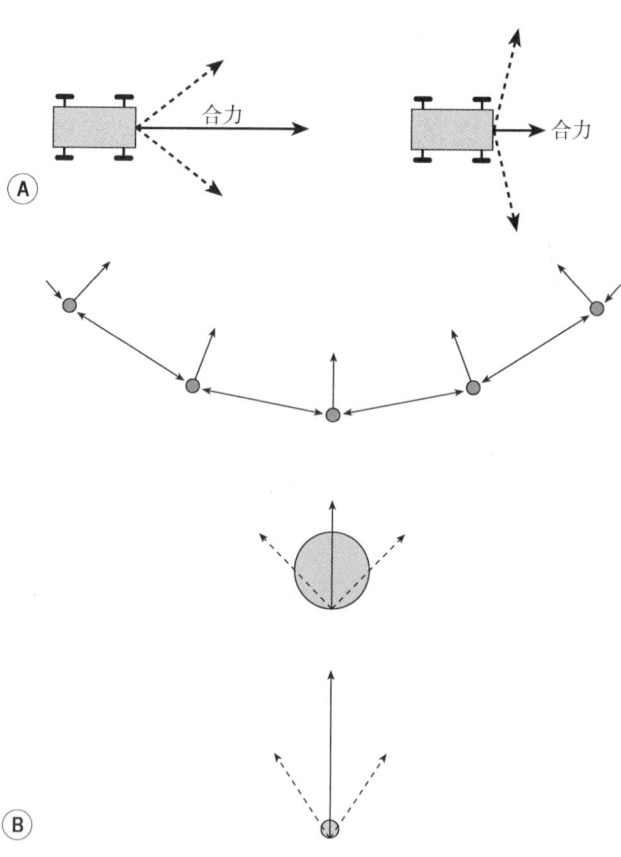

图 A2　肺泡内的压力。如果两个人用绳索拉一辆货车（A），绳索的张力将朝向他们想使货车移动的方向，这就称为两个张力或力的合力（resultant），越靠近想去的方向作用越大（当想让货车向右走的时候没人会向左拉）。肺泡（B）的作用与之相似，表面分子的拉力使分子向内移动，如果肺泡内没有额外的压力抵抗分子移动，肺泡将会塌陷。能看到小肺泡中有一个大的合力（压力）

肺泡内额外的压力（P）：

$$P = 4T/R$$

因为肺泡有两个气液表面。

对于圆柱体，比如肺的气道，其只有一个气液面，所以

$$P = T/R$$

压力与表面张力的关系对于肺的顺应性（compliance）非常重要（参见第3章），对于早产儿治疗特别重要，因为表面活性物质（surfactant）尚未完善，使肺表面张力（surface tension）降低，肺泡趋向于塌陷。

测定气体容量：观察疾病程度

我们周围的空气比肺组织内的空气凉和干燥。根据所列出的定律，我们希望吸入的空气温度和（或）压力能够在进入肺内的时候发生改变。要想精确测量呼吸的量很困难（在呼吸前后，经过体内后气体的容积不同）。

使用哪个测量系统没关系，只要你能明白使用的目的就行。两种最常用的呼吸生理测定是：BTPS（Body Temperature and Pressure, Saturated with water vapour，体温，大气压，饱和水蒸气压），指的是肺内的气体量或者即刻呼出气体的量；STPD（Standard Temperature and Pressure Dry，标准温度、

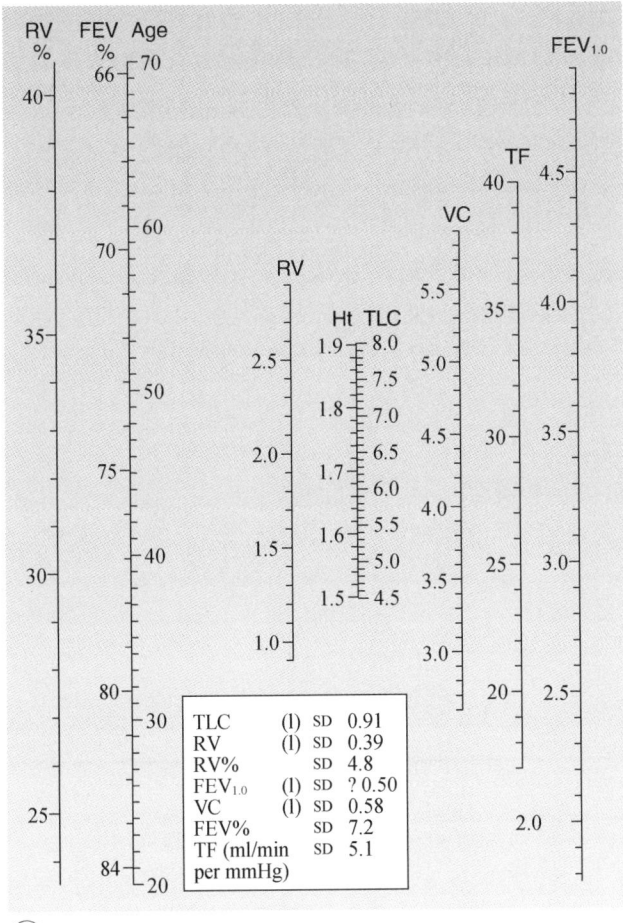

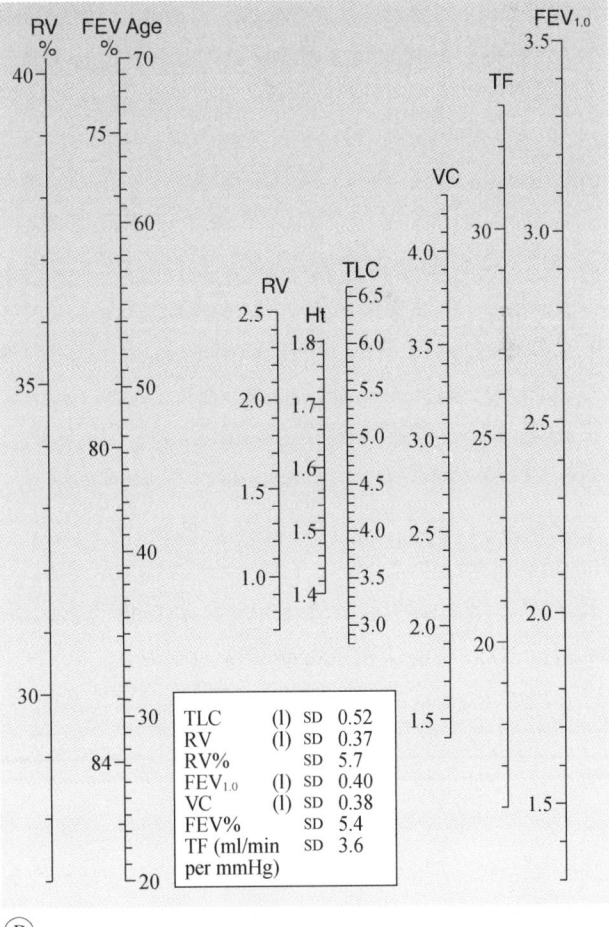

图 A3 正常数据表。这是根据收集到的大量资料和数据，按照年龄和体重列出的表，用来估计肺活量的正常值。（A）欧洲国家的正常成年男性。RV% 和 FEV% 只与年龄有关，TLC 只与体重有关。（B）欧洲国家的正常成年女性。RV% 和 FEV% 只与年龄有关

压力、干度），它指的是 0 ℃（273K，Kelvin）和 100 kPa（1 个大气压，1 bar，760 mmHg）条件下的不含水蒸气气体量。尽管这两种方法表示气体量的数据不同，但这种差异并不影响本书的体系。因此我们没有进一步讨论，但要反复提醒，如果你需要定量测量的话，必须指出测量的条件。

（江海峰　张建中　宁夏医科大学）

词汇表

1 秒钟用力呼气容积（forced expiratory volume in 1 second，FEV_1）：一次最大吸气后再尽快尽力呼气时，第一秒内所能呼出的气体量，这种肺功能测试用来反映气道阻力。

COPD：慢性阻塞性肺疾病。

VIP：血管活性肠肽，呼吸系统发现的一种神经递质。

α_1-抗胰蛋白酶（α_1-antitrypsin）：在血清蛋白电泳中泳动于 α_1 区带的一组糖蛋白，对胰蛋白酶及其他一些蛋白水解酶类均有抑制作用。

氨基甲酸血红蛋白（carbaminohaemoglobin）：是正常血红蛋白的复合物，在血液中携带并转运 CO_2。

白三烯（leukotrienes）：是一组由 5-羟-6,8,11,14-二十碳四烯酸衍生来的二十醛复合物，来源于花生四烯酸，是炎症反应的介质。

鼻甲（turbinates）：鼻腔黏膜覆盖突出部分的骨性结构，每侧有三个，有时也称为贝壳状结构。

闭合容积（closing volume）：随着肺容积的减小，气道开始闭合时的残气量称为闭合容积，闭合积 = 闭合容量 – 残气量。

标准碳酸氢盐（standard bicarbonate）：正常 P_{aCO_2} 下血浆中碳酸氢盐的理论浓度，从 pH 以及测定的（实际）Pa_{CO_2} 推算。

表面活性剂（surfactant）：肺泡Ⅱ型细胞分泌磷脂以此减少肺泡表面张力，增加肺顺应性和稳定性，二棕榈酰基磷脂酰胆碱。

表面张力（surface tension）：表面张力由于液体分子表面比正常引力之间更大，这种力往往会导致液体呈球状水滴，也往往会导致肺泡薄膜崩解。

并联（in parallel）：在一个环路中的各组件（管道或组分）平行连接，各组件相互连接，保留两端，根据各组件电阻大小电流自行反比例分配。

波尔（Bohr）转移（bohr shift）：血液 pH 变化（主要是由于 P_{CO_2} 分压变化）导致氧解离曲线偏移，有利于肺内携 O_2 和组织用 O_2。

补呼气容积（expiratory reserve volume）：平静呼吸后所能呼出的最大气量。

不应期（refractory period）：在静止期后激活期间，像神经、肌肉这样的组织不能再次完全受到刺激。

残气量（residual volume）：最大呼气末肺内残留的气体容积。

层流（laminar flow）：是液体在管内平行地分层流动。

长吸式呼吸（apneustic）：吸气相大大延长直至最大吸气量的呼吸类型。

潮气量（tidal volume）：每次呼吸时吸入或呼出呼吸系统的气体容量。

加载区（loading region）：是指氧解离曲线的上段，曲线较平坦，该曲线的这个区域表示在肺部血液有较高的加载氧的能力。

传导力（conductance）：指气体或液体能够在管道中流动的性能。抵抗力的倒数。

传导气道（conducting airway）：肺内传输空气的所有管道，它们的容积共同组成解剖无效腔。

串联（in series）：各组件（管道或组分）一个接一个地连接在一起，因此各组件分配的电流相等。

刺激性受体（irritant receptor）：存在于呼吸道壁上的小的有髓传入神经纤维的游离端，它们可以引起咳嗽、浅快呼吸或增强呼吸，与它们的位置和受到的刺激有关（又称为快适应感受器或者收缩受体）。

等压点（equal pressure point）：在用力呼气过程中，气道腔内压与肺外压力相等的位点，此时可能发生气道塌陷。

低碳酸血症（hypocapnia）：血中 CO_2 含量低于正常水平。

低血压（hypotension）：血压异常降低。

低氧血症（hypoxaemia）：动脉血中氧含量降低。

地中海贫血（thalassaemia）：以遗传性为特征的疾病，组成血红蛋白的一个或多个分子减少，在严重患者中导致严重贫血。

动态气道塌陷（dynamic airway collapse）：由呼气引起的呼吸道塌陷，因此增加呼气，比如咳嗽时，能引起更多的塌陷。

动态顺应性（dynamic compliance）：呼吸运动时测量的顺应性。

对流（countercurrent）：两股蒸汽对向流动，以此使化学物质或热交换最大化。

多单位平滑肌（multi-unit smooth muscle）：由单根纤维组成的平滑肌而不是由缝隙连接而成。

发绀（cyanosis）：血液中还原血红蛋白异常增多导致的皮肤蓝/灰/紫称为发绀。

肺活量（vital capacity）：一次呼吸能吸入或呼出呼吸系统的最大气量。

肺量计（spirometer）：用来测量和记录肺活量的仪器。

肺泡（alveoli）：指呼吸道终末端的囊，是肺部气体交换的主要部位，是肺残气的主要部位。

肺泡囊（alveolar sac）：气道最末端的空腔，除了位于支气管盲端外其结构与肺泡管相似。肺泡管与肺泡囊均相当于半个肺泡。

肺泡气方程式（alveolar gas equation）：肺泡气体浓度之间关系的定义，是指吸入浓度、输出、摄取及肺泡通气量。

肺泡无效腔（alveolar dead space）：指进入肺泡内的有气体流通但没有血液灌注导致无法进行气体-血液交换的这一部分肺泡腔。这并不是一种绝对的状态，而是相对的肺泡未进行充分的气体交换。这种类型的无效腔在正常人几乎为零。

肺气肿（emphysema）：从末端肺泡到终末支气管的肺组织的支架受损时，产生的一种过度扩张状态。

肺容积（lung volumes）：国际上公认的肺容积是指补吸气容积、补呼气容积以及其他的呼吸容积，肺容量是由两个或两个以上的基础肺容积所组成。

肺循环（pulmonary circulation）：循环系统的一部分，肺泡与心脏之间的血液循环。

分流（shunt）：缺氧血由右侧（静脉）流向左侧，没有经过肺泡氧化，如此，动脉血氧含量减少。

分流方程（shunt equation）：用来计算分流部分或静脉混流的方程。

高碳酸血症（hypercapnia）：血中 CO_2 含量过高。

高铁血红蛋白还原酶（methaemoglobin reductase）：是一种红细胞酶，当 NADPH 氧化时，它可以将高铁血红蛋白转化为血红蛋白。

膈肌（diaphragm）：分隔胸腔与腹腔的圆顶形的肌筋膜。

膈神经（phrenic nerve）：起源于颈髓，分布于膈肌。

功能残气量（functional residual capacity）：平静呼吸末残留在呼吸系统内的气体量。

氦稀释法（helium dilution method）：测量残气量（RV）和功能残气量（FRC=RV+ERV，ERV 为补呼气量）的一种方法。呼吸至 RV 后，通过一个含有已知体积和浓度氦气的袋子进行呼吸，然后通过氦气被稀释的程度来测量 RV。

何尔登效应（Haldane effect）：O_2 与 Hb 结合可促使 CO_2 释放。在脱氧血中 CO_2 解离曲线上移，确保血液从组织携带更多的 CO_2。

亨德森-哈塞尔巴尔赫方程式（Henderson–Hasselbalch equation）：血液 pH 与血液 CO_2 含量以及碳酸氢盐相关的方程式。

红细胞（erythrocyte）：无核细胞，正常情况下，循环血液的主要成分，充满血红蛋白，双凹盘状，也称为红血球。

喉（larynx）：与舌根垂直位于舌骨背面与气管连接的管状器官，其骨架结构是软骨，由韧带和膜连接在一起。

喉痉挛（laryngospasm）：喉括约肌反射性痉挛特别是声门括约肌，通常由吸入异物诱发。

呼出气流限制（expiratory flow limitation）：气道塌陷引起的呼气终结，随着年龄增加和一些疾病的发生，气道比正常情况更容易塌陷，引起呼气性呼吸困难。

呼气肌（expiratory muscle）：平静呼吸时呼气是被动的，用力呼吸，比如运动时，呼气由主动或者被动压缩胸腔的肌肉驱动，包括腹直肌、肋间外肌、腹外斜肌、腹内斜肌和腹横肌。

呼吸道（respiratory airway）：直接来自肺泡分支的气道。

呼吸调整中枢（pneumotaxic centre）：位于脑桥的呼吸区，放电时会中止短吸气。

呼吸功（work of breathing）：呼吸肌为克服弹性阻力和非弹性阻力而实现肺通气所做的功，在单位时间内呼吸系统对抗其周围环境而用的能量，但不等于呼吸系统所消耗的全部能量，因为并非所有能量都转换到其周围环境。

呼吸交换率（respiratory exchange ratio）：排出 CO_2 与吸入 O_2 之比（也称为呼吸商）。

呼吸困难（dyspnoea）：呼吸急促或者缺氧的感觉。

呼吸速率计（pneumotachograph）：一种测量气体流量的装置。

呼吸驱动（drive to breathe）：增加通气的生理变化（比如 CO_2 的增加或者 O_2 的减少）。

缓冲对（buffer）：能保持某些成分相对稳定的系统（通常是氢离子）。

挥发性酸（volatile acid）：在水中气体溶液形成的酸，呼吸生理中最重要的挥发性酸是碳酸，由二氧化碳溶解于水而形成。

会厌（epiglottis）：一种不成对的，叶盘状弹性三角软骨，位于舌根部，悬挂于咽喉入口前方。

机械感受器（mechanoreceptor）：这种受体对机械性刺激较敏感，在呼吸系统这种受体主要分布在胸壁和膈肌上，除此之外在呼吸道上还存在慢适应感受器与牵张感受器，它们对气道牵拉及呼吸道黏膜的机械性刺激较敏感。

肌梭（muscle spindle）：感受横纹肌长度和缩短速度的本体感受器。

级（generation）：支气管树的一种命名方式，通常气管为 0 级，主支气管为 1 级，肺叶支气管为 2、3 级，肺段支气管为 4 级，以此类推到肺泡囊，为 23 级。

碱（base）：能够与质子结合中和酸的物质。

碱中毒（alkalosis）：机体 pH 大于 7.45 的酸碱失衡。

交感神经系统（sympathetic nervous system）：无意识神经系统的一部分，来自交感神经系统的纤维使神经支配器官，不是在自发情况下控制如心脏、气道、消化器官等等。

解毒（detoxification）：通过酶活化使身体内的毒性物质失活。

颈动脉体（carotid body）：神经末梢的化学感受器，位于颈动脉主干靠近分支处。

径向牵引（radial traction）：在呼吸系统，径向牵引是肺实质的向外拉力，易于开放小气道和肺泡。

静脉混流（venous admixture）：为了使肺内血氧气含量等于在主动脉血氧含量，单位时间内需要添加到流出肺泡血液的混合静脉血的理论值。

巨噬细胞（macrophage）：机体许多组织中存在的一种细胞，来源于血单核细胞，在宿主防御机制中起重要作用，可以吞噬、杀灭许多细菌。

跨壁压（transmural pressure）：在呼吸生理学中这通常是指肺泡气体压力和胸膜内压力之间的差异。

快速适应神经末梢（rapidly adapting nerve ending）：尽管刺激仍然存在，随着时间的推移神经末梢对刺激的反应迅速降低。

快速适应受体（rapidly adapting receptor）：气道受体对肺容量动态变化或对呼吸道刺激的反应。

扩散（diffusion）：物质通过浓度梯度进行运输的过程。

扩散容量（diffusing capacity）：肺泡和血液之间进行气体交换的能力。

拉普拉斯相关（Laplace relationship）：气泡内的额外压力 P 与肺泡半径 R 呈反比，与表面张力 T 呈正比，$P=2T/R$.

肋间隙（intercostals）：肋骨之间的空隙。

里德指数（Reid Index）：气道总厚度的比例由黏液腺组成，通常不到 40%。

镰状细胞贫血（sickle cell disease）：以血红蛋白遗传性异常为特征，通过红细胞形状的变化（镰状）以应对缺氧，这样说是由于血细胞的形状像镰刀。

磷酸（phosphoric acid）：是一种重要的细胞内缓冲物质，主要由肾排泄，是维持酸碱平衡的重要组成部分。

氯转移（chloride shift）：Cl^- 与 HCO_3^- 在红细胞膜内外等量交换，来维持细胞内外的电荷平衡的现象称为氯转移。

脉搏血氧仪（pulse oximetry）：检测外周血氧饱和度的方法，光谱照射外周血，例如手指和耳垂，用所吸收的光来表示血氧饱和度。

门（hilum）：器官中有血管、神经或者导管通过的一个小间隙。

迷走神经（vagus nerve）：来自脑干和大部分受神经支配的内部器官包括呼吸系统的副交感神经。

免疫球蛋白（immunoglobulin）：一种有抗体性质的蛋白家族，包括五类：IgA、IgD、IgE、IgM、IgG。

募集（recruitment）：在这一肺循环过程中，凭借额外血管开放和携带血液引起心输出量增加。

脑桥（pons）：延髓以上的脑干区。

内胚层（endoderm）：内胚层发育成原肠和卵黄囊。

内稳态（homeostasis）：生物体的内环境相对稳定的一种状态，不管外部环境如何变化，一个生物体的体内环境总保持稳定，通过反馈机制形成。

黏多糖（mucopolysaccharide）：一种包含氨基酸或单糖的多糖。通常是单独或与蛋白质结合在一起出现的。

平滑肌（smooth muscle）：不随意肌如支气管壁、消化系统等的肌都属于平滑肌。

气道阻力（airways resistance）：气流通过呼吸道产生的阻力，类似于电流通过时的电阻。

气管（trachea）："气管"就是连接咽喉与两个主要细支气管的管道。

气管隆嵴（carina）：左右两侧主支气管交叉处的嵴状隆起。

气雾剂（aerosol）：空气和（或）其他气体中微小固体的悬浮物和（或）沉降速度极其微弱的液体颗粒。

气胸（pneumothorax）：气体进入胸膜腔内造成此部分胸膜腔内的肺塌陷。

前列腺素（prostaglandins）：一种来源于花生四烯酸的调节物，对邻近细胞的生理活动发挥调节作用。在呼吸系统，免疫细胞释放的前列腺素可引起支气管的收缩与扩张。

强酸（strong acid）：从生理学方面看，在机体pH几乎完全分离的，达到无缓冲的一种酸。

缺氧（hypoxia）：机体或者组织氧供不足。

缺氧症（anoxia）：循环血或组织中氧缺乏。

软骨（cartilage）：相对无脉管的、由软骨细胞、幼稚软骨细胞、软骨陷窝散在分布于无定型基质周围并有胶原纤维网组成。

三磷腺苷（adenosine triphosphate）：生化体系中的磷酸供体。它的作用是能量储存和为肌肉活动、离子泵和许多需要能量的反应供能。

肾上腺素（adrenalin）：一种肾上腺素的专有名词。

生理性无效腔（physiological dead space）：呼吸道内这部分体积的气体不参与血液的气体交换，它包括传导气道内的气体体积（解剖无效腔，参见上面）加上肺泡无效腔，$\dot{V}/\dot{Q}$比值增加可导致肺泡无效腔增大。

声带（vocal folds）：也称声索，咽喉中成对的组织带，气体通过其间时发生振动从而形成声音。

双波尔转移（double Bohr shift）：胎儿产生的CO_2引起的存在于母体和胎儿血液中的波尔效应转换，以增强胎儿的氧供。

顺应性（compliance）：指肺或胸壁组织的可扩张性，与弹回性互为倒数关系，单位是L/kPa或L/cmH_2O。

酸血症（acidaemia）：全血pH低于正常。

酸中毒（acidosis）：机体趋向酸性的酸碱失衡。

随意控制（voluntary control）：按照意愿控制一个器官，骨骼肌就是随意控制，而呼吸道平滑肌则不是。

碳酸酐酶（carbonic anhydrase）：存在于红细胞内的一种酶类，能加速CO_2水化过程，即$CO_2+H_2O=H_2CO_3$。

弹性（elastance）：顺应性的倒数。

弹性（elasticity）：当导致扭曲的力消失时回复到正常形状的趋势。

弹性蛋白（elastin）：一种有弹性的蛋白质。

弹性回缩（elastic recoil）：肺抵抗牵拉的一种弹性回缩能力。

通气（ventilation）：1 min内呼吸系统呼出的气体量。

通气/血流比值（ventilation/perfusion ratio）：每个单位时间肺泡通气量与肺血流量之间的比值。

通气不足（hypoventilation）：肺泡通气不足，不能维持动脉血中O_2和（或）CO_2的正常水平。

脱颗粒作用（degranulation）：颗粒物从胞浆到胞外的过程。

外胚层（ectoderm）：外胚层发育成皮肤或者神经组织。

外周机械感受器（peripheral mechanoreceptor）：这个受体对机械性刺激较敏感，在呼吸系统这个受体主要分布在胸壁和膈肌上，除此之外在呼吸道上还存在慢适应感受器与牵张感受器，它们对气道牵拉及呼吸道黏膜的机械性刺激较敏感。

涡流（turbulent）：血管内液体流动借以颗粒液体线性移动，不再平行。

吸引（aspiration）：将进入肺内的异物抽吸出来的活动。

细支气管（bronchiolus）：是指肺内次级支气管的分支中直径小于等于1mm的分支。

小管（canaliculus）：小凹槽或通道（复数小管），一个很窄的，细管或通道。

心最小静脉（thebesian veins）：心肌内的小静脉，可将血液输送回心房和心室。

胸骨（sternum）：胸骨位于胸廓的前中线，连接肋软骨。

胸膜内（intrapleural）：胸膜或胸膜腔之内。

血管收缩（vasoconstriction）：由于平滑肌作用于血管壁，减小了血管直径，导致血液减少。

血红蛋白（haemoglobin）：一种复杂的分子，血液中大部分氧是靠它来携带。

血脑屏障（blood-brain barrier）：脑脊液与血浆功能性隔离。

压力感受器（baroreceptor）：能够感应大血管壁牵拉反应的一种感受器，传递血压信号。

咽（pharynx）：鼻子和嘴后部的空腔，与喉和食管相通。

延髓（medulla oblongata）：是脑干最下方的结构，位于脑桥与颈髓起始处之间。

乙酰胆碱（acetylcholine）：一种重要的神经递质，是由迷走神经和其他副交感神经产生。

用力肺活量（forced vital capacity，FVC）：尽力最大吸气后，尽力呼气所能呼出的最大气量。

运动皮层（motor cortex）：大脑额叶的后部到其前方的中央沟的区域，功能是触发随意运动。

脏层胸膜（visceral pleura）：两层胸膜内层，即直接覆盖在肺表面的胸膜。

增大呼吸（augmented breath）：又称叹气，是一种缓慢而深的呼吸，呼气后继之以正常一倍半时限的长吸气。

蒸发热（heat of vaporization）：将1g某种物质从液体变成气体时所需的热量，由于水的蒸发热很大，使得水的蒸发成为一种调节体温的很好的途径。

蒸气压（vapour pressure）：通过蒸气产生的气体压力。

支气管（bronchi）：气管与肺泡之间的气道。

支气管肺炎（bronchopneumonia）：灶状散在分布的肺炎，并可广泛融合。

支气管收缩（bronchoconstriction）：由于支气管平滑肌收缩导致的支气管腔缩窄。

支气管树（bronchial tree）：这是描述肺的传导性气道的专业术语，形态像冬天落了叶的树干。

质子（proton）：一种带正电荷的亚原子粒子。这个术语通常是指氢离子（当氢原子的电子去除时，剩下的就是质子）。

滞后现象（hysteresis）：描述两种变量的一种环式特征，已知第2个变量时，第1个变量随第2个变量的增减而变化。

中胚层（mesoderm）：是胚胎三个胚层之一，来源于该胚层的主要有骨骼系统、肺、血液循环系统、肌肉和泌尿系统以及生殖系统的大部分。

中枢化学感受器（central chemoreceptors）：延髓的化学敏感区，活化后可增强呼吸（参见外周化学感受器）。

中枢模式发生器（central pattern generator）：位于脑桥和延髓的神经纤维网，在解剖学上无明确的定义，是呼吸节律产生的结构基础。

主动脉体（aortic body）：位于主动脉弓附近的外周化学感受器。

转运因子（transfer factor）：在呼吸生理学中，气体转运因子是气体穿过肺泡膜的移动速度除以气体穿过膜的部分压力差。

撞击（impaction）：一个运动的粒子和另一个运动或者静止的粒子进行碰撞。

自由基（free radical）：机体氧化反应中产生的有害化合物，具有强氧化性。

纵隔（mediastinum）：空腔或者器官内两部分之间的间隔。

总肺活量（total lung capacity）：潮气量、补吸气量、补呼气量和残气量的总和，也就是肺最大吸气时的气体容量。

总横断面积（total cross-sectional area）：在一个给定的距离内所有进入肺气道横截面积的总和。

组织液（interstitial fluid）：存在于组织或器官间隙或空隙中的液体。

最小气量（minimal air）：呼气后肺内剩余的少量气体，可导致肺泡萎陷。

（江海峰　张建中　宁夏医科大学）